XINBIAN HULIXUE JICHU SHIJIAN

新编护理学基础实践

张新霞　等◎主编

長江出版傳媒
湖北科学技术出版社

图书在版编目(CIP)数据

新编护理学基础实践/张新霞等主编. -- 武汉：湖北科学技术出版社，2022.9
ISBN 978-7-5706-2314-3

Ⅰ. ①新… Ⅱ. ①张… Ⅲ. ①护理学 Ⅳ. ①R47

中国版本图书馆CIP数据核字(2022)第229802号

责任编辑：许可　　封面设计：胡博

出版发行:湖北科学技术出版社　　电话:027-87679426
地　　址:武汉市雄楚大街268号　　邮编:430070
(湖北出版文化城B座13-14层)
网　　址:http://www.hbstp.com.cn

印　　刷:山东道克图文快印有限公司　　邮编:250000

787mm×1092mm　1/16　　18.25印张　427千字
2022年9月第1版　　2022年9月第1次印刷
定价：88.00 元

《新编护理学基础实践》
编委会

主　编

张新霞　临朐县人民医院
董子丹　山东省第二人民医院
（山东省耳鼻喉医院）
张春梅　临朐县人民医院
王丽娜　荆州市第一人民医院
朱济霞　菏泽市曹县中医院
张　妍　潍坊市人民医院

副主编

宋晓彦　莒县人民医院
尹　娟　枣庄市峄城区阴平镇中心卫生院
宋洪云　山东省泰安市岱岳区
粥店街道社区卫生服务中心
刘方玲　淄博化建老年病医院
孙瑞娟　潍坊市人民医院
李秀梅　潍坊市人民医院
韩芳芳　潍坊市人民医院
方迎春　潍坊市人民医院
孙　娜　桓台县田庄镇中心卫生院
田文娟　青岛大学附属医院
尹相丛　青岛大学附属医院
杜　丽　青岛大学附属医院
王　哲　济南市妇幼保健院

编　委

赵方芳　济南市第四人民医院
别桂敏　青岛大学附属医院

前　言

随着社会经济的发展、医学技术的进步，以及人民群众对健康和卫生保健需求的日益增长，人们对护理学科的地位有了新的认识。护理学的任务是促进和恢复患者健康，减轻患者痛苦。无论是在医院中抢救患者的生命，有效地执行治疗计划，进行专业的生活照顾、人文关怀和心理支持，还是在社区、家庭中对有健康需求的人群进行保健指导和预防疾病，护理学都发挥着越来越重要的作用。为了使临床工作者能够及时学习和应用最新的临床护理技术，也为了使患者得到最全面的护理，编者结合多年临床护理经验，并参阅大量文献编写了本书。

本书系统总结了近年来护理领域的最新成果，旨在为广大护理工作者提供更加规范的疾病护理标准。在内容编排上，首先介绍了护理理论与应用、护理程序、护理评估、常见症状的护理、患者的舒适与安全；其次着重讲述了普外科、心内科、呼吸内科、消化内科、骨科的常见疾病；最后简单概述了水、电解质、酸碱失衡患者的护理及社区护理。本书内容丰富、系统，具有很强的指导性、科学性、实用性，对临床各层次的护理人员、护理一线工作者及护理专业的在校生均具有较高的参考与借鉴价值。

在编写过程中，虽然尽了最大努力，但由于编者知识水平所限，书中难免有不足之处，敬请广大读者予以批评指正。

编　者

目　录

第一章 护理理论与应用

第一节 系 统 理 论

系统理论是研究系统的模式、性能、行为和规律的一门科学。它为人们认识各种系统的组成、结构、性能、行为和发展规律提供了一般方法论的指导。系统理论的创始人是美籍奥地利理论生物学家和哲学家路德维希·冯·贝塔朗菲（Luduig von Bertalanffy）。系统是由若干相互联系的基本要素构成的，它是具有确定的特性和功能的有机整体。世界上的具体系统是纷繁复杂的，必须按照一定的标准，将千差万别的系统分类，以便分析、研究和管理，如教育系统、医疗卫生系统、宇航系统、通信系统等。如果系统与外界或它所处的外部环境有物质、能量和信息的交流，那么这个系统就是一个开放系统，否则就是一个封闭系统。护理专业既是一个封闭的系统又是一个开放的系统。

一、系统理论概述

系统概念中常见的关键名词有封闭系统与开放系统，输入、输出及反馈微观状态与宏观状态。所谓开放系统是指能与环境进行能量交换，可重建或破坏其原有组合，在过程中有输入和输出的系统。开放系统可以达到一种瞬间独立的状态，称为稳定状态。因此，人是一个开放系统，开放系统会对环境中的外来刺激做出反应，对于环境的侵入刺激，可产生组织上的改变。封闭系统的定义是一个与环境没有任何物质、信息和能量交换之系统。人有时在行为表现上也有封闭系统的倾向。封闭系统是相对的、暂时的，绝对的封闭系统是不存在的。开放系统具有自我调控能力。

人们研究和认识系统的目的之一，就在于有效地控制和管理系统。控制论则为人们对系统的管理和控制提供了一般方法论的指导，它是数学、自动控制、电子技术、数理逻辑、生物科学等学科和技术相互渗透而形成的综合性科学。根据系统论的观点，护理的服务对象是人，是一个系统，由生理、心理、社会、精神、文化等部分组成，同时人又是自然和社会环境中的一部分。人的内部各系统之间以及人与外部环境中各种系统间都相互作用和影响。人的健康是内环境的稳定及内环境与外环境间的适应和平衡。系统论为护理学提供了以人、环境和健康为整体的理论基础。

系统论对护理实践具有重要的指导作用，促进了整体护理思想的形成，是护理程序的理论框架，作为护理理论或模式发展的框架，为护理管理者提供理论依据。许多护理理论家应用系统论的观点，发展了护理理论或模式，如纽曼（Neuman）系统模式，罗伊（Roy）的适应模式等，这些理论模式又为护理实践提供了科学的理论指导，也为护理科研提供了理论框架和假设的理论依据。

医院护理管理系统是医院整体系统的一个子系统，与其他子系统（如医疗、行政、后勤等）和医院整体系统相互联系、相互作用和相互制约。因此，护理管理者在实施管理过程中应运用系统方法，调整各部门关系，不断优化系统结构，得到医院行政领导、医疗和后勤等部门的支持和配合，使之协调发展，高效运行，为病患提供高质量的护理服务。

玛莎·罗杰斯（Martha Rogers，以下简称“罗杰斯”）在1970年根据人类学、社会学、天文学、宗教学、哲学、历史学等知识，提出了一个护理概念结构。由于人是护理的中心，其概念结构也就着眼于人，并且以一般系统理论为基础。她把人描述为一个协调的整体，人的生命过程是一个动态的过程，并且是一个持续的、有创新的、进化的、具有高度差异的和不断变换形态的过程，所以罗杰斯护理理论被称为生命过程模式。

护理程序是一个开放系统，构成系统的要素有患者、护士、其他医护人员及医疗设备、药物等。这些要素通过相互作用和与环境的相互作用，给予护理对象计划性、系统、全面整体的护理，使其恢复或增进健康。护理程序系统运行过程包括评估、诊断、计划、实施、评价五个步骤。其中护理评估是护理程序的首要环节，而且贯穿在护理活动的全过程中。护理评估的科学性直接影响护士对病情的正确判断和护理措施的制定，全面正确的评估是保证高质量护理的先决条件，所以护理评估在护理工作中起到了灵魂的作用。在护理程序中的评估部分，应收集所有个人和环境的有关情况，由于我们的测量手段和收集资料的工具有限，因此所收集的资料常是孤立或局限的，但分析资料应能反映全面情况，所以需要通过补充提问和收集的资料寻求。在用生命过程模式理论评估患者时，可使用动态原则做指导以预测个体发展的性质与方向，这样可使护理工作促进人与环境间的融洽结合，加强人能量场的力量及整体性，改进人和环境场的形式，以实现最佳健康状态。

罗杰斯生命过程模式的主要内容如下。

（一）4个主要概念

1. 人

人是一个有组织、有独特形态的能量场，在与环境能量场不断地进行物质和能量的交换中，人与环境不断更换形态，因而增加了人的复杂性和创新性。人的行为包括生理、心理、社会、文化和精神等属性，并按不可分割的整体性反映整个人。

2. 环境

环境包括个体外界存在的全部形态，是四维能量场，与人能量场一样具有各种形态和整体性，并且是一个开放系统。

3. 健康

健康不是一种静止的状态，健康是形态的不断创新和复杂性的增加。健康和疾病都是有价值的，而且是不可分离的，是生命过程的连续表达方式。

4. 护理

护理是一种艺术和科学，它直接服务于整体的人。帮助个体利用各种条件加强人与环境的关系，使人的整体性得到提高。维持健康、促进健康、预防与干预疾病、康复都属护理的范畴。

（二）生命过程的4个基本特征

1. 能量场

能量场是生命体和非生命体的基本单位，是对有生命的和无生命的环境因素的统一概念，具有变化的动态的内在能力。能量场是无界限的，又是不可分割的，并可延伸至无穷大。它分为人场和环境场。①人场：是统一整体的人，由整体所特有的形态和表现特征确定，具备部分知识是不能对人场这个整体做出预测的。②环境场：由形态确定，且与人场进行整合，每个环境场对于每个人场来说都是特定的。人场和环境场都在不断创新、变化，两者没有明确的界限。

2. 开放性

人场和环境场之间处于持续的相互作用过程，两者之间有能量流动，没有界限、障碍能阻碍能量的流动。

3. 形态

形态是一个能量场的突出特征，能量场之间的交换有一定的形态，以“单波”的形式传播。这些形态不是固定的，而是随情景需要而变化的。具体来说，形态通过能量场的行为、品质和特征来表现，不断形成新的形态的动态过程称为塑型，即不断创新的过程，使能量场持续表现出各种新的形态。在护理领域，护士的主要任务是进行健康塑型，即帮助患者在知情的情况下参与治疗和护理，促进统一体向健康的方向发展。

4. 全方位性

能量场的交换是一个非线性范畴，不具备空间的或时间的属性，体现了能量场的统一性和无限性。

(三) 生命过程的体内动态原则

1. 整体性

整体性是指人场和环境场之间的持续的、共有的、同时进行的互动过程。由于人类与其环境的不可分离性，因此在生命过程中的系列变化就是他们在互动中出现的持续修正。在两个统一体之间长期进行的相互作用和相互变化中，双方也同时进行着塑造。

2. 共振性

共振性是对人场与环境场之间出现的变化性质而言的，而人场与环境场的形态变化则通过波动来传播。人的生命过程可以比作各种不同频率、有节奏的波组成的交响乐，人类对环境的体验是他们在和世界进行结合时的一种共振波。共振性是人场和环境场的特征，其波动形态表现为低频长波至高频短波的持续变化。

3. 螺旋性

螺旋性指的是人场与环境场之间发生变化的方向。此原则说明人与环境变化的性质和方向是以不断创新和必然性为特征的，是沿着时间-空间连续体呈螺旋式纵轴前进的。在人场与环境场之间进行互动时，人与环境的形态差别不断增加。但其节奏不会重复，如人的形态不会重复，而会以更复杂的形式再现。因而在生命过程中出现的系列变化就成为不断进行重新定型、逐渐趋向复杂化的一个单向性现象，并对达到目的有一定必然性的过程。总之，体内动态原则是一种从整体来看人的方法。整体性体现了人场和环境场发生相互作用的可能性，共振性是指它们发生了相互作用，而螺旋性是相互作用的结果和表现形式。

二、系统论在护理实践中的应用

罗杰斯认为，个体与环境不断地互相交换物质、信息和能量，环境指个体以外的所有因素，两者之间经常交换使双方都具有开放系统的特点。在应用生命过程模式理论对患者进行护理评估时，所收集的资料应体现体内动态原则，主要是为了了解在不同实践阶段，环境是如何影响人的行为形态的。护理评估是对整体的人，而不是对某一部分情况的评估，是对个人的健康与潜在健康问题的评估，而不是对疾病过程的评估。

第二节　自理理论

多萝西娅·伊丽莎白·奥瑞姆（Dorothea Elizabeth Orem，以下简称“奥瑞姆”）是美国著名的护理理论学家之一。她在长期的临床护理、教育和护理管理以及研究中，形成和完善了自理模式（Orem's self-care model）。强调护理的最终目标是恢复和增强人的自护能力，对护理实践有着重要的指导作用。

一、自理理论概述

奥瑞姆的自理模式主要包括自理理论、自理缺陷理论和护理系统理论。

（一）自理理论

每个人都有自理需要，而且因不同的健康状况和生长发育的阶段而不同。自理理论包括自我护理、自理能力、自理的主体、治疗性自理需要和自理需要五个主要概念。

（1）自我护理是个体为维持自身的结构完整和功能正常，维持正常的生长发育过程，所采取的一系列自发的调节行为。人的自我护理活动是连续的、有意义的。完成自我护理活动需要智慧、经验和他人的指导与帮助。正常成人一般可以进行自我护理活动，但是婴幼儿和那些不能完全自我护理的成人则需要不同程度的帮助。

（2）自理能力是指人进行自我护理活动的能力，也就是自我照顾的能力。自理能力是人为了维护和促进健康及身心发展进行自理的能力，是一个趋于成熟或已成熟的人的综合能力。人为了维持其整体功能正常，会根据生长发育的特点和健康状况，确定并详细叙述自理需要，进行相应的自理行为，满足其特殊需要，比如人有预防疾病和避免损伤的需要，在患病或受损伤后，有减轻疾病或损伤对身心损害的需要。奥瑞姆认为自理能力包括10个主要方面。①重视和警惕危害因素的能力。关注身心健康，有能力对危害健康的因素引起重视，建立自理的生活方式。②控制和利用体能的能力。人往往有足够的能量进行工作和日常生活，但疾病会不同程度地降低此能力，患病时人会感到乏力，无足够的能量进行肢体活动。③控制体位的能力。当感到不适时，有改变体位或减轻不适的能力。④认识疾病和预防复发的能力。患者知道引发疾病的原因、过程、治疗方法及预后，有能力采取与疾病康复和预防复发相关的自理行为，如改善或调整原有的生活方式、避免诱发因素、遵医嘱服药等。⑤动机是指对疾病的态度。若积极对待疾病，患者有避免各种危险因素的意向或对恢复工作回归社会有信心等。⑥对健康问题的判断能力。当身体健康出现问题时，能做出决定，及时就医。⑦学习和运用与疾病治疗和康复相关的知识和技能的能力。⑧与医护人员有效沟通，配合各项治疗和护理的能力。⑨安排自我照顾行为的能力。能解释自理活动的内容和益处，并合理安排自理活动。⑩从个人、家庭和社会各方面寻求支持和帮助的能力。

(3) 自理的主体，即完成自我护理活动的人。在正常情况下，成人的自理主体是自己，但是儿童、患者或残疾人等的自理主体部分是自己，部分为健康服务者或是健康照顾者如护士等。

(4) 治疗性自理需要。在特定时间内，以有效的方式进行一系列相关行为以满足自理需要，包括一般生长发育时的和健康不佳时的自理需要。

(5) 自理需要。为了满足自理需要而采取的所有活动，包括一般的自理需要，成长发展的自理需要和健康不佳时的自理需要。

一般的自理需要：与生命过程和维持人体结构和功能的整体性相关联的需要。①摄取足够的空气、水和食物。②提供与排泄有关的照料。③维持活动与休息的平衡。④维持孤独及社会交往的平衡。⑤避免对生命和健康有害因素。⑥按正常规律发展的需要。

发展的自理需要：与人的成长发展相关的需要；不同的发展时期有不同的需要；有预防和处理在成长过程中遇到不利情况的需要。

健康不佳时的自理需要：个体在身体结构和功能、行为和日常生活习惯发生变化时出现的自理需要。包括：①及时得到治疗；②发现和处理疾病造成的影响；③有效地执行诊断、治疗和康复方法；④发现和处理因医护措施引起的不适和不良反应；⑤接受并适应患病的事实；⑥学习新的生活方式。

(6) 基本条件因素。反映个体特征及生活状况的一些因素包括年龄、健康状况、发展水平、社会文化背景、健康照顾系统、家庭、生活方式、环境和资源等。

(二) 自理缺陷理论

自理缺陷是奥瑞姆理论的核心，是指人在满足其自理需要方面，在质或量上出现不足。当自理需要小于或等于自理主体的自理能力时，人就能进行自理活动。当自理主体的自理能力小于自理需要时，就会出现自理缺陷。这种现象可以是现存的，也可以是潜在的。自理缺陷包括两种情况：一种是当自理能力无法全部满足治疗性自理需求时，即出现自理缺陷；另一种是照顾者的自理能力无法满足被照顾者的自理需要。自理缺陷是护理工作的重心，护理人员应与患者及其家属进行有效沟通，保持良好的护患关系，以确定如何帮助患者，与其他医疗保健专业人士和社会教育性服务机构配合，形成一个帮助性整体，为患者及其家属提供直接帮助。

(三) 护理系统理论

护理系统是在人出现自理缺陷时的护理活动中体现，是依据患者的自理需要和自理主体的自理能力采取的护理形式。

护理力量是受过专业教育或培训的护士所具有的护理能力。既了解患者的自理需求及自理力量，又能付出行动，帮助患者，通过提高患者的自理力量来满足治疗性自理需求。

护理系统也是护士在护理实践中产生的动态的行为系统，奥瑞姆将其分为3个系统：全补偿护理系统、部分补偿系统、辅助教育系统。各护理系统的适用范围、护士和患者在各系统中所承担的职责如下所述。

1. 全补偿护理系统

患者没有能力进行自理活动；患者神志和体力上均没有能力；神志清楚，知道自己的自理需求，但体力上不能完成；体力上具备，但存在精神障碍无法对自己的自理需求做出判断和决定。对于这些患者需要护理给予全面的帮助。

2. 部分补偿护理系统

这是满足治疗性自理需求，既需要护士提供护理照顾，也需要患者采取自理行动。

3. 辅助-教育系统

患者能够完成自理活动，同时也要求其完成；需要学习才能完成自理，没有帮助就不能完成。护士通过对患者提供教育、支持、指导，提高患者的自理能力。

这三个系统类似于我国临床护理中一直沿用至今的分级护理制度，即特级和一级护理、二级护理和三级护理。

奥瑞姆理论的特征：其理论结构比较完善而有新意；相对简单而且易于推广；奥瑞姆的理论与其他已被证实的理论、法律和原则也是一致的；奥瑞姆还强调了护理的艺术性以及护士应具有的素质和技术。

二、自理理论在护理实践中的应用

奥瑞姆的自理理论被广泛应用在护理实践中，她将自理理论与护理程序有机地联系在一起，通过设计好的评估方法和工具评估患者的自理能力及自理缺陷，以帮助患者更好地达到自理。她将护理程序分为以下 3 步。

（一）评估患者的自理能力和自理需要

在这一步中，护士可以通过收集资料来确定病种存在哪些自理缺陷，以及引起自理缺陷的原因，评估患者的自理能力与自理需要，从而确定患者是否需要护理帮助。

1. 收集资料

护士收集的资料包括患者的健康状况、患者对自身健康的认识、医师对患者健康的意见、患者的自理能力、患者的自理需要等。

2. 分析与判断

在收集自理能力资料的基础上，确定以下问题。①患者的治疗性自理需要是什么？②为满足患者的治疗性自理需求，其在自理方面存在的缺陷有哪些？③如果有缺陷，由什么原因引起的？④患者在完成自理活动时具备的能力有哪些？⑤在未来一段时间内，患者参与自理时具备哪些潜在能力？如何制定护理目标？

（二）设计合适的护理系统

根据患者的自理需要和能力，在完全补偿系统、部分补偿系统和支持-教育系统中选择一个合适的护理系统，并依据患者智力性自理需求的内容制订出详细的护理计划，给患者提供生理和心理支持及适合于个人发展的环境，明确护士和患者的角色功能，以达到促进健康、恢复健康、提高自理能力的目的。

（三）实施护理措施

根据护理计划提供适当的护理措施，帮助和协调患者恢复和提高自理能力，满足患者的自理需求。

第三节　适应理论

美国护理理论家卡利斯塔·罗伊（Callista Roy，以下简称“罗伊”）提出适应模式。罗伊对适应模式的研究始于1964年，她分析并创造性地运用了一般系统理论，行为系统模式、适应理论、压力与应激理论、压力与应对模式，以及人类基本需要理论的有关理论观点，从而构建了罗伊适应模式。

一、适应理论概述

（一）罗伊适应模式的假设

该理论主要源于系统论、整体论、人性论和赫尔森适应理论的哲学观点：人是具有生物、心理和社会属性的有机整体，是一个适应系统。在系统与环境间存在着持续的信息、物质与能量的交换，人与环境间的互动可以引起自身内在或者外部的变化，而人在这变化环境中必须保持完整性，因此每个人都需要适应。

（二）罗伊适应模式的主要概念

1. 刺激

刺激是指来自外界环境或人体内部的可以引起反应的一个信息、物质或能量单位。

（1）主要刺激：指当时面对的需要立即适应的刺激，通常是影响人的一些最大的变化。

（2）相关刺激：所有内在的或外部的对当时情境有影响的刺激，这些刺激是可观察到的、可测量的，或是由本人主动诉说的。

（3）固有刺激：原有的构成本人特征的刺激，这些刺激与当时的情境有一定关联，但不易观察到及客观测量到。如某患者因在室外高温下工作引起心肌缺氧，出现胸痛，其中主要刺激是心肌缺氧，相关刺激是高温、疼痛感、患者的年龄、体重、血糖水平和冠状动脉的耐受程度等，固有刺激是吸烟史和与其职业有关的刺激。

2. 适应水平

适应水平是人对刺激以正常的努力进行适应性反应的范围。每个人的反应范围都是不同的，受各人应对机制的影响而不断变化。

（三）罗伊的适应模式

罗伊的适应模式是以人是一个整体性适应系统的理论观点为理论构架的。应用应对机制来说明人作为一个适应系统面临刺激时的内在控制过程。适应系统的内在控制过程，也就是应对机制，包括生理调节和心理调节。①生理调节是遗传的，机体通过神经-化学物质-内分泌途径进行应答。②心理调节则是后天习得的，机体通过感觉、加工、学习、判断和情感等复杂的过程进行应答。

生理调节和心理调节作用于效应器即生理功能、自我概念、角色功能及相互依赖，形成4种相应的适应方式。①生理功能：氧合功能、营养、排泄、活动与休息、皮肤完整性、感觉、体液、电解质与酸碱平衡、神经与内分泌功能等。②自我概念：个人在特定时间内对自己的看法与感觉，包括躯体自我与个人自我两部分。③角色功能方面：描述个人在社会中所承担角色的履行情况，分为 3 级，一级角色与机体的生长发育有关，二级角色来源于一级角色，三级角色由二级角色衍生出来。④相互依赖：陈述个人与其重要关系人及社会支持系统间的相互关系。

罗伊认为护理是一门应用性学科，她通过促进人与环境的互动来增进个体或人群的整体性适应。强调护理的目标如下。①促进适应性反应。应用护理程序促进人在生理功能、自我概念、角色功能及相互依赖这四个方面对健康有利的反应。②减少无效性反应。护理活动以健康为目标，对作用于人的各种刺激加以控制，以促进适应反应；扩展个体的适应范围，使个人能耐受较大范围的刺激。罗伊对健康的认识为处于和成为一个完整的和全面的人的状态和过程。人的完整性则表现为有能力达到生存、成长、繁衍、主宰和自我实现；健康也是人的功能处于对刺激的持续适应状态，健康是适应的一种反映。罗伊认为环境是围绕着和作用于个人的和群体的发展和行为的所有情况、事实和影响。环境主要是来自人内部和环绕于人周围的一些刺激；环境中包含主要刺激、相关刺激和固有刺激。

二、罗伊适应模式在护理中的应用

罗伊的适应模式是目前各国护理工作者广泛运用的护理学说。它从整体观点出发，着重探讨了人作为一个适应系统面对环境中各种刺激的适应层面与适应过程。为增进有效适应护理应不失时机地对个体的适应问题，以及引起问题产生的刺激因素加以判断和干预，从而促进人在生理功能、自我概念、角色功能与社会关系方面的整体性适应，提高健康水平。

适应模式一经提出便博得护理界的广范关注和极大兴趣，广泛应用于护理教育、研究和临床护理中。在护理教育中，先后被多个国家用作护理本科课程、高级文凭课程的课程设置理论框架。应用该模式为课程设置理论框架有 3 个优点：①使学生明确护理的目的就是要促进和改善不同健康或疾病状态下的人在生理功能、自我概念、角色功能和相互依赖四个方面的适应能力与适应方法；②体现了有别于医学的护理学课程特色，便于分析护理学课程与医学课程的区别与联系；③有利于学生验证理论和发展对理论价值的分析和洞悉能力。

在科研方面，适应模式被用于多个护理定性和定量研究的理论框架。例如，患者及其家属对急慢性疾病适应水平及适应方式的描述性研究、吸毒妇女在寻求帮助方面的适应性反应、手术患者家属的需求、丧偶的适应过程研究等。

在临床护理实践中，适应模式在国外已用于多种急、慢性患者的护理，包括哮喘、慢性阻塞性肺部疾病、心肌梗死、肝病、肾病、癌症患者等的护理，同时此模式也用于指导康复护理、家庭和社区护理。近年来，在我国也有相关的文献报道，应用适应模式对乳腺癌患者进行护理等。

根据适应模式，罗伊将护理的工作方法分为 6 个步骤：一级评估、二级评估、护理诊断、制定目标、护理干预和护理评价。

（一）一级评估

一级评估是指收集与生理功能、自我概念、角色功能和相互依赖四个方面有关的行为，又称为评估。通过一级评估，护士可以确定患者的行为是适应性反应还是无效性反应。

（二）二级评估

二级评估是对影响患者行为的 3 种刺激因素的评估，具体内容包括以下几点。

1. 主要刺激

主要刺激是对当时引起反应的主要原因的评估。

2. 相关刺激

相关刺激包括吸烟、药物、饮酒、生理功能、自我概念、角色功能、相互依赖、应对机制及方式、生理及心理压力、社交方式、文化背景、种族、信仰、社会文化、经济环境、物理环境、家庭结构及功能等。

3. 固有刺激

固有刺激包括遗传，性别，信仰，态度，生长发育的阶段、特性，以及社会文化方面的其他因素。通过二级评估，可以帮助护士明确引发患者无效性反应的原因。

（三）护理诊断

护理诊断是对个体适应状态的陈述或诊断，护士通过一级和二级评估，可明确患者的无效反应及其原因，进而推断出护理问题或护理诊断。

（四）制定目标

目标是对患者经过护理干预后达到的行为结果的陈述，包括短期目标和长期目标。制定目标时护士应注意一定以患者的行为反应为中心，尽可能与患者及其家属共同制定并尊重患者的选择，且制定可观察、可测量和可达到的目标。

（五）护理干预

干预是护理措施的制定和落实。罗伊认为护理干预可以通过控制或改变各种作用与适应系统的刺激，使其全部作用于个体适应范围内。控制刺激的方式有消除刺激、增强刺激、减弱刺激或改变刺激，干预也可着重于提高个体的应对能力，扩大适应的范围，尽量使全部刺激作用于适应范围以内，以促进适应性反应。

（六）护理评价

在此过程中，护士应将干预后患者的行为改变与目标行为相比较，判断既定的护理目标是否达到，衡量其中差异，找出未达到的原因，根据评价结果再调整，并进一步计划和采取措施。

第四节　健康系统理论

贝蒂·纽曼（Betty Neuman，以下简称纽曼）1970 年提出了健康系统模式，后经两年的完善于 1972 年在《护理研究》杂志上发表了《纽曼健康系统模式》一文。经过多次修改，于 1988 年再版的《纽曼系统模式在护理教育与实践中的应用》完善地阐述了纽曼的护理观点，并被广泛地应用于临床护理及社区护理实践中。

一、健康系统理论概述

纽曼健康系统模式主要以格式塔特心理学为基础，并应用了路德维希·冯·贝塔朗菲的系统理论、席尔（Selye）压力与适应理论及凯普兰（Caplan）三级预防理论。主要概念如下。

(一) 个体

个体是指个体的人，也可为家庭、群体或社区，是与环境持续互动的开放系统，称为服务对象系统。

1. 正常防御线

正常防御线是指每个个体经过一定时间逐渐形成的对外界反应的正常范围，即通常的健康/稳定状态。它由生理的、心理的、社会文化的、发展的、精神的功能所组成，用来对付应激源。这条防御线是动态的，与个体随时需要保持稳定有关。一旦压力源入侵正常防线，个体就会发生压力反应，表现为稳定性减低和产生疾病。

2. 抵抗线

抵抗线是防御应激源的一些内部因素，其功能是使个体稳定并恢复到健康状态（正常防御线）。它会保护基本结构，当环境中的应激源侵入或破坏正常防御线时，抵抗线被激活，例如，免疫机制，如果抵抗线的作用（反应）是有效的，系统可以重建；但如果抵抗线的作用（反应）是无效的，其结果是能量耗尽，系统灭亡。

3. 弹性防御线

弹性防御线为外层的虚线，也是动态的，能在短期内迅速发生变化。当环境施加压力时，它是正常防御线的缓冲剂；而当环境给以支持并有助于成长和发展时，它是正常防御线的过滤器。其功能会因一些变化，如失眠、营养不良或其他日常生活变化而降低。当这个防御线的弹性作用不能再保护个体对抗应激源时，应激源就会破坏正常防御线而导致疾病。当弹性防御线与正常防御线之间的距离增加，就表明系统保障程度增强。

以上 3 种防御机制，既有先天赋予的，又有后天习得的，抵抗效能取决于心理、生理、社会文化、生长发育、精神五个变量的相互作用。3 条防御线的相互关系是，弹性防御线保护正常防御线，抵抗线保护基本结构。当个体遇到压力源时，弹性防御线首先激活以防止压力源入侵。若弹性防御线抵抗不消，压力源侵入正常防御线，人体发生反应，出现症状。此时，抵抗线被激活。当抵抗有效，个体又恢复到正常防御线未遭受入侵时的健康状态。

(二) 应激源

纽曼将应激源定义为能够产生紧张及潜在地引起系统失衡的刺激。系统需要应对一个或多个刺激。纽曼系统模式中强调的是确定应激源的类型、本质和强度。

1. 个体外的应激源

这是发生在个体以外的力量。如失业，受同事是否接受（社会文化力量）、个人对失业的感受（心理的）及完成工作的能力（生理的、发展的、心理的）所影响。

2. 个体间的应激源

这是发生在一个或多个个体之间的力量。如夫妻关系，常受不同地区和时代（社会文化）、双方的年龄和发展水平（生理和发展的）及对夫妻的角色感觉和期望（心理的）所影响。

3. 个体内的应激源

这是发生在个体内部的力量。如生气，是一种个体内部力量，其表达方式受年龄（发展的）、体力（生理的）、同伴们的接受情况（社会文化的），以及既往应对生气的经历（心理的）所影响。

应激源可以对此个体有害，但对另一个体无害。因而仔细评估应激源的数量、强度、相持时间的长度，以及对该系统的意义和既往的应对能力等，对护理干预是非常重要的。

（三）反应

纽曼认为保健人员应根据个体对应激源反应情况进行以下不同的干预。

1. *初级预防*

初级预防是指在只有怀疑有或已确定有应激源而尚未发生反应的情况下就开始进行的干预。初级预防的目的是预防应激源侵入正常防御线或通过减少与应激源相遇的可能性和增强防御线来降低反应的程度，如减轻空气污染、预防免疫注射等。

2. *二级预防*

如果反应已发生，干预就从二级预防开始。主要是早期发现病例、早期治疗症状以增强内部抵抗线来减少反应，如进行各种治疗和护理。

3. *三级预防*

三级预防是指在上述治疗计划后，已出现重建和相当程度的稳定时进行的干预。其目的是通过增强抵抗线维持其适应性以防止复发，如进行患者教育、提供康复条件等。

二、纽曼系统模式在护理中的应用

纽曼系统模式自正式发表以来得到了护理学术界的一致认同，已被广泛用于护理教育、科研和临床护理实践中。

纽曼系统模式的整体观、三级预防概念，以及于个人、家庭、群体、社区护理的广泛适应性，为中专、大专、本科、硕士等不同层次护理专业学生的培养提供了有效的概念框架。除了用于课程设置，此系统模式还可作为理论框架设计护理评估、干预措施和评价工具供学生在临床实习使用，且具有可操作性。

在护理科研方面，纽曼系统模式既已用于指导对相关护理现象的定性研究，又已作为对不同服务对象预防性干预效果的定量研究理论框架，而此方面报道最多的是应用纽曼系统模式改善面对特定生理、心理、社会、环境性压力源患者的护理效果研究。

在临床护理实践方面，大量文献报道，纽曼系统模式可用于处于不同生长发育阶段的人的护理。它不仅在精神科使用，也在内外科、重症监护室、急诊、康复病房、老年护理院等使用。纽曼系统模式已被用于对多种患者的护理，如慢性阻塞性肺病、多发性硬化、高血压、肾脏疾病、癌症、急慢性脊髓损伤、矫形整容手术等患者的护理，甚至也用于对艾滋病和一些病情非常危重复杂的患者的护理，如多器官衰竭、心肌梗死患者的护理。

第二章 护理程序

第一节 护理评估

护理评估（nursing assessment）是有目的、有计划、有步骤地收集有关护理对象生理、心理、社会文化和经济等方面的资料，对此进行整理与分析，以判断服务对象的健康问题，为护理活动提供可靠的依据。具体包括收集资料、整理资料和分析资料三部分。

一、收集资料

（一）资料的来源

1. 直接来源

护理对象本人，是第一资料来源也是主要来源。

2. 间接来源

（1）护理对象的重要关系人，也就是社会支持性群体，包括亲属、关系亲密的朋友、同事等。

（2）医疗活动资料，如既往实验室报告、出院小结等健康记录。

（3）其他医护人员、放射医师、化验师、药剂师、营养师、康复师等。

（4）护理学及其他相关学科的文献等。

（二）资料的内容

在收集资料的过程中，各个医院均有自己设计的收集资料表，无论依据何种框架，基本内容主要包括一般资料、生活状况及自理程度、健康检查及心理、社会状况等。

1. 一般资料

一般资料包括患者姓名、性别、出生日期、出生地、职业、民族、婚姻、文化程度、住址等。

2. 现在的健康状况

现在的健康状况包括主诉、现病史、入院方式、医疗诊断、目前用药情况，以及目前的饮食、睡眠、排泄、活动、健康管理等日常生活形态。

3. 既往健康状况

既往健康状况包括既往史、创伤史、手术史、家族史、过敏史、有无传染病，以及既往的日常生活形态、烟酒嗜好，女性还包括月经史和婚育史。

4. 护理体检

护理体检包括体温、脉搏、呼吸、血压、身高、体重、生命体征、各系统的生理功能，以及有无疼痛、眩晕、麻木、瘙痒等，有无感觉（视觉、听觉、嗅觉、味觉、触觉）异常，有无思维活动、记忆能力障碍等认知感受形态。

5. 实验室及其他辅助检查结果

实验室及其他辅助检查结果包括最近进行的辅助检查的客观资料，如实验室检查、X线检查、病理检查等。

6. 心理方面的资料

心理方面的资料包括对疾病的认知和态度、康复的信心、病后情绪、心理感受、应对能力等。

7. 社会方面的资料

社会方面的资料包括就业状态、角色问题和社交状况、有无重大生活事件、支持系统状况、有无宗教信仰、享受的医疗保健待遇等。

（三）资料的分类

1. 按照资料的来源划分

它包括主观资料和客观资料。主观资料指患者对自己健康问题的体验和认识，包括患者的知觉、情感、价值、信念、态度、对个人健康状态和生活状况的感知。主观资料的来源可以是患者本人，也可以是患者家属或对患者健康有重要影响的人。客观资料指检查者通过观察、会谈、体格检查和实验等方法得到或被检测出的有关患者健康状态的资料。客观资料获取是否全面和准确主要取决于检查者是否具有敏锐的观察能力及丰富的临床经验。

当护士收集到主观资料和客观资料后，应将两方面的资料加以比较和分析，可互相证实资料的准确性。

2. 按照资料的时间划分

它包括既往资料和现时资料。既往资料是指与服务对象过去健康状况有关的资料，包括既往病史、治疗史、过敏史等。现时资料是指与服务对象现在发生疾病有关的状况，如现在的体温、脉搏、呼吸、血压、睡眠状况等。

护士在收集资料时，需要将既往资料和现时资料结合起来分析。

（四）收集资料的方法

1. 观察

观察是指护理人员运用视、触、叩、听、嗅等，获得患者、家属及患者所处环境的信息并进行分析判断，是收集有关服务对象护理资料的重要方法之一。观察贯穿在整个评估过程中，可以与交谈同时进行。护士应及时、敏锐、连续地对服务对象进行观察，如患者出现面容痛苦、呈强迫体位，提示患者是否有疼痛，由此进一步询问持续时间、部位、性质等。观察作为一种技能，需要护理人员在实践中不断培养和锻炼，以期得到发展和提高。

2. 交谈

护患之间的交谈是一种有目的的医疗活动，使护理人员获得有关患者的资料和信息。一般可分为以下2种。①正式交谈：事先通知患者，有目的、有计划的交谈，如入院后的采集病史。②非正式交谈：护士在日常护理工作中与患者随意自然的交谈，不明确目的，不规定主题、时间，是一种“开放式交流”，以便及时了解到服务对象的真实想法和心理反应。交谈时护士应注意沟通技巧的运用，对一些敏感性话题应注意保护患者的隐私。

3. 护理体检

护理人员运用体检技能，为护理对象进行系统的身体评估，获取与护理有关的生命体征、身高、体重等资料，以便收集与护理诊断、护理计划有关的患者方面的资料，及时了解病情变化和发现护理对象的健康问题。

4. 阅读

阅读包括查阅护理对象的医疗病历（门诊和住院）、各种护理记录及实验室和辅助检查结果，以及有关文献等。也可以用心理测量及评定量表对服务对象进行心理社会评估。

二、整理资料

为了避免遗漏和疏忽相关和有价值的资料，得到完整全面的资料，常依据某个护理理论模式设计评估表格，护理人员依据表格全面评估、整理资料。

（一）按戈登（Gordon）的功能性健康形态整理分类

1. 健康感知-健康管理形态

健康感知-健康管理形态指服务对象对自己健康状态的认识和维持健康的方法。

2. 营养代谢形态

营养代谢形态包括食物的利用和摄入情况。如营养、液体、组织完整性、体温调节及生长发育等的需求。

3. 排泄形态

排泄形态主要指肠道、膀胱的排泄状况。

4. 活动-运动形态

活动-运动形态包括运动、活动、休闲与娱乐状况。

5. 睡眠-休息形态

睡眠-休息形态指睡眠、休息及精神放松的状况。

6. 认知-感受形态

认知-感受形态包括与认知有关的记忆、思维、解决问题和决策，以及与感知有关的视、听、触、嗅等功能。

7. 角色-关系形态

角色-关系形态指家庭关系、社会中角色任务及人际关系的互动情况。

8. 自我感受-自我概念形态

自我感受-自我概念形态指服务对象对于自我价值与情绪状态的信念与评价。

9. 性-生殖形态

性-生殖形态主要指性发育、生殖器官功能及对性的认识。

10. 应对-压力耐受形态

应对-压力耐受形态指服务对象压力程度、应对与调节压力的状况。

11. 价值-信念形态

价值-信念形态指服务对象的思考与行为的价值取向和信念。

（二）按马斯洛（Maslow）需要层次进行整理分类

1. 生理需要

体温 39 ℃，心率 120 次/min，呼吸 32 次/min，腹痛等。

2. 安全的需要

对医院环境不熟悉，夜间睡眠需开灯，手术前精神紧张，走路易摔倒等。

3. 爱与归属的需要

患者害怕孤独，希望有亲友来探望等。

4. 尊重与被尊重的需要

如患者说“我现在什么事都不能干了”“你们应该征求我的意见”等。

5. 自我实现的需要

担心住院会影响工作、学习，有病不能实现自己的理想等。

（三）按北美护理诊断协会的人类反应形态分类

1. 交换

交换包括营养、排泄、呼吸、循环、体温、组织的完整性等。

2. 沟通

沟通主要指与人沟通交往的能力。

3. 关系

关系指社交活动、角色作用和性生活形态。

4. 价值

价值包括个人的价值观、信念、宗教信仰、人生观及精神状况。

5. 选择

选择包括应对能力、判断能力及寻求健康所表现的行为。

6. 移动

移动包括活动能力、休息、睡眠、娱乐及休闲状况、日常生活自理能力等。

7. 知识

知识包括自我概念、感知和意念；包括对健康的认知能力、学习状况及思考过程。

8. 感觉

感觉包括个人的舒适、情感和情绪状况。

三、分析资料

（一）检查有无遗漏

将资料进行整理分类之后，应仔细检查有无遗漏，并及时补充，以保证资料的完整性及准确性。

（二）与正常值比较

收集资料的目的在于发现护理对象的健康问题。因此护士应掌握常用的正常值，将所收集到的资料与正常值进行比较，并在此基础上进行综合分析，以发现异常情况。

（三）评估危险因素

有些资料虽然目前还在正常范围，但是由于存在危险因素，若不及时采取预防措施，以后很可能会出现异常，损害服务对象的健康。因此，护士应及时收集资料评估这些危险因素。

护理评估通过收集服务对象的健康资料，对资料进行组织、核实和分析，确认服务对象对现存的或潜在的健康问题或生命过程的反应，为做出护理诊断和进一步制订护理计划奠定了基础。

四、资料的记录

（一）原则

书写全面、整洁、简练、流畅，客观资料运用医学术语，避免使用笼统、模糊的词，主观资料尽量引用护理对象的原话。

（二）记录格式

根据资料的分类方法，根据各医院，甚至各病区的特点自行设计，多采用表格式记录。与患者第一次见面收集到的资料记录称为入院评估，要求详细、全面，是制订护理计划的依据，一般要求入院后24小时内完成。住院期间根据患者病情天数，每日或每班记录，反映了患者的动态变化，用以指导护理计划的制订、实施、评价和修订。

第二节　护理诊断

护理诊断是护理程序的第二个步骤，是在评估的基础上对所收集的健康资料进行分析，从而确定服务对象的健康问题及引起健康问题的原因。护理诊断是一个人生命过程中的生理、心理、社会文化发展及精神方面健康状况或问题的一个简洁、明确的说明，这些问题都属于护理职责范围之内，能够用护理的方法解决的问题。

一、护理诊断概念

1990年，北美护理诊断协会（North America Nursing Diagnostic Association，NANDA）提出并通过了护理诊断的定义：护理诊断（nursing diagnosis）是关于个人、家庭、社区对现存或潜在的健康问题及生命过程反应的一种临床判断，是护士为达到预期的结果选择护理措施的基础，这些预期结果应能通过护理职能达到。

二、护理诊断组成部分

护理诊断有四个组成部分：名称、定义、诊断依据和相关因素。

（一）名称

名称（label）是对服务对象健康状况概括性的描述。应尽量使用NANDA认可的护理诊断名称，以有利于护士之间的交流和护理教学的规范。常用改变、受损、缺陷、无效或低效等特定描述语。例如，排便异常、便秘；有皮肤完整性受损的危险。

（二）定义

定义（definition）是对名称的一种清晰的、正确的表达，并以此与其他诊断相鉴别。一个诊断的成立必须符合其定义特征。有些护理诊断的名称虽然十分相似，但仍可从定义中发现彼此的差异。例如，“压力性尿失禁”的定义是“个人在腹内压增加时立即无意识地排尿的一种状态”，“反射性尿失禁”的定义是“个体在没有要排泄或膀胱满胀的感觉下可以预见的不自觉地排尿的一种状态”。虽然两者都是尿失禁，但前者的原因是腹内压增高，后者的原因是无法抑制的膀胱收缩。因此，确定诊断时必须认真区别。

(三) 诊断依据

诊断依据 (defining characteristics) 是做出护理诊断的临床判断标准。诊断依据常常是患者所具有的一组症状和体征，以及有关病史，也可以是危险因素。对于潜在的护理诊断，其诊断依据则是原因本身 (危险因素)。

诊断依据依其在特定诊断中的重要程度分为主要依据和次要依据。

1. 主要依据

主要依据是指形成某一特定诊断所应具有的一组症状和体征及有关病史，是诊断成立的必要条件。

2. 次要依据

次要依据是指在形成诊断时，多数情况下会出现的症状、体征及病史，对诊断的形成起支持作用，是诊断成立的辅助条件。

例如，便秘的主要依据是“粪便干硬，每周排大便不到 3 次”，次要依据是“肠鸣音减少，自述肛门部有压力和胀满感，排大便时极度费力并感到疼痛，可触到肠内嵌塞粪块，并感觉不能排空”。

(四) 相关因素

相关因素 (related factors) 是指造成服务对象健康状况改变或引起问题产生的情况。

1. 病理生理方面的因素

病理生理方面的因素指与病理生理改变有关的因素。例如，“体液过多”的相关因素可能是右心衰竭。

2. 心理方面的因素

心理方面的因素指与服务对象的心理状况有关的因素。例如，“活动无耐力”可能由疾病后服务对象处于较严重的抑郁状态引起。

3. 治疗方面的因素

治疗方面的因素指与治疗措施有关的因素 (用药、手术创伤等)。例如，“语言沟通障碍”的相关因素可能是使用呼吸机时行气管插管。

4. 情景方面的因素

情景方面的因素指环境、情景等方面的因素 (陌生环境、压力刺激等)。例如，“睡眠形态紊乱”可能与住院后环境改变有关。

5. 年龄因素

年龄因素指在生长发育或成熟过程中与年龄有关的因素。如婴儿、青少年、中年、老年各有不同的生理、心理特征。

三、护理诊断与合作性问题及医疗诊断的区别

(一) 合作性问题——潜在并发症

在临床护理实践中，护士常遇到一些没有完全包含在 NANDA 制订的护理诊断中的问题，而这些问题也确实需要护士提供护理措施，因此，1983 年有学者提出了合作性问题的概念。该学者把护士需要解决的问题分为 2 类：一类经护士直接采取措施可以解决，属于护理诊断；另一类需要护士与其他健康保健人员，尤其是医师共同合作解决，属于合

作性问题。

合作性问题需要护士承担监测职责，以及时发现服务对象身体并发症的发生和情况的变化，但并非所有并发症都是合作性问题。有些可通过护理措施预防和处理，属于护理诊断；只有护士不能预防和独立处理的并发症才是合作性问题。合作性问题的陈述方式是“潜在并发症（potential complication）：××××”，如“潜在并发症：脑出血”。

（二）护理诊断与合作性问题及医疗诊断的区别

1．护理诊断与合作性问题的区别

护理诊断是护士独立采取措施能够解决的问题；合作性问题需要医师、护士共同干预处理，处理决定来自医护双方。对合作性问题，护理措施的重点是监测。

2．护理诊断与医疗诊断的区别

明确护理诊断和医疗诊断的区别对区分护理和医疗两个专业、确定各自的工作范畴和应负的法律责任非常重要。两者主要区别见表 2-1。

表 2-1　护理诊断与医疗诊断的区别

项目	护理诊断	医疗诊断
临床判断的对象	对个体、家庭、社会的健康问题/生命过程反应的一种临床判断	对个体病理生理变化的一种临床判断
描述的内容	描述的是个体对健康问题的反应	描述的是一种疾病
决策者	护士	医疗人员
职责范围	在护理职责范围内进行	在医疗职责范围内进行
适应范围	适用于个体、家庭、社会的健康问题	适用于个体的疾病
数量	往往有多个	一般情况下只有 1 个
是否变化	随病情的变化	一旦确诊不会改变

第三节　护理计划

制订护理计划是解决护理问题的一个决策过程，计划（planning）是对患者进行护理活动的指南，是针对护理诊断制订具体护理措施来预防、减轻或解决有关问题。其目的是确认护理对象的护理目标，以及护士将要实施的护理措施，使患者得到合适的护理，保持护理工作的连续性，促进医护人员的交流和利于评价。制订护理计划包括 4 个步骤。

一、排列护理诊断的优先顺序

一般情况下，患者可以存在多个护理诊断，为了确定解决问题的优先顺序，根据问题的轻重缓急合理安排护理工作，需要对这些护理诊断包括合作性问题进行排序。

（一）排列护理诊断

一个患者可同时有多个护理问题，制订计划时应按其重要性和紧迫性排出主次，一般把威胁最大的问题放在首位，其他的依次排列，这样护士就可根据轻、重、缓、急有计划地进行工作，通常可按如下顺序排列。

1．首优问题

首优问题是指会威胁患者生命，需立即行动去解决的问题。如清理呼吸道无效、气体交换受阻等。

2．中优问题

中优问题是指虽不会威胁患者生命，但能导致身体上的不健康或情绪上变化的问题，如活动无耐力、皮肤完整性受损、便秘等。

3．次优问题

次优问题指人们在应对发展和生活中变化时所产生的问题。这些问题往往不是很紧急，如营养失调、知识缺乏等。

（二）排序时应该遵循的原则

（1）按马斯洛的人类基本需要层次论进行排列，优先解决生理需要。这是最常用的一种方法。生理需要是最低层次的需要，也是人类最重要的需要。一般来说，影响生理需要满足的护理问题，对生理功能的平衡状态威胁最大的护理问题是需要优先解决的护理诊断。如与空气有关的气体交换障碍、清理呼吸道无效，与水有关的体液不足，与排泄有关的尿失禁、尿潴留等。

具体的实施步骤可以按以下方法进行：首先列出患者的所有护理诊断，其次将每一诊断归入 5 个需要层次，最后由低到高排列出护理诊断的先后顺序。

（2）考虑患者的需求。马斯洛的理论为护理诊断的排列提供了一个普遍的原则，但由于护理对象的复杂性、个体性，相同的需求对不同的人，其重要性可能不同。因此，在无原则冲突的情况下，可与患者协商，尊重患者的意愿，考虑患者认为最重要的问题予以优先解决。

（3）现存的问题优先处理，但不要忽视潜在的和有危险的问题。有时它们常常也被列为首优问题而需立即采取措施或严密监测。

二、制定预期目标

预期目标是指通过护理干预，护士期望患者达到的健康状态或在行为上的改变。其目的是指导护理措施的制定。预期目标不是护理行为，但能指导护理行为，并作为对护理效果进行评价的标准。每一个护理诊断都要有相应的目标。

（一）预期目标的制定

1．目标的陈述公式

时间状语＋主语（＋条件状语）＋谓语＋行为标准。

（1）主语：患者或患者身体的任何一部分，如体温、体重、皮肤等，有时在句子中省略了主语，但句子的逻辑主语一定是患者。

（2）谓语：患者将要完成的行动，必须用行为动词来说明。

（3）行为标准：主语进行该行动所达到的程度。

（4）条件状语：患者完成该行为时所处的特定条件，如“拄着拐杖”行走 50 m。

（5）时间状语：主语应在何时达到目标中陈述的结果，即何时对目标进行评价，这一部分的重要性在于限定了评价时间，可以督促护士尽心尽力地帮助患者尽快达到目标，评价时间的确定，往往需要根据临床经验和患者的情况来确定。

2. 预期目标的种类

根据实现目标所需时间的长短可将护理目标分为短期目标和长期目标两大类。

(1) 短期目标：在相对较短的时间内要达到的目标（一般指 1 周内），适合于病情变化快、住院时间短的患者。

(2) 长期目标：需要相对较长时间才能实现的目标（一般指 1 周以上甚至数月）。

长期目标是需要较长时间才能实现的，范围广泛；短期目标则是具体达到长期目标的台阶或需要解决的主要矛盾。如下肢骨折患者，其长期目标是“3 个月内恢复行走功能”，短期目标分别为“第一个月借助双拐行走”“第二个月借助手杖行走”“第三个月逐渐独立行走”。短期目标与长期目标互相配合、呼应。

(二) 制定预期目标的注意事项

(1) 目标的主语一定是患者或患者的一部分，而不能是护士。目标是期望患者接受护理后发生的改变，达到的结果，而不是护理行动本身或护理措施。

(2) 一个目标中只能有一个行为动词，否则在评价时，如果患者只完成了一个行为动词的行为标准就无法判断目标是否实现。另外行为动词应可观察和测量，避免使用含糊的不明确的词语；可运用描述、解释、执行、能、会、增加、减少等，不可使用含糊不清、不明确的词，如了解、掌握、好、坏、尚可等。

(3) 目标陈述的行为标准应具体，以便于评价。目标有具体的检测标准，有时间限度，由护患双方共同制定。

(4) 目标必须具有现实性和可行性，要在患者的能力范围内，要考虑其身体心理状况、智力水平、既往经历及经济条件，目标完成期限的可行性，目标结果设定的可行性。要使患者认可，乐意接受。

(5) 目标应在护理工作所能解决范围内，并要注意医护协作，即与医嘱一致。

(6) 目标陈述要针对护理诊断，一个护理诊断可有多个目标，但一个目标不能针对多个护理诊断。

(7) 应让患者参与目标的制订，这样可使患者认识到对自己的健康负责不仅是医护人员的责任，也是患者的责任，护患双方应共同努力以保证目标的实现。

(8) 关于潜在并发症的目标，潜在并发症是合作性问题，护理措施往往无法阻止其发生，护士的主要任务在于监测并发症的发生或发展。潜在并发症的目标陈述为：护士能及时发现并发症的发生并积极配合处理。如“潜在并发症：心律失常”的目标是“护士能及时发现心律失常的发生并积极配合抢救”。

三、制定护理措施

护理措施是护士为帮助患者达到预定目标而制定的具体方法和内容，规定了解决健康问题的护理活动方式与步骤，是一份书面形式的护理计划，也可称为“护嘱”。

(一) 护理措施的类型

护理措施可分为依赖性护理措施、协作性护理措施和独立性护理措施三类。

1. 依赖性护理措施

依赖性护理措施即来自医嘱的护理措施，它描述了贯彻医疗措施的行为。如医嘱“每晨测血压1次”“每小时巡视患者1次”。

2. 协作性护理措施

协作性护理措施是护士与他的健康保健人员相互合作采取的行动。如患者出现“营养失调：高于机体的需要量”的问题时，为帮助患者达到理想体重的目标，需要和营养师一起协商、讨论，制定护理措施。

3. 独立性护理措施

独立性护理措施是护士根据所收集的资料，凭借自己的知识、经验、能力，独立思考、判断后做出的决策，是在护理职责范围内的。这类护理措施完全由护士设计并实施，不需要医嘱。如长期卧床患者存在“有皮肤破损的危险”，护士每日定时给患者翻身、按压受压部位皮肤、温水擦拭等措施都是独立性护理措施。

（二）护理措施的构成

完整的护理措施计划应包括护理观察措施、行动措施、教育措施三部分。

比如以下案例。

护理诊断：胸痛，与心肌缺血、缺氧致心肌坏死有关。

护理目标：24小时内患者主诉胸痛程度减轻。

制定的护理措施如下。

1. 观察措施

（1）观察疼痛的程度和缓解情况。

（2）观察患者心律、心率、血压的变化。

2. 行动措施

（1）给予持续吸氧，2～4 L/min（依赖性护理措施）。

（2）遵医嘱持续静脉滴注硝酸甘油15滴/min（依赖性护理措施）。

（3）协助床上进食、洗漱、大小便（独立性护理措施）。

3. 教育措施

（1）教育患者绝对卧床休息。

（2）保持情绪稳定。

（三）制定护理措施应注意事项

1. 针对性

护理措施针对护理目标制定，一般一个护理目标可通过几项措施来实现，措施应针对目标制定，否则即使护理措施没有错误，也无法促使目标实现。

2. 可行性

护理措施要切实可行，措施制定时要考虑以下几点。①患者的身心问题。这也是整体护理中所强调的要为患者制订个体化的方案。措施要符合患者的年龄、体力、病情、认知情况，以及患者自己对改变目前状况的愿望等。如对老年患者进行知识缺乏的健康教育时，让患者短时间内记忆很多教育内容是困难的。护理措施必须是患者乐于接受的。②护理人员的情况。护理人员的配备及专业技术、理论知识水平和应用能力等是否能胜任所制定的护理措施。③适当的医院设施、设备。

3. 科学性

护理措施应基于科学的基础上，每项护理措施都应有措施依据，措施依据来自护理科学及相关学科的理论知识。禁止将没有科学依据的措施用于患者。护理措施的前提是一定要保证患者的安全。

4. 一致性

护理措施不应与其他医护人员的措施相矛盾，否则容易使患者不知所措，并造成不信任感，甚至可能威胁患者安全。制定护理措施时应参阅其他医护人员的病历记录、医嘱，意见不一致时应共同协商，达成一致。

5. 指导性

护理措施应具体、有指导性，不仅使护理同一患者的其他护士很容易执行，也有利于患者。如对于体液过多需进食低盐饮食的患者，正确的护理措施如下。①观察患者的饮食是否符合低盐要求。②告诉患者和家属每日摄盐＜5 g。含钠多的食物除咸味食品外，还包括发面食品、碳酸饮料、罐头食品等。③教育患者及家属理解低盐饮食的重要性等。

不具有指导性护理措施，如，①嘱患者每日摄盐量＜5 g；②嘱患者不要进食含钠多的食物。

四、护理计划成文

护理计划成文是将护理诊断、目标、护理措施以一定的格式记录下来而形成的护理文件，不仅为护理程序的下一步实施提供了指导，也有利于护士之间，以及护士与其他医护人员之间的交流。护理计划的书写格式，因不同的医院有各自具体的条件和要求，所以书写格式也是多种多样的。大致包括日期、护理诊断、目标、措施、效果评价几项内容，见表 2-2。

表 2-2　护理计划

日期	护理诊断	护理目标	护理措施	评价	停止日期	签名
2006-2-19	气体交换受阻	1. 2.	1. 2. 3.			
2006-2-22	焦虑	1. 2.	1. 2. 3.			

护理计划应体现个体差异性，一份护理计划只对一个患者的护理活动起作用。护理计划还应具有动态发展性，随着患者病情的变化、护理的效果而调整。

第四节　护理实施

实施是为达到护理目标而将计划中各项措施付诸行动的过程。实施的质量如何与护士的专业知识、操作技能和人际沟通能力三方面的水平有关。实施过程中的情况应随时用文字记录下来。

实施过程包括实施前准备、实施和实施后记录三个部分。一般来讲，实施应发生于护理计划完成之后，但在某些特殊情况下，如遇到急诊患者或病情突变的住院患者，护士只能先在头脑中迅速形成一个初步的护理计划并立即采取紧急救护措施，事后再补上完整的护理计划。

一、实施前的准备

护士在执行护理计划之前，为了保证护理效果，应思考安排以下几个问题，即“五个 W”。

（一）“谁去做”（who）

对需要执行的护理措施进行分类和分工，确定护理措施是由护士做，还是辅助护士做；哪一级别或水平的护士做；是一个护士做，还是多个护士做。

（二）“做什么”（what）

进一步熟悉和理解计划，执行者对计划中每一项措施的目的、要求、方法和时间安排应了如指掌，以确保措施的落实，并使护理行为与计划一致。此外，护士还应理解各项措施的理论基础，保证科学施护。

（三）“怎样做”（how）

（1）分析所需要的护理知识和技术。护士必须分析实施这些措施所需要的护理知识和技术，如操作程序或仪器设备使用的方法，若有不足，则应复习有关书籍或资料，或向其他有关人员求教。

（2）明确可能会发生的并发症及其预防方法。某些护理措施的实施有可能对患者产生一定程度的损伤。护士必须充分预想可能发生的并发症，避免或减少对患者的损伤，保证患者的安全。

（3）如患者情绪不佳，合作性差，那么需要考虑如何使措施得以顺利进行。

（四）“何时做”（when）

实施护理措施的时间选择和安排要恰当，护士应该根据患者的具体情况、要求等多方面因素来选择执行护理措施的时机。例如，健康教育的时间，应该选择在患者身体状况良好、情绪稳定的情况下进行以达到预期的效果。

（五）“何地做”（where）

确定实施护理措施的场所，以保证措施的顺利实施。在健康教育时应选择相对安静的场所；对涉及患者隐私的操作，更应该注意选择环境。

二、实施

实施是护士运用操作技术、沟通技巧、观察能力、合作能力和应变能力去执行护理措施的过程。在实施阶段，护理的重点是落实已制定的措施，执行医嘱、护嘱，帮助患者达到护理目标，解决问题。在实施中必须注意既要按护理操作常规规范地实施每一项措施，又要注意根据每个患者的生理、心理特征个性地实施护理。

实施是评估、诊断和计划阶段的延续，需随时注意评估患者的病情及患者对护理措施的反应及效果，努力使护理措施满足患者的生理、心理需要，促进疾病的康复。

三、实施后的记录

实施后，护士要对其所执行的各种护理措施及患者的反应进行完整、准确的文字记录，即护理病历中的护理病程记录，以反映护理效果，为评价做好准备。

记录可采用文字描述或填表，在相应项目上打“√”的方式。常见的记录格式有 PIO 记录方式，“PIO”即由问题（problem，P）、措施（intervention，I）、结果（outcome，O）组成。“P”的序号要与护理诊断的序号一致并写明相关因素，可分别采用 PES、PE、SE 三种记录方式。“I”是指与“P”相对应的已实施的护理措施，即做了什么，但记录并非护理计划中所提出的全部护理措施的罗列。“O”是指实施护理措施后的结果。可出现两种情况：一种是当班问题已解决；另一种是当班问题部分解决或未解决。若措施适当，由下一班负责护士继续观察并记录；若措施不适宜，则由下一班负责护士重新修订并制定新的护理措施。

记录是一项很重要的工作，其意义在于：①可以记录患者住院期间接受护理照顾的全部经过；②有利于其他医护人员了解情况；③可作为护理质量评价的一个内容；④可为以后的护理工作提供资料；⑤是护士辛勤工作的最好证明。

第五节　护理评价

评价（evaluation）是有计划地、系统地将患者的健康现状与确定的预期目标进行比较的过程。评价是护理程序的第五步，但实际上它贯穿整个护理程序的各个步骤。例如，评估阶段，需评估资料收集是否完全，收集方法是否正确；诊断阶段，需评价诊断是否正确，有无遗漏，是否以收集到的资料为依据；计划阶段，需评价护理诊断的顺序是否合适，目标是否可行，措施是否得当；实施阶段，需评价措施是否得到准确执行，执行效果如何等。评价虽然位于程序的最后一步，但并不意味着护理程序的结束。相反，通过评价发现新问题，重新修订计划，而使护理程序循环往复地进行下去。

评价包括以下几个步骤。

一、收集资料

收集有关患者目前健康状态的资料，资料涉及的内容与方法同第二节评估部分的相应内容。

二、评价目标是否实现

评价的方法是将患者目前健康状态的资料与计划阶段的预期目标相比较，以判断目标是否实现。经分析可得出 3 种结果：①目标已达到；②部分达到目标；③未能达到目标。

例如，预定的目标为“一个月后患者拄着拐杖行走 50 m”，1 个月后评价结果如下。

患者能行走 50 m——目标已达到。

患者能行走 30 m——部分达到目标。

患者不能行走——未能达到目标。

三、重审护理计划

对护理计划的调整包括以下几种方式。

（一）停止

重审护理计划时，对目标已经达到，问题已经解决的，停止采取措施，但应进一步评估患者可能存在的其他问题。

（二）继续

问题依然存在，计划的措施适宜，则继续执行原计划。

（三）修订

对目标部分实现或目标未实现的原因要进行探讨和分析，并重审护理计划，对诊断、目标和措施中不适当的内容加以修改，应考虑下述问题：收集的资料是否准确和全面；护理问题是否确切；所定目标是否现实；护理措施设计是否得当，以及执行是否有效，患者是否配合等。

护理程序作为一个开放系统，患者的健康状况是一个输入信息，通过评估、计划和实施，输出患者健康状况的信息，经过护理评价结果来证实计划是否正确。如果患者尚未达到健康目标，则需要重新收集资料、修改计划，直到患者达到预期的目标，护理程序才告停止。因此，护理程序是一个周而复始、无限循环的系统工程（图 2-1）。

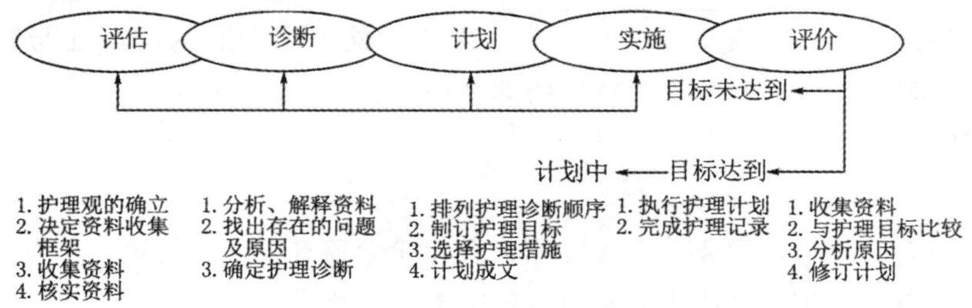

图 2-1　护理程序的循环过程

护理程序是一种系统地解决问题的程序，是护士为患者提供护理照顾的方法，应用护理程序可以保证护士给患者提供有计划、有目的、高质量、以患者为中心的整体护理。因此，它不仅适用于医院临床护理、护理管理，同时它还适用于其他护理实践，如社区护理、家庭护理、大众健康教育等，是护理专业化的标志之一。

第三章 护理评估

第一节 咳嗽与咳痰

咳嗽是一种防御性反射动作，借以清除呼吸道分泌物和防御异物吸入。咳痰是借助咳嗽将呼吸道分泌物从口腔排出体外的动作。咳嗽可伴或不伴咳痰。咳嗽无痰或痰量很少，称为干性咳嗽；伴有咳痰的咳嗽，称为湿性咳嗽。

一、常见病因

咳嗽和咳痰的常见病因有：①呼吸道疾病，如咽喉、气管、支气管和肺的异物、炎症、肿瘤、出血，以及刺激性气体吸入等。②胸膜疾病，胸膜炎或胸膜受刺激，如自发性气胸等。③其他疾病或药物，如食管反流性疾病、左心功能不全引起的肺淤血与肺水肿、肺栓塞，服用β受体阻滞剂或血管紧张素转换酶抑制剂等。

二、评估内容

（一）病史

(1) 了解患者的年龄、职业，有无受凉，有无粉尘及有害气体的吸入，有无过敏史，吸烟的年限和量，有无服用β受体阻滞剂或精神因素影响等。

(2) 咳嗽：需评估咳嗽的性质、时间、规律、音色，是否有效咳嗽。干咳或刺激性咳嗽多见于上呼吸道炎症、气管支气管异物、胸膜炎、气道高反应性疾病、支气管肿瘤；发作性干咳可能是咳嗽变异型哮喘，高亢的干咳伴有呼吸困难可能是支气管肺癌累及气管或主支气管；湿性咳嗽、慢性咳嗽常见于慢性支气管炎、支气管扩张、肺脓肿和空洞型肺结核等；犬吠样咳嗽见于会厌、喉部疾患或异物；金属音调咳嗽见于纵隔肿瘤、主动脉瘤或支气管肺癌压迫气管；嘶哑性咳嗽多见于声带炎、喉炎、喉结核、喉癌、喉返神经麻痹等。常年咳嗽，秋冬季加重提示慢性阻塞性肺疾病。夜间咳嗽明显者多见于左心衰竭、肺结核。

(3) 咳痰：需评估痰液的颜色、性状、气味、量，是否容易咳出。正常痰液呈无色或灰白色。黄色见于化脓性感染，如化脓性支气管炎、金黄色葡萄球菌性肺炎、肺结核等；红色痰提示痰中有血液，见于肺癌、肺结核、支气管扩张等；急性肺水肿时痰呈粉红色；大叶性肺炎痰呈铁锈色；充血性心脏病肺淤血时痰呈灰棕色；绿色痰则见于铜绿假单胞菌感染；红褐色或巧克力色痰，考虑阿米巴肺脓肿；胶冻样痰，常见于肺炎克雷伯菌肺炎；大量的白色泡沫样痰是肺泡癌的特征性表现。痰有恶臭，常见于厌氧菌感染。排痰量少时仅数毫升，多时数百毫升，一般将 24 小时痰量超过100 mL定为大量痰。痰量的增减，反映感染的加重或减缓；痰量突然减少但体温却升高，可能是支气管引流不畅。

(4) 观察伴随症状：有无发热、胸痛、呼吸困难、发绀、哮喘、杵状指等。

（二）身体评估

观察患者的意识状态、生命体征、营养及体位情况，是否有发热、脉速、血压异常，呼吸频率、节律和深度的改变。是否有口唇、甲床发绀、鼻翼扇动、端坐呼吸。有无皮肤脱水、桶状胸，气管是否居中，胸廓两侧运动是否对称，是否有肺泡呼吸音改变及异常呼吸音，有无干、湿啰音等。

（三）心理、社会反应

有无焦虑、烦躁不安、抑郁等不良情绪反应，是否对患者的日常生活和睡眠造成影响，患者的应对方式及效果，家庭社会支持度。

（四）实验室及其他检查

痰液检查寻找致病菌，药物敏感试验、血常规检查、血气分析、X线胸片、纤维支气管镜检查、肺功能测定等有无异常。

第二节　咯　　血

咯血指喉部及喉部以下呼吸道出血经咳嗽由口排出的现象。咯血量多少不一，一般呈鲜红色，表现为大量咯血、血痰或痰中带血。

一、常见病因

常见的咯血原因有：呼吸系统疾病，如肺结核、支气管扩张、肺梗死、肺癌等；心血管疾病，如风湿性心瓣膜二尖瓣狭窄、急性肺水肿等。

二、评估内容

（一）病史

1. 评估咯血的原因

患有支气管疾病、肺部疾病、心血管疾病。其他原因：急性传染病、血液病、风湿病、肺出血、肾炎综合征等可致咯血。

2. 评估咯血年龄特征

青壮年咯血多见于肺结核、支气管扩张症、风湿性心脏病二尖瓣狭窄；40岁以上有长期吸烟史的咯血者，除见于慢性支气管炎外，应警惕支气管肺癌的发生。

（二）身体状况

1. 咯血临床表现

少量咯血为痰中带血；急性中等量以上咯血，患者咯血多为鲜红色，伴泡沫或痰液呈碱性；短时间内反复大量咯血可发生窒息、肺不张、继发感染、失血性休克等严重并发症。

2. 咯血量的评估

（1）小量咯血：每日咯血量在100 mL以下。

（2）中等量咯血：每日咯血量在100～500 mL。

（3）大量咯血：每日咯血量＞500 mL（每次咯血量＞300 mL），或不管咯血量多少，只要出现窒息者均为大量咯血。大量咯血主要见于支气管扩张症、慢性纤维空洞型肺结核患者。

3. 评估血液的来源

见表 3-1。

表 3-1 评估血液来源

评估要点	咯血	呕血
病因	支气管扩张症、原发性支气管肺癌、肺结核、肺炎、风湿性心脏病等	消化性溃疡、急性胃黏膜受损、肝硬化、胃癌等
出血前驱症状	咽部痒感、胸闷、咳嗽等	上腹部不适、恶心呕吐
出血方式	咳出	呕出
血中混有物	痰、泡沫	食物残渣、胃液
血液颜色	鲜红	棕黑、暗红，有时鲜红
酸碱反应	碱性	酸性
黑便	无，如咽下可有	有，可为柏油样便，呕血停止后可持续数日
出血后痰液性状	常有血痰数日	无血痰

4. 伴随症状

咯血伴发热、胸痛、脓痰、皮肤黏膜出血、杵状指（趾）等。

5. 咯血并发症的评估

大咯血患者常见并发症有窒息、失血性休克、肺不张、继发感染。

（三）心理、社会反应

无论咯血量多少，患者均可产生不同程度的心理反应，如焦虑、恐慌、恐惧等。少量咯血常致精神不安、失眠；大量咯血可产生恐惧感，引起交感神经兴奋，可出现心跳加快、血压升高、呼吸浅快、皮肤潮红或苍白、出冷汗等。

（四）实验室及其他检查

评估血常规、血气分析、全项生化等实验室检查，胸部 X 线或 CT 等影像检查，纤维支气管镜检查，肺功能检查，结核菌素试验等检查。

第三节 胸 痛

胸痛是一组常见的非特异性的临床症状，胸腔内脏器或胸壁组织病变累及壁层胸膜时引起胸痛。

一、常见病因

胸痛常见于胸膜炎、自发性气胸、肺炎、肺癌、胸膜肿瘤、肺血栓栓塞症等。其他原因的胸痛有：①胸壁疾病，如带状疱疹、肋间神经炎、胸壁外伤等。②循环系统疾病，如心绞痛、急性心肌梗死、急性心肌炎、心包炎等。③纵隔疾病及食管疾病，如膈下脓肿、反流性食管炎、纵隔肿瘤等。

二、评估内容

（一）致病因素

胸壁病变、胸内脏器疾病、神经精神性胸痛。

（二）身体状况

（1）胸痛的部位及是否放射到背部。

（2）胸痛的性质。胸膜炎为尖锐刺痛或撕裂痛，且在深呼吸和咳嗽时加重；自发性气胸在剧咳或屏气时突然剧痛；胸痛伴高热多有肺炎；肺癌出现隐痛、持续加剧甚至刀割样痛；肺血栓栓塞症可有突发性胸痛伴咯血和（或）呼吸困难。

（3）胸痛发生的时间及诱因，如是否突然发作胸痛、是否用力后出现剧烈胸痛等。

（4）伴随状况，如呼吸困难、晕厥、出汗、恶心、呕吐、焦虑不安、血压或高或低、咯血、发绀、颈静脉怒张等。

（三）心理、社会反应

无论疼痛的程度如何，患者均可产生不同程度的心理反应，如焦虑、恐慌、恐惧等。导致胸痛的各种疾病往往有如下共同特点：发病突然，胸痛剧烈、大汗、恶心、呕吐、脉搏快或慢、血压或高或低、呼吸窘迫感或呼吸困难、神志不清、烦躁不安、面色苍白、皮肤湿冷、少尿，这些都会引起患者的恐慌甚至恐惧。

（四）实验室及其他检查

尿隐潜血、胸部 CT、床旁 X 线、心电图等。

第四章　常见症状护理

第一节　呼吸困难

呼吸困难是指患者呼吸时主观上自觉空气不足或呼吸急促，客观上可看到患者呼吸活动费力、辅助呼吸肌参与呼吸运动，以增加通气量。呼吸频率、深度与节律发生异常，严重时患者可出现张口、抬肩、鼻翼扇动、发绀甚至端坐呼吸，而引起严重不适的异常呼吸。正常人在安静状态下，因年龄不同，呼吸次数有很大的差异，一般情况下，呼吸频率随年龄的增长而减慢，但当运动或有情绪波动时，呼吸次数也会有明显的变化。

一、病因与发病机制

(一) 病因

呼吸困难的发生与呼吸运动密切相关，调节呼吸运动的机制如下。①神经调节，包括各种反射系统和高级中枢神经系统。②呼吸力学，主要为弹性阻力与非弹性阻力。③气体交换，通过气体交换，机体吸入氧，呼出二氧化碳。

一般来说，呼吸运动受很多因素的影响，如年龄、运动、睡眠、精神兴奋、剧痛等均可使呼吸次数减慢或增快。临床上当人体呼吸不能适应机体的需要时，则发生呼吸困难，呼吸困难常见于呼吸、循环、神经、血液系统疾病患者及中毒患者。

1. 呼吸系统疾病

(1) 喉部疾病：主要是因为肺外的通气路径即上呼吸道阻塞，如吞入异物、喉头血管性水肿、白喉等。

(2) 气管、支气管疾病：支气管哮喘、毛细支气管炎、异物、肿瘤、气管或支气管受压(如甲状腺肿大、主动脉瘤、纵隔肿瘤) 等。

(3) 肺部疾病：肺炎、肺脓肿、肺不张、肺梗死、弥漫性肺结核、肺动脉栓塞等。

(4) 胸膜疾病：胸膜炎、胸腔积液、自发性气胸、血胸等。

(5) 胸壁改变：多源于胸廓畸形，如漏斗胸，鸡胸，脊柱侧弯或后侧弯、后弯、前弯，以及脊柱炎等。

(6) 呼吸肌病变：呼吸肌麻痹是由于横膈神经受损或格林-巴利综合征造成支配呼吸肌的运动神经元损害。

2. 心脏疾病

充血性心力衰竭、心包大量快速积液等。

3. 血液变化

重度贫血、失血、一氧化碳中毒、糖尿病、尿毒症等。

4. 神经精神性疾病

脊髓灰质炎、格林-巴利综合征所致的肋间肌或膈肌麻痹、脑出血、癔症、重症肌无力等。

5. 其他

大量腹腔积液、气腹、腹腔内巨大肿瘤、怀孕后期等。

（二）发病机制

造成呼吸困难的机制大致分为以下几个方面。

1. 通气不足

（1）呼吸道阻力增加。

（2）呼吸运动受限，胸肺顺应性降低，顺应性由弹性决定，弹性丧失则由不顺应变为僵硬。

（3）呼吸肌的神经调节或胸廓功能障碍。

2. 弥散功能障碍

肺泡中的氧透过气-血间的一切屏障进入血液并与血红蛋白结合的量下降。肺泡-毛细血管膜面积减少或肺泡-毛细血管膜增厚，均会影响换气功能而导致呼吸困难。

3. 肺泡通气与血流比例失调

肺泡通气与血流比值大于或小于0.8时，分别造成无效通气与生理性动静脉分流，导致缺氧。

4. 吸入的氧气不足

空气中的氧含量较低或组织无法利用氧，如氰化物中毒，不正常的血红蛋白无法携带氧气，虽有足够的氧气到达组织，但是却无法为组织所利用。

由于以上因素刺激延髓呼吸中枢，增加呼吸肌的工作量，企图增加氧的供给量，从而造成呼吸困难的症状。

二、分类

（1）按其病因可分为呼吸源性、心源性、血源性、中毒性、神经精神性呼吸困难。

（2）按其发病急缓可分为突发性、阵发性和慢性呼吸困难。

（3）按其程度可分为轻度呼吸困难，即指运动时出现呼吸困难；中度呼吸困难，指安静状态下无症状，但稍微运动即造成呼吸困难；重度呼吸困难，指安静状态下也出现明显的呼吸困难。

（4）按呼吸周期可分为吸气性呼吸困难，指吸气时出现显著的呼吸困难，有明显的三凹征，即吸气时胸骨上窝、锁骨上窝、肋间隙出现凹陷；呼气性呼吸困难，指呼气费力，呼气时间延长；混合性呼吸困难，指吸气与呼气均费力。

三、临床表现

（一）呼吸困难会导致呼吸频率、节律及深度的变化

1. 潮式呼吸

潮式呼吸即陈-施呼吸，指呼吸由浅慢至深快，再由深快至浅慢直至暂停数秒，再开始如上的周期性呼吸。

2. 间停呼吸

间停呼吸即毕奥呼吸，指在有规律地呼吸几次后，突然停止呼吸，间隔一个短的时期后，又开始呼吸，如此周而复始。

3. 叹息样呼吸及点头呼吸

叹息样呼吸及点头呼吸是临终性呼吸。

4. 呼吸频率异常

呼吸频率异常指呼吸过快或过慢。

5. 呼吸深度异常

呼吸深度异常指呼吸深大或呼吸微弱而呼吸频率不变，也可为频率、深度均异常。

（二）循环系统反应

呼吸困难刺激心脏使心率加快，心排血量增加，血压上升。但严重呼吸困难可导致血压、脉率和搏出量下降，而发生心肌缺氧、坏死、心律失常，甚至心搏骤停，表现为出冷汗、发绀、胸部压迫感、杵状指等。

（三）中枢神经系统反应

呼吸困难可致低氧血症和高碳酸血症，神经细胞对低氧极为敏感。一般说来，轻度低氧血症时，最早出现的功能紊乱表现在智力、视觉方面，短暂或轻微的缺氧后功能可迅速恢复，重而持久的缺氧则导致神经细胞死亡。严重时，可出现脑皮质功能紊乱而发生一系列功能障碍，直接威胁生命。中枢神经系统功能障碍表现为头痛、不安、空白与记忆障碍、计算障碍、精神紊乱、嗜睡、惊厥、昏迷等。

（四）泌尿系统反应

呼吸困难引起轻度缺氧时，尿中可出现蛋白、红细胞、白细胞与管型，严重时可发生急性肾衰竭，出现少尿、氮质血症和代谢性酸中毒，甚至无尿。

（五）消化系统反应

呼吸困难致严重缺氧时，可使胃壁血管收缩，降低胃黏膜的屏障作用，出现消化道出血；另外，二氧化碳潴留可增强胃壁细胞的碳酸酐酶活性，而使胃酸分泌增加。

（六）酸碱度与电解质变化反应

呼吸困难可致呼吸性酸中毒、代谢性酸中毒，或呼吸性酸中毒合并代谢性酸中毒、呼吸性碱中毒。

（七）耐力反应

严重的呼吸困难致患者能量消耗增加和缺氧，故感胸闷、气急、耐力下降，而使活动量减少。

（八）心理反应

呼吸困难与心理反应是相互作用、相互影响的关系。呼吸困难的心理反应受个性、人群关系、情绪及既往经验等影响。如极度紧张会导致呼吸困难，激怒、焦虑或挫折等易加剧哮喘者的呼吸困难；惊吓、疼痛等易发生过度换气的呼吸困难。呼吸困难一般可导致表情痛苦、紧张、疲劳、失眠；严重时会有恐惧、惊慌、濒死感。慢性呼吸困难患者自觉预后差，另外，家庭经济不宽裕、家属或人群缺乏同情心也可使患者悲观、失望甚至厌世。呼吸困难的病因是否明确，以及其性质和发作持续时间也会使患者产生不良的心理反应。

四、治疗

（一）药物治疗

常用药物有肾上腺素，为治疗支气管哮喘药，禁用于高血压及心脏病患者，且注射时要测量患者的脉搏、血压等生命体征。异丙肾上腺素，禁用于伴冠心病、心动过速、甲亢的支气管哮喘者，且用量不宜过大，并应舌下含服。氨茶碱，禁用于伴严重心血管病、肾脏病的呼吸困难患者，静脉注射液的配制一般为氨茶碱 0.25 g 加 25 %葡萄糖 20 mL，缓慢推注，同时应严密观察患者，静脉注射后至少 4 小时再开始口服治疗。本品不宜与麻黄碱或其他拟肾上腺素药同时注射，否则会增加氨茶碱的毒性作用。

（二）氧疗法

氧疗法是指用提高吸入气中氧浓度的方法增加肺泡中的氧分压、提高动脉血氧分压和氧含量、改善或消除低氧血症的治疗方法。氧疗吸入气的氧浓度，低的可只稍高于空气，如在 24 %～28 %，高的可达 100 %，即“纯氧”，应根据呼吸困难的程度而定。氧疗法一般包括使用鼻导管、面罩、气管插管等给氧方式。在氧疗过程中，会因使用不当而出现如下危险。

1. 慢性气道阻塞患者二氧化碳积聚

用氧之初，若氧的浓度太高，则有导致二氧化碳积聚的危险，因为这种病的呼吸运动是由低的血氧分压刺激外周感受器所驱动的，一旦用过高浓度氧，则消除了这种刺激，引起通气减少甚至暂停，反而导致更严重的二氧化碳积聚。

2. 氧中毒

长时间使用高浓度氧将发生氧中毒。持续用氧 24 小时，胸骨会产生难受的感觉，用氧 36 小时则发生血氧分压下降，连续用两天 50 %浓度的氧，则可产生氧中毒的反应。

（四）人工机械通气法

人工机械通气是帮助重度呼吸困难者度过危险期的重要手段。使用人工通气，须用气管内插管或气管切开。机械通气类型有间歇正压通气（intermittent positive pressure ventilation，IPPV）、呼气末正压通气（positive end expiratory pressure，PEEP）、连续气道正压通气（continuous positive airway pressure，CPAP）等。

五、护理

（一）护理目标

（1）呼吸困难的程度及伴随症状减轻或消失。

（2）患者舒适感增加。

（3）患者及家属配合治疗的自我管理能力提高。

（二）护理措施

1. 减轻呼吸困难

（1）维持患者呼吸道通畅。①对意识清醒，能自行咳嗽、咳痰者，应协助其翻身、叩背，指导其有效咳嗽、排痰的动作。②患者痰液多且黏稠时，可服祛痰药或行雾化吸入。③对于咳痰无力、痰不易咳出者，应及时给予吸痰。④对于气道部分或完全堵塞、神志不清者，应及时建立人工气道，如行气管切开或气管内插管，进行吸痰。

（2）维持患者的舒适体位。①根据病情，可借助枕头、靠背椅或床旁桌，采取半坐卧或坐位身体前倾的体位，并维持患者舒适。②患者若无法躺下或坐下，则可采取背靠墙、重心放于双脚、上半身前倾的姿势，使胸廓和横膈放松，以利呼吸。③少数患者也可采取特殊卧位，如自发性气胸者应取健侧卧位，大量胸腔积液患者取患侧卧位，严重堵塞性肺气肿患者应静坐，缓缓吹气。

（3）保证休息。减少活动量，可减少氧及能量的消耗，减轻缺氧，改善心、肺功能。

（4）穿着适当。避免穿紧身衣物和盖厚重被子，以减轻胸部压迫感。

（5）提供舒适环境。保持环境安静，避免噪声，调整室内温度、相对湿度，保持空气流通、清新。

（6）稳定情绪。必要时限制探视者，并避免谈及引起患者情绪波动的事件，使患者心情保持平静。

（7）指导患者采取放松技巧。①吸气动作应缓慢，尽量能保持 5 秒以上，直至无法再吸气后，再缓慢吐气。②噘嘴呼吸以减慢呼吸速率，增加气道压力，减轻肺塌陷，缓解呼吸异常现象。

2. 指导患者日常生活方式

（1）禁烟、酒，以减轻对呼吸道黏膜的刺激。

（2）进易消化、不易发酵的食物，控制体重，避免便秘、腹部胀气及肥胖，因为肥胖时代谢增加，氧耗量增加，而使呼吸困难加重。

（3）根据自我呼吸情况，随时调整运动类型及次数。

（4）避免接触可能的变应原，减少呼吸困难的诱因。

（5）保持口腔、鼻腔清洁，预防感染。

3. 严密观察病情并记录

（1）观察呼吸频率、节律、形态的改变及伴随症状的严重程度等。

（2）及时分析血气结果，以判断呼吸困难的程度。

（3）记录出入水量，如心源性呼吸困难者，应准确记录出入水量，以了解液体平衡情况；哮喘引起的呼吸困难者，在不加重心脏负担的前提下，应适当进水。

4. 提高患者自我管理能力

（1）指导患者掌握各种药物的正确使用方法，尤其是呼吸道喷雾剂的使用，并给予回复示教，以确定患者能正确使用。

（2）指导患者及家属执行胸部物理治疗，如呼吸锻炼、有效咳嗽、背部叩击、体位引流等，使之能早日自行照顾。

（3）向患者解释饮食的重要性，使之了解饮食习惯与呼吸困难的利害关系。

（4）教会患者观察呼吸困难的各种表现，严重时应及时就医。

（5）保持心情愉快，适当休息，避免劳累，减少谈话。

（6）向患者解释氧疗及建立人工气道的重要性，使之能理解与配合。

5. 氧疗护理

正确的氧疗可缓解缺氧引起的全身各器官系统生理学改变，提高患者的活动耐力和信心。鼻导管氧气吸入较为普遍，一般流量为2～4 L/min。

(1) 轻度呼吸困难伴轻度发绀，PaO_2＞34.58 kPa (260 mmHg)，$PaCO_2$＜6.65 kPa (50 mmHg)，可给低流量鼻导管吸氧。

(2) 中度呼吸困难伴明显发绀，PaO_2 在4.66～6.65 kPa (35～50 mmHg)，可给低流量吸氧，必要时也可加大氧流量，氧浓度在25 %～40 %。

(3) 重度呼吸困难伴明显发绀，PaO_2＜3.99 kPa (30 mmHg)，$PaCO_2$＞9.31 kPa (70 mmHg)，可给持续低流量吸氧，氧浓度在25 %～40 %，并间断加压给氧或人工呼吸给氧。

6. 加强用药管理

用药期间应密切监测呼吸情况、伴随症状及体征，以判断疗效，注意药物不良反应，掌握药物配伍禁忌。

第二节　发　　热

发热是人体对于致病因子的一种全身性反应。正常人在体温调节中枢的调控下，机体的产热和散热过程保持相对平衡，当机体在致热源的作用下或体温调节中枢的功能发生障碍时，产热过程增加，而散热不能相应地随之增加，散热减少，体温升高超过正常范围，称为发热。当腋下温度高于37 ℃，口腔温度高于37.2 ℃，或直肠温度高于37.6 ℃，一昼夜间波动在1 ℃以上时，可认作发热。按发热的高低可分为：低热（37.3～38 ℃）、中等度热（38.1～39 ℃）、高热（39.1～40 ℃）、超高热（40 ℃以上）。

一、常见病因

发热是由各种原因引起的，如机体散热减少、产热增多或体温调节中枢功能障碍。发热的原因可分为感染性和非感染性两类，其中以感染性最为常见。

（一）感染性发热

各种病原体，如病毒、细菌、支原体、立克次体、螺旋体、真菌、寄生虫等所引起的感染。由于病原体的代谢产物或毒素作用于单核细胞-巨噬细胞系统而释放出致热源，从而导致发热。

（二）非感染性发热

(1) 结缔组织与变态反应性疾病，如风湿热、类风湿病、系统性红斑狼疮、结节性多动脉炎、血清病、药物热等。

(2) 组织坏死与细胞破坏，如白血病、各种恶性肿瘤、大手术后、大面积烧伤、重度外伤、急性溶血、急性心肌梗死、血管栓塞等。

(3) 产热过多或散热减少，如甲状腺功能亢进（产热过多）、重度脱水（散热减少）等。

(4) 体温调节中枢功能障碍失常，如中暑、颅脑损伤、颅内肿瘤等。

(5) 自主神经（植物神经）功能紊乱，如功能性低热、感染后低热等。

二、热型及临床意义

(一) 稽留热

体温恒定地维持在 39～40 ℃的高水平，达数天或数周。24 小时内体温波动范围不超过 1 ℃。常见于大叶性肺炎、斑疹伤寒及伤寒高热期。

(二) 弛张热

体温常在 39 ℃以上，波动幅度大，24 小时内波动范围超过 2 ℃，但都在正常水平以上。常见于败血症、风湿热、重症肺结核及化脓性炎症等。

(三) 间歇热

体温骤升达高峰后持续数小时，又迅速降至正常水平，无热期（间歇期）可持续 1 天至数天。如此高热期与无热期反复交替出现，见于疟疾、急性肾盂肾炎等。

(四) 波状热

体温逐渐上升到 39 ℃或更高，数天又逐渐下降至正常水平，持续数天后又逐渐升高，如此反复多次。常见于布鲁菌病。

(五) 回归热

体温急剧上升到 39 ℃或更高，数天后又骤然下降至正常水平。高热期与无热期各持续若干天后规律交替一次。可见于回归热、霍奇金病、周期热等。

(六) 不规则热

发热的体温曲线无一定规律，可见于结核病、风湿热、支气管肺炎、渗出性胸膜炎等。

三、护理

(一) 护理要点

体温反映机体调节产热和散热的情况。

(1) 急性病期以感染性发热为多见，对发热患者应注意热型，以及发热前有无寒战，发热时伴随症状，有无持续高热或高热骤退现象。

(2) 高热患者应卧床休息，给予易消化、高热量、高维生素流质或半流质饮食，鼓励多饮水，保持环境安静，有寒战时注意保暖。

(3) 体温超过 39 ℃需进行物理降温，如头部冷敷、冰袋置于大血管部位、冰水或酒精擦浴、4 ℃冷盐水灌肠、吲哚美辛栓肛塞。

(4) 按医嘱应用药物（如布洛芬、吲哚美辛、柴胡注射液、清开灵）降温，但年老体弱者不宜连续使用退热剂。

(5) 加强口腔护理，发热患者唾液分泌减少，机体抵抗力下降，易引起口腔黏膜损害或口腔感染，因此应按时做好口腔护理。

(6) 退热时患者常大汗淋漓，应及时补充液体，并擦身换衣，防止虚脱和受凉。

(7) 如有中枢性高热服用解热剂效果较差，可给予物理降温，以减少脑细胞耗氧量，包括盖薄被、酒精擦浴、头置冰袋或冰帽，对不宜降温者可行人工冬眠，高热惊厥者应按医嘱给抗惊厥药。

(8) 重症结核伴高热者，可按医嘱在有效抗结核药治疗的同时，加用糖皮质激素，并按高热护理处理。

（二）用药及注意事项

（1）一般处理。卧床休息，补充能量，纠正水与电解质平衡。

（2）在发热的病因诊断过程中，若体温低于 39 ℃且诊断尚未明确，可暂不用退热药物，观察体温变化曲线，以明确病因。若体温高于 39 ℃，不管什么情况均需立即降温治疗（物理或药物方法）至 39 ℃以下（尤其是小儿），以防高热惊厥发生。必要时可考虑转上级医院。

（3）对疑诊感染性疾病，经病原学检查后可针对性地给予敏感的抗生素、抗结核药、抗真菌及抗原虫药物等。

（4）物理降温。见“护理要点”。

（5）药物降温。对高热惊厥者，除物理降温外，应配合药物降温。①小儿可使用亚冬眠疗法。②成人可用吲哚美辛、布洛芬、柴胡及复方奎宁等解热剂，亦可用激素类药物如地塞米松5～10 mg，静脉推注或静脉滴注等。③针灸疗法，如针刺合谷、曲池、太冲、大椎等穴，必要时针刺少商、委中穴出血。

第三节　疼　　痛

疼痛是临床上一些疾病常见的症状或一种综合征，是患者就医的主要原因之一。据某医院对 550 名普通综合门诊连续就诊的患者统计，有 40 %患者主诉是疼痛。除不可测定疼痛的疾病外，美国每年有 8 800 万人患急、慢性疼痛，其中 7 700 万是慢性疼痛，每年用于这方面的花费约 60 亿美元。20 世纪 70 年代以来，对疼痛的理论研究使人们对疼痛产生的机制和疼痛的治疗、护理有了许多新的认识。

一、概述

疼痛是一种复杂的病理生理活动，是人体对有害刺激的一种保护性防御反应。1979 年国际疼痛研究会（international association of studying pain，IASP）对疼痛的定义是：“疼痛是一种令人不快的感觉和情绪上的感受，伴随着现有的或潜在的组织损伤，疼痛经常是主观的，每个人在生命的早期就通过损伤的经历学会了表达疼痛的确切词汇。无疑这是身体局部状态或整体的感觉，而且也总是令人不愉快的一种情绪上的感受。”简而言之，疼痛是由于现有的或潜在的组织损伤而产生的一种令人不快的感觉和情绪上的感受。这种感受是一个广泛涉及心理社会因素的问题，受个性、社会文化、宗教信仰及个人经历等因素的影响。疼痛感觉和反应因人而异、因时而异，所以每个人对疼痛的表达形式也不同。若严重的持续性疼痛，会使患者身心健康受到极大影响，因此帮助患者避免疼痛、适应疼痛、解除疼痛，详细观察疼痛的性质和特点，有助医师正确地诊断和治疗，这是护理工作中的一项重要内容。提高疼痛护理的效果，与护士所具备的镇痛的知识、技能，以及对患者的态度密切相关。提高护士教育质量、加强职业培训，尤其是使护士掌握控制疼痛的有效方法，是改善疼痛护理的关键。

(一) 疼痛的临床分类

临床上可以根据疼痛的病因、发病机制、病程、疼痛的程度及部位等进行分类。疼痛的分类对于诊断、治疗有一定帮助，同时对于总结分析病例及治疗效果有一定参考价值。常用分类方法如下。

1. 按病情缓急分类

急性和慢性痛。

2. 按疼痛轻重分类

轻度痛（微痛、隐痛、触痛）、中度痛（切割痛、烧灼痛）、重度痛（疝痛、绞痛）、极度痛（剧痛、惨痛）。

3. 按时间分类

一过性、间断性、周期性、持续性疼痛等。

4. 按机体部位分类

躯体性痛（表面痛）、内脏痛（深部痛）。

5. 按疼痛的表现形式分类

原位痛、牵涉痛、反射痛、转移性痛。

临床上可以根据以上不同的因素，做出各种疼痛的分类，但由于疼痛包含许多复杂因素，不是一种分类方式可以概括的，因此临床上要结合具体患者，根据病因、病情的主要特点进行分类。

(二) 常见疼痛的病理生理变化

1. 急性疼痛

急性疼痛常有明确的病因，由疾病或损伤所致单独的或多种的急性症状，严重者伴有休克、虚脱、高热等全身症状。患者的精神和情绪常表现为处于兴奋焦虑状态，进行有防御的反应。疼痛程度较重，为锐痛、快痛，一般发病及持续时间较短，临床上见于急性炎症、心肌梗死、脏器穿孔、创伤、手术等。

2. 慢性疼痛

慢性疼痛的病因可以是明确的或不明确的。患者常有复杂的精神、心理变化，常表现为精神抑郁，久病则可能出现厌世、悲观情绪。疼痛程度为轻、中度，发病慢，病程较长，常伴有自主神经功能紊乱，如表现为食欲缺乏、心动过缓、低血压等。临床上见于慢性腰腿痛、神经血管疾病性疼痛、晚期癌痛等。

3. 表面疼痛

表面疼痛又称浅表痛，是指体表如皮肤、黏膜等处所感受的疼痛，如穿刺、压迫、捻挫、冷热、酸碱等物理性、化学性刺激所引起的疼痛。性质多为锐痛、快痛，比较局限，有防御反应，严重者可以产生休克等全身症状。

4. 深部疼痛

深部疼痛是指肌腱、韧带、关节、骨膜、内脏、浆膜等部位的疼痛，性质一般为钝痛，不局限。患者只能笼统地申诉疼痛部位，严重者常伴有呕吐、出汗、脉缓、低血压等症状。

5. 内脏疼痛

内脏疼痛是深部疼痛的一部分，疼痛刺激多由于无髓纤维传入，痛阈较高。一般由挤压、切割、烧灼等引起，并伴有自主神经症状。由于其传入通路不集中，并涉及几个节段的脊神经，故疼痛定位不精确。内脏疼痛可以产生牵涉性，因为该脏器传入纤维进入脊髓神经后根后，和躯体传入纤维在同节脊髓后角细胞水平发生聚合，所以在远距离脏器的体表皮肤发生牵涉性疼痛。

（三）疼痛对全身各系统的影响

1. 精神心理状态

急性剧痛的疼痛可以引起患者精神兴奋、烦躁不安甚至强烈的反应，如大哭大喊。长时间的慢性疼痛使大部分患者呈抑制状态，情绪低落，表情淡漠。

2. 神经内分泌系统

急剧强烈的刺激，中枢神经系统表现为兴奋状态，疼痛刺激兴奋了交感神经和肾上腺髓质，使儿茶酚胺和肾上腺素分泌增多；肾上腺素抑制胰岛素分泌，促进胰血糖素分泌，增强糖原分解和异生，导致血糖升高，同时出现负氮平衡；皮质醇、醛固酮、抗利尿激素、甲状腺素和三碘塞罗宁都增加。

3. 循环系统

剧烈疼痛可引起心电图 T 波变化，特别是冠状动脉病变患者。在浅表痛时脉搏增快，深部痛时减慢，变化与疼痛程度有关，强烈的内脏痛甚至可以引起心搏骤停。血压一般与脉搏变化一致，高血压病患者因疼痛而促使血压升高。而剧烈的深部疼痛会引起血压下降，发生休克。

4. 呼吸系统

强烈疼痛时呼吸快而浅，尤其是发生胸壁或腹壁痛时表现得更明显，而每分通气量通常无变化。但是与呼吸系统无关部位的疼痛，患者由于精神紧张、兴奋不安，也可产生过度换气。

5. 消化系统

强烈的深部疼痛引起恶心、呕吐，一般多伴有其他自主神经症状，表现为消化功能障碍，消化腺分泌停止或被抑制。

6. 泌尿系统

疼痛可引起反射性肾血管收缩及垂体抗利尿激素分泌增加，导致尿量减少。

二、疼痛的护理评估

在一些国家，学者们已经把疼痛的控制作为一门学科来研究。研究人员包括医师、护士及其他辅助治疗人员。疼痛控制是广义的概念，包括一切解除、减轻和预防疼痛的方法及措施。在对疼痛控制的过程中，疼痛的评估是一个重要环节。要选择合适的护理措施，护士不仅要客观地判断疼痛是否存在，还要确定疼痛的强度。因此，评估疼痛的强度，分析采集的信息及选择合适的护理措施都是护士的责任。

对疼痛的反应和描述，个体差异很大，很难作为疼痛的客观指标。评估疼痛的目的是：①提供疼痛的正式记录；②提供有价值的主观经历的记录；③监测缓解疼痛措施的效果；④监测治疗的不良反应；⑤认识病情进展的体征；⑥促进交流。

（一）影响疼痛表达的因素

1. 主观因素

主观因素包括人的性格、精神心理状态等。

（1）个性因素：从生理和心理两方面来考虑患者的疼痛十分重要。通常来说，内向性格的人对疼痛的耐受性大于外向性格的人，主诉较少。

（2）注意力的集中或分散、转移：在日常生活中疼痛可以因为从事注意力集中的工作而忘却，事实表明痛冲动可以由于应用其他刺激而改变或减弱。

（3）对疼痛的态度：比彻（Beecher）曾比较了战伤士兵与一般创伤患者对麻醉药的需要量，发现前者虽然创伤范围大，但所需麻醉药量却相对较少，认为这与对待创伤疼痛的不同态度有关。

（4）情绪的影响：布龙佐（Bronzo）用辐射热法研究情绪与痛阈的关系，发现焦虑不安会使痛阈降低。

（5）既往经验：对疼痛的感受，除了极少数先天性痛觉缺失患者外，过去的生活经历、疼痛的经验及对疼痛的理解都与疼痛的感受和反应有关。

（6）精神异常与疼痛：精神分裂症、神经官能症、精神抑郁症等患者，常伴有疼痛症状。据某疼痛治疗中心分析，精神抑郁症患者主诉头痛占 40 %，腰背痛 62.5 %，四肢关节痛 56 %，胃痛 6.3 %。有人认为这种没有躯体器质性损伤或病变的心因性疼痛，不是一种感觉体验而是一种复杂的心理状态。

2. 客观因素

（1）环境的变化：昼夜不同的时间内疼痛的感受不同，如夜间疼痛常加重。充满噪声或强烈的光线照射可以影响患者疼痛的感受和反应。

（2）社会文化背景：每个人所受的教育程度和文化水平不同，对疼痛的耐受性和反应也不同。生活在一个推崇勇敢和忍耐精神的文化背景之中，往往更善于耐受疼痛。

（3）性别：一般认为男性的耐受性大于女性，女性比男性更易表达疼痛。

（4）年龄：一般老年患者较年轻患者主诉疼痛机会少、程度低，这可能是由于老年患者感觉降低及过去有较多的疼痛经历，所以对疼痛的耐受性增高。

3. 护理人员的因素

①对患者的类比心理往往导致主观偏差，如认为同一种肿瘤患者的疼痛程度应该类似。②凭一般经验将患者的疼痛与某些疾病种类相联系。③缺乏有关疼痛的理论、实践知识。④过分担心药物不良反应和成瘾性，使患者得不到必要的药物治疗。⑤与患者缺乏思想交流，仅依据主诉来判断疼痛的存在与程度。以上这些因素往往使一部分患者的疼痛得不到及时处理。

（二）疼痛的护理评估

正确评估疼痛便于选择治疗方式和评价治疗效果。由于痛觉是主观的精神活动，旁观者无法直接察觉到，所以只能依赖间接方法的综合分析，做动态观察和多方位间接评估。

以往通常用简单的方法测量疼痛的次数和程度，或是简单地问：“你还疼吗？疼痛减轻了吗？”近年来，许多学者从多方面进行研究，试图找到测量疼痛的理想方法。目前常用的方法有以下几种。

1. 详细询问病史

（1）初次疼痛的表现：出现时间，整个过程疼痛特征的变化，疼痛的部位、分布、强度、性质、时间特性、持续性或周期性等。

（2）相差的感觉现象：如感觉异常、感觉障碍及麻木。伴随症状常见肌萎缩、消瘦、乏力、出汗、流泪、鼻塞、头晕、眼花、视力障碍、恶性呕吐、内脏功能障碍等。

(3) 激化或触发疼痛的因素：不同体位对疼痛的影响；体力活动、社交活动、情绪、药物等对疼痛的影响。

(4) 用药史：包括止痛和其他治疗史。

(5) 癌性疼痛：若是癌症患者，应知道癌肿的病理诊断、手术、转移和扩散、化疗和放疗的剂量和疗程、电子计算机断层扫描或磁共振扫描检查结果等。

2. 视觉模拟评分法 (visual analogue scale, VAS)

此法由日本学者发明。具体方法是在白纸上画一条粗直线，通常为 10 cm，一端为“0”表示“无痛”，另一端为“10”表示“最剧烈的疼痛”(图 4-1)。患者根据自己所感受的疼痛程度，在直线上某一点做一记号，以表示疼痛的强度及心理上的冲击。从起点至记号处的距离就是疼痛的量。此评分法较多地用于衡量疼痛强度，也可做多方位的疼痛评估。它的优点是简单明白，易行易评，对疼痛强度有量的表达。此法的灵敏度较高，微细的变化均可以表示出来，可让 7 岁以上意识正常的患者自己填写疼痛的等级。

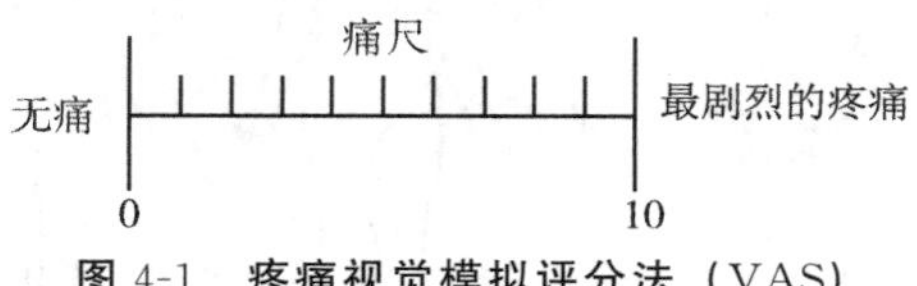

图 4-1　疼痛视觉模拟评分法 (VAS)

3. 马克盖尔疼痛调查表 (McGill pain questionatire, MPQ)

这是由疼痛闸门学说的提出者罗纳德·梅尔扎克 (Ronald Melzack) 以他所在的大学名称命名的疼痛调查表，他在卡尔·M. 达伦巴哈 (Karl M. Dallenbach) 于 1939 年列出的 44 个形容疼痛性质词的基础上，广泛地从书刊上收集有关疼痛的词汇达102 个之多，如轻度、重度疼痛。可怕的疼痛及无法忍受的疼痛等来帮助描述自己的疼痛，使患者能更好地表达疼痛。它是目前被英语国家最为广泛应用的评估疼痛的工具，由于它的合理性，已被翻制成法文、德文、芬兰文、意大利文、西班牙文及阿拉伯文等多种版本。

这些疼痛描绘词汇分散在 3 个大组中：感觉的、情感的和评价的。感觉组又分为 10 个亚小组，分别代表不同性质的疼痛，包括时间性疼痛（如搏动性痛）、空间性疼痛（如穿透样痛）、点样压力、切样压力、收缩压力、牵引压力、热感、钝性、明快性和杂类感觉。情感分为 5 个亚小组，包括紧张、油然自发的情绪、恐惧性、惩罚性、情绪-评估-感觉的杂类。评价不分类，共16 个亚小组，61 个词。由于以上范围内的描述词汇不敷应用，故又补充 4 个亚小组，共 17 个词，供患者选择合适的描绘词。

此调查表应用时费时 15～20 分钟，随着经验的增加，时间可缩短至 5～10 分钟。MPQ 的结果可靠有效、重复性好，而且可多方面地反映疼痛的情况。

MPQ 虽然是目前较为合理的测痛手段，但由于语言文字结构学上的问题，不能将英语的描绘词简单地直译而全盘照搬过来，在英语国家里，不少人对某些词汇也不是轻易能理解的。其他国家首先收集有关疼痛的词汇，如阿拉伯语的痛词汇为 100 个，意大利文为 203 个，其次在大批群众中进行每个词评级，如德国将 122 人分 3 批，意大利将 160 人分 2 批对痛的词汇评级。可见这是非常艰巨的工作。美国的米尔恩 (Memillan) 设计了一份短期形式的 MPQ 疼痛估计表 (short-form of Mc Gill pain questionnarre, SFMPQ)，该表简化了 MPQ 调查表的内容，缩短了填写时间。由 15 个描述信息组成，11 个感觉（跳痛、针刺样痛、刀割样痛、刺骨痛、痉挛性痛、咬痛、烧灼痛、剧烈痛、触痛、痛苦的痛、撕裂样痛），4 个情感（疲劳、厌倦、恐惧、痛苦的折磨），将每一个信息从 0～3 分为 4 个等级。我们只能采用 MPQ 的原理，制作我国自己的中文版 MPQ（表 4-1）。

表 4-1　马克盖尔疼痛调查表

病人姓名________ 日期________ 时间________ AM/PM

PRI:S______（1～10） A______（1～15） E______（16） M______（17～20） PRI（T）______（1～20） PPI______

1. 闪烁性
颤抖性
悸动性
搏动性
鞭打性
猛捶性
2. 奔跳性
电掣性
闪射性
3. 针刺性
锥入性
钻通性
戳刺性
刀捣性
4. 锐利性
切割性
撕裂性
5. 拧捏性
掀压性
咬　样
绞　样
碾　样
6. 扯　样
拉　样
扭　样
7. 热辣样
灼　样
烫　样
烙焦样
8. 麻刺感
痒　感
烈　痛
蜇伤痛
9. 钝　痛
疮疡痛
伤　痛
酸　痛
深重痛
10.触　痛
绷紧痛
锉　痛
开裂痛

11.劳　累
精疲力竭
12.病　恹
气　闷
13.胆　怯
惊　骇
吓坏了
11.惩罚的
虐待的
残暴的
恶毒的
宰杀的
15.苦恼的
眩目的
16.烦扰的
忧虑的
悲伤的
渴望的
受不了的
17.播散的
放射的
穿入的
刻骨的
18.箍紧的
麻木的
拉割的
挤压的
撕碎的
19.凉　的
冰　的
冰结的
20.烦恼不已
厌　恶
挣　扎
遭　透
折　磨

PPI
0. 无痛
1. 轻微
2. 不适
3. 痛苦
4. 可怕
5. 极度

短暂　　节律性　　持续性
片刻　　周期性　　稳定性
瞬变　　间歇性　　经常性

疼痛在何处?

I=内部　　E=外部

评述

注：1～10 为感觉，11～15 为情感，16 为评估，17～20 为杂类，PRI 为疼痛分级指数，PPI 为目前疼痛强度

4. 上海医科大学华山医院的疼痛评估表

参照戴维·A. 卡尔诺夫斯基（David A. Karnofsky）的 100 等分法和基尔（Keele）的 24 小时记录的方法，设计了疼痛缓解程度评价表。这是疼痛缓解百分制评分法，把患者在治疗前所感受到的最痛的程度假定为 100 分，不管患者的疼痛程度如何。在 100 分以下表示疼痛减轻，超过 100 分表示疼痛加重。记录的次数由患者自己掌握，并不严格要求患者必须每小时记录 1 次，但必须记录最痛和最轻的时间和程度，以免患者把注意力终日集中在疼痛上。此法的优点是100 分法，比较符合中国人的习惯，可以看到动态变化和药物治疗的关系；缺点是不能反映疼痛的程度和性质。这方面只能依靠详细的病史记录来补充。从我国人

群的总体文化水平考虑，此方法是切实可行的（表 4-2）。

表 4-2　上海医科大学华山医院麻醉科所设计的疼痛缓解程度评价表

姓名____　性别：男、女　年龄____　日期____年____月____日　编号____

病员同志：

下表是请你对自己的疼痛做一个评价，横线表示时间，从早上 6 时到第 2 天早晨 6 时，每格代表 1 小时，纵线表示疼痛程度，以原来疼痛作为 100 %，将现在的疼痛与其做比较，如增加则为大于 100 %，如减轻 20 %，则为 80 %，依次类推，每小时记录 1 次，并且，请把用药情况记录下来。

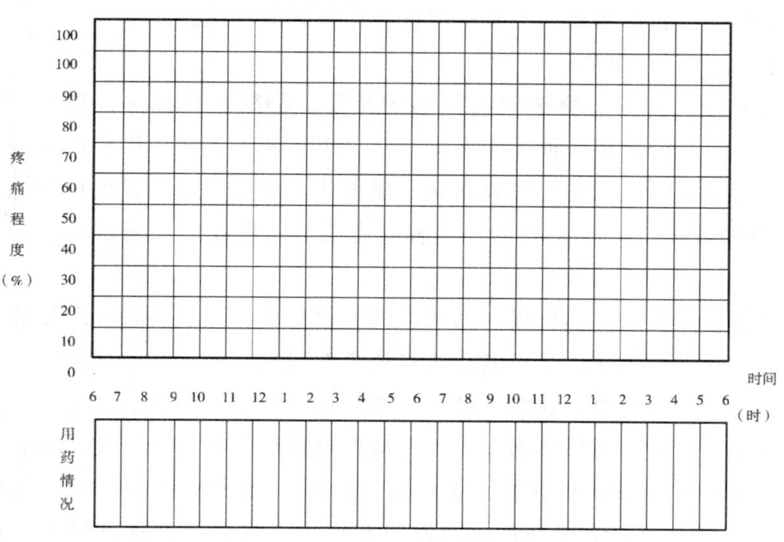

5. *疼痛的监护*

疼痛的监护包括心跳、呼吸、局部肌肉紧张度、掌心出汗、血浆皮质醇水平等指标，其他如表情、体位、儿童哭闹等也可间接了解疼痛的程度。

另外，学者们还研制了评估疼痛的仪器，以记录疼痛的感觉和情感的尺度及对生活的影响。尽管方法很多，但至今仍未找到理想的客观评估疼痛的仪器和方法。

护士对疼痛患者管理的重要步骤是对病史的收集，其主要内容如下。①疼痛的部位。②疼痛的程度，让患者自己描述。③疼痛的性质，即疼痛感觉像什么。④疼痛的频率和持续的时间。⑤加重或缓解的有关因素。⑥疼痛对生活的影响。⑦以前和现在缓解疼痛的方法。⑧当前患者的期望是什么。通过以上诸项调查，可较全面了解患者疼痛的原因，从而正确评估疼痛的程度，制定控制疼痛的措施。

（三）小儿疼痛的评估

对小儿疼痛性质和强度的客观评估是一个难题。婴儿尚未有直接表达疼痛的能力，较大儿童有口述表达的能力，但他们的词汇量是随着年龄增长而积累的。由于背景不同，所用的词汇也不同，所以医护人员一般并不信赖儿童的口述，而依赖小儿行为的表现。

1. *行为评估法*

对婴儿疼痛的评估，目前只限于急性疼痛，如将声音的表达包括尖叫声，哭声的强度、时间、频率、音调等作为疼痛程度的标志。婴儿哭声的 11 个声学特性可被鉴别出来。哭声的长度及发音可用于预测哭的类型，如冷热、饥饿、疼痛。面部表情是婴儿对伤害性刺激的先天性反应。“鉴别面部活动的系统”将面部分为3个区域，即前额及眉头、眼及鼻脊、嘴；有8种面部表情，即眉收紧、鼻唇沟加深、双唇张开、嘴垂直拉开（唇角拉紧、下巴明显下拉）、嘴水平拉大、噘嘴、舌拉紧（舌呈高耸的杯状、舌边紧锐）及下巴抖动。身体部位分为上身、手臂及双腿。疼痛动作如上身的僵硬、回缩、四肢的猛烈移动和护卫。

2. 生理学的疼痛测试

疼痛时呼吸频率及心率增加，手掌出汗被看作焦虑的标志。

3. 疼痛评估法

（1）推测式方法：特别适合于年龄较小的儿童。①颜色选择法：斯图尔特（Stewart）最初让小儿从7种颜色中选择一种代表疼痛，红、黑、紫等被选为疼痛的标志，以后采用很多组的不同直径的同心圆，以红色代表疼痛、黑色代表情绪，直径长度代表强度。②海斯特（Hester）的扑克牌方法：0～4选择的扑克牌以代表不同程度的疼痛，让小儿选择以表示所受痛苦的程度。

（2）直接自报法：包括口述自报、面谈、视觉模拟评分法及各种间距度量法，如表达情绪的面部变化。①口头描述法：儿童的口述难免带有偏见，或夸张，或缩小，应配合仔细观察。根据口述，了解疼痛性质、强度、部位、高峰期、持续时间等。②面谈：面谈有独特的作用，可以了解很多信息，包括疼痛原因，环境的或内源性的疼痛激化因素，家庭成员或朋友的反应，患儿对治疗的态度和祈求。③琼斯（Jeans）及戈登（Gorden）的画图法：要求54名3～13岁的健康儿童画出他们自己想象中和经历中的关于疼痛的图画。画后，护理人员和儿童们面谈，了解他们以往的疼痛经历、痛的词汇、痛的言语及应付痛的能力。根据图的内容、所用的颜色、类型、痛的来源（自伤或他伤）及意向（意外的或意料的），将图画编码。患儿画出一人或身体的一部分，选择红色或黑色代表疼痛程度，然后根据编码评分。

三、疼痛的护理措施

控制疼痛的方法很多，归纳起来主要是药物治疗、手术治疗及心理行为的治疗。

（一）疼痛护理的要点

（1）护士首先要有同情心，用亲切和蔼的态度对待患者，表现出对患者痛苦的充分理解。国外曾报道一组癌症患者通过护士及家属的鼓励，96％获得止痛效果，一般的止痛方法可能产生80％以上的效果。

（2）保持病室环境安静，尽量减少噪声，使患者充分休息。避免对患者的一切恶性刺激。在进行护理工作时，动作要轻柔，避免粗暴操作，减少疼痛刺激。

（二）药物止痛

1. 常用的止痛药物

（1）抗胆碱能药：用以解痉止痛，对各种平滑肌痉挛如肠绞痛有明显效果，常用药有颠茄片、颠茄合剂、溴丙胺太林、阿托品等，服后可出现口干舌燥。

（2）解热镇痛药：用以抗风湿性解热镇痛药治疗头痛、风湿性神经痛等，常用药有阿司匹林、水杨酸钠等。

（3）镇痛药：如阿片、吗啡、可卡因、哌替啶等为全身性止痛剂，有镇痛、镇静、解痉作用，多用于严重疼痛患者，但有成瘾性。

(4) 非麻醉性镇痛药：这类药物对肌肉、韧带、骨关节的疼痛有效，对内脏疼痛则无效。

(5) 麻醉性镇痛药：此类药物对癌症性疼痛最有效，由于会产生耐药性与成瘾性，故倾向于作为最后的治疗手段。但深部的绞痛和胀痛，任何部位剧烈的锐痛，有时必须注射麻醉性镇痛药。针对晚期癌症患者的剧烈疼痛使用麻醉性镇痛药缓解疼痛时，不宜迟延，因为药物成瘾并不重要，最后阶段应尽一切可能让患者感到舒适。

只有依据疼痛的不同原因，选用恰当的止痛药物，采用适当的给药途径，才能获得止痛效果。

2. 给药方法

(1) 经口给药：口服止痛药是最常见的方法，患者也易接受。如阿司匹林、吲哚美辛等，由于对胃肠道黏膜有一定的损伤，临床应用受到一定限制。近年来文献报道了对慢性癌痛采用布洛芬与美沙酮痛合用取得了良好效果。

口服吗啡制剂控制癌痛已沿用多年，过去每 4 小时给药 1 次较为麻烦。多年来研究者们试图研制长效口服吗啡制剂，以克服上述剂型的缺点。近来应用控制释放硫酸吗啡片剂（morphine sulfate tablet，MST）治疗晚期癌痛取得了较好的临床效果。

关于给药时间，以往习惯于疼痛时给药，近来研究发现，定时给药血清中浓度较稳定，止痛效果较好，同时用药总量还会减少。但不能千篇一律，当病情加重超出定时给药控制疼痛的效力时，则按需要给药更为适宜。也有一些人喜欢疼痛开始时给药。制定治疗方案时，要依据患者的意愿及影响止痛成败的各种因素做出选择。

(2) 经胃肠外给药：当大量口服止痛药不能控制疼痛，或有严重的胃肠道反应如恶心、呕吐等不良反应，需采用胃肠道外给药途径。①连续皮下输入麻醉剂。安全性和效果较好，深受患者欢迎，现已为普遍采用。②静脉给药患者自控止疼（patient controlled analgesia，PCA）。用一个计数电子仪控制的注药泵——微泵，由患者或患者家属控制，在患者疼痛时给予一定剂量的止痛药物。可以提供麻醉剂的剂量、增减范围和估计两剂量的间隔最短时间及提供一个稳定的注药间隔周期。优点是能较好地控制疼痛，减少止痛药用量及不良反应，并提供患者独立地管理止痛药的机会，对改善肺功能和减少术后并发症也有帮助。适用于不同的临床病例，包括7 岁以上的儿童，已日趋广泛地应用于临床。早年用于手术后止痛，近来，这一技术广泛用于意识正常而没有阿片类药物成瘾的各种癌痛患者，其安全性和止痛效果是可靠的，在使用 PCA 泵时应注意要有完整的医疗记录：医嘱记录、护理计划、疼痛管理计划、护理记录和医疗记录等。此外，所有医护人员都要知道患者正在实施的疼痛管理情况，有的医院是在患者的门上或病历上贴上带有 PCA 标志的标签，提示护理人员做好患者的疼痛管理工作。③硬膜外镇痛法（epidural inducing analgesia，EIA）。经硬膜外导管通过人工或可控性微泵持续给小剂量止痛药，方法简便有效，尤其适用于长期疼痛患者。特点：提供持久的止痛效果，降低麻醉镇痛剂用量。不良反应：呼吸抑制、血压降低及小腿水肿，一般呼吸抑制的危险性存在于中断给药后 6～24 小时。减少呼吸抑制发生率可采用以下措施：高龄全身情况差者减量；避免与其他镇痛方法联合使用；注意呼吸类型。据报道，通过静脉、肌肉、吸入等途径的中枢性镇痛与通过硬膜外腔等途径的局部镇痛比较，后者效果更佳，不影响意识，无成瘾性。

(三) 针刺和刺激镇痛

1. 针刺

这是一种值得推广的安全、简便、经济、有效的止痛方法。针刺镇痛是用特制的不锈钢针刺入机体一定的穴位来解除疼痛的一种方法。有时也采用电针刺激。经大量的临床试验和观察研究表明，针刺利用可控制的低振幅频率的电流刺激局部组织，或兴奋深部组织包括肌肉在内的牵张、压力等多种感受器，通过各种传入神经纤维将信息传入中枢神经系统，在中枢神经系统的各级水平阻遏或调制伤害性信号的传递和感受。电针的传入冲动主要进入中枢神经系统，激活内源性阿片肽镇痛系统、非阿片肽镇痛系统和经典递质系统而达到镇痛效果。

2. 经皮肤电刺激神经

这是根据痛觉产生的闸门控制学说和电针镇痛而发展起来的一种方法。这种方法常被用于慢性疼痛，刺激电极可放在某些穴位、疼痛部位或邻近关节。其镇痛范围限于同一脊髓节段或同神经支配区。根据刺激脉冲的频率及强度不同，其作用机制也不尽相同，低频低强度刺激可兴奋神经干中粗的神经纤维。在脊髓水平，粗神经纤维的冲动可抑制细神经纤维或中间神经元对痛觉信号的向上传递。如果刺激较强，则可激活脑内源性镇痛系统，通过下行抑制作用抑制痛觉信息在脊髓的传递。

3. 表皮刺激止痛法

冷、温湿敷法，可使神经末梢的敏感性降低而减轻疼痛。

涂薄荷脑软膏止痛法止痛的原理尚不清楚。用法：取薄荷脑软膏（如清凉油）涂在疼痛部位附近。对疼痛不易触及的“内在疼”可用以上方法或用按摩七星针敲打刺激对侧皮肤以达到止痛的目的。

4. 脑刺激镇痛

在脑内某些核团如中脑水管周围灰质、下丘脑、尾核等埋藏电极，电刺激这些部位可控制癌症患者的顽痛。

(四) 常用的疼痛护理措施

1. 松弛（relaxation）

这种方法是通过各种放松训练，使患者在精神上和肉体上从应激中释放出来。放松训练包括生物反馈，进行性肌肉松弛、深呼吸等。最简单的松弛性动作，如叹气、打呵欠、腹式呼吸等。

2. 想象（imagination）

想象是现实和幻想在精神上的表现。它不仅包括精神上的画面，而且也包括听觉、触觉、嗅觉、味觉及运动的再现。想象包括会话式的、简单的症状替换，标准想象技术，系统的个体想象技术等。

3. 分散注意力（distraction）

引导患者注意其他事物，“忽视”疼痛感觉，从而提高患者疼痛阈值以减轻疼痛。这种方法能提高对痛的耐受力，但不能去除疼痛，只可短期应用。分散注意力，采用的方法：当患者疼痛很轻时，可讲述患者感兴趣的故事；选放患者喜欢的音乐，播放快速、高音调的音乐，嘱患者边听边随节奏打拍并闭目，疼痛减轻时音量放小；缓慢、有节奏地呼吸，嘱患者眼睛注意室内前方物体，进行深慢吸气与缓慢呼出，继续慢吸慢呼并数数，闭目想象空气缓慢进肺或想象眼前是海滨和绿色原野。

4. 催眠（hypnosis）

这是在有意识的状态下，由催眠师所执行的通过强化暗示改变意识状态而使行为改变的一种方法。

催眠状态是一种注意力或精神高度集中的状态，可产生多种效果。许多研究都证实催眠术对抑制疼痛十分有效，但其神经生理学基础尚不清楚。

5. 音乐（music）

选择适当的音乐，使患者放松，不仅能改善患者的疼痛，而且对克服焦虑也有效。

6. 幽默（humor）

有人报道，对某些患者来说，大笑 10 分钟后，患者的疼痛可缓解 2 小时。

7. 按摩（chirapsia）

皮肤和皮下组织施以不同程度的按压，能松弛肌肉，改善循环，以减轻疼痛。

8. 心理疗法

（1）生物反馈疗法：通过机器让患者本人感觉到自主神经系统反应（血压、脉搏、体温、肌电图），通过附加自发反应条件用意志控制这些功能。自我催眠疗法可减轻疼痛的感觉和苦恼，其内容是同疼痛做斗争，好像疼痛从伤口出来而消失。

（2）图像法：通过交谈制成图像以提供患者控制疼痛的感觉。多克（Doake）初次报道了图像法可减少止痛药的使用剂量并减轻疼痛。

四、癌症疼痛的护理

疼痛是癌症患者最主要的症状之一。世界上每日有 350 万例以上的癌症患者忍受着疼痛的折磨。一般癌症的疼痛率占 53 %，晚期癌症则高达 91 %。根据研究，疼痛发生率最高的是骨癌和口腔癌，为 80 %～90 %；其次是肝癌、泌尿系统癌肿、乳腺癌、肺癌等；发生最低的是白血病，仅占 5 %。老年患者癌症出现的疼痛在程度上可能稍轻，但疼痛仍是晚期癌症患者护理的一项重要内容。世界卫生组织（World Health Organization，WHO）近来公布了治疗癌痛的指导原则，强调用药的 3 个步骤：首先用非麻醉药，如非甾体抗炎药（non-steroidal anti-inflammatory drug，NSAID）；其次用弱麻醉镇痛剂如可卡因；最后选用强麻醉镇痛剂与复合止痛药联用，如吗啡制剂等。

（一）癌性疼痛的护理原则

1. 变按需给药为按时给药

对癌性疼痛的治疗，传统的做法多以患者超过忍耐力为给药标准，并有意识地尽可能延长给药间隔时间，以减少止痛药用量，这样不仅不能使患者摆脱疼痛的痛苦，还会提高对疼痛的警觉和恐惧，甚至形成索取更多、更强的止痛药愿望，造成对止痛药的“心理性成瘾”。因此，最好根据药物半衰期按时给药，一般在前次服药效果消失 1 小时前给药为宜。尽可能口服，其次为直肠给药，最后才考虑注射。

2. 分阶梯复合用药

WHO 建议癌性痛治疗选用镇痛剂必须从弱到强按 3 个阶梯进行。首选第 1 类非阿片镇痛剂，代表药是阿司匹林，代替药是氨基比林，对于轻、中度疼痛有效。如果止痛不满意，可选用第 2 类阿片镇痛剂，代表药是可待因，代替药是右旋丙氧酚。只有效果仍不满意时才选用第 3 类强阿片镇痛剂，代表药是吗啡，代替药有美沙酮、哌替啶等。由于癌性疼痛具有急性和慢性疼痛两种特点，用止痛药可长期安排应付持续性疼痛，并应根据疼痛程度经常变换止痛药，在充分缓解的前提下尽可能减少止痛药用量。实践表明，合理的间隔时间、充足的剂量、科学的药物搭配，应用非麻醉性止痛药可使大多数癌性疼痛缓解。

3. 注重心理护理

疼痛患者极为敏感，需要格外关注，不仅需要技术上治疗，也需要情感上的照料。给予疼痛患者心理安慰、鼓励，使其精神上摆脱恐惧感，并教育患者及家属改变对药物不良反应及耐受性的错误认识，使广大的癌症患者从疼痛的痛苦中解脱出来。

（二）麻醉技术控制癌痛

1. 神经阻滞

神经阻滞是经皮将局麻药或神经破坏药直接注入神经节、神经干或神经丛及其周围，阻断疼痛传导的一类方法，在晚期癌痛患者中已应用了多年。近年来提倡给早期癌痛患者应用。治疗性神经阻滞常用破坏神经的不可逆的药物，如酚、酒精等。

2. 椎管内应用麻醉剂

椎管内应用麻醉剂已有 10 余年的历史。这项技术是通过导管或泵，连续或间断将药物输入硬膜外或鞘内。这种方法避免了口服给药法和其他方法给药的不良反应，同时还减少了辅助药物的应用。然而，耐药性是影响止痛效果的一个因素。

（三）神经外科技术控制癌痛

神经外科手术已广泛用于治疗癌痛。这些技术近期才应用于临床，手术治疗的目的是在周围神经与中枢神经之间某一点切断传导疼痛的途径。如周围神经切断术、脊髓前侧切断术、脑回切断术等。

第四节　腹　泻

腹泻（diarrhea）是指排便次数较平时增加，且粪质稀薄，容量及水分增加，并含有异常成分，如未消化的食物、黏液、脓血及脱落的肠黏膜等。腹泻时常伴有腹痛及里急后重。

正常排便次数因人而异，每日 2～3 次或 2～3 天 1 次。但每日排出水量不应超过 200 mL，粪便成形，不含有异常成分。病程不足 2 个月者为急性腹泻，超过 2 个月者为慢性腹泻。

一、病因与发病机制

每日进入肠道的水分有两个来源：一个来源为体外摄入，共约2 500 mL（包括饮水 1 500 mL 及食物中含水约 1 000 mL）；另一个来源为消化器官分泌进入肠道的消化液，共约 7 060 mL（包括唾液1 000 mL、胃液2 000 mL、胆汁 1 000 mL、胰液 2 000 mL、小肠液 1 000 mL、大肠液60 mL）。二者合计约 9 560 mL。其中绝大部分被重吸收，空肠每日吸收水分约 4 500 mL，回肠吸收约3 500 mL，结肠吸收约 900 mL。因此，每日从粪便排出的水分为 100～200 mL。当某些原因造成肠道分泌增加、吸收障碍或肠蠕动过快时，即可造成腹泻。但腹泻的发生常不是单一因素所致的，有些腹泻是通过几种机制共同作用而产生的，根据发病机制可分为以下几种。

(一) 感染性腹泻

造成的机制有二。①毒素，主要由于细菌毒素与肠黏膜上皮细胞的受体结合，使腺苷环化酶活力增强，细胞内环腺苷酸（cyclic adenylic acid，cAMP）增加，使肠黏膜细胞分泌的电解质和水增加。②由于细菌直接侵犯造成肠黏膜的破坏，使肠黏膜无法吸收而造成腹泻，如霍乱、沙门氏菌属感染及葡萄球菌毒素中毒。

(二) 渗透性腹泻

由于水溶性物质吸收障碍，使肠腔内渗透压增加，影响水的吸收，肠内容积增大，肠管扩张，肠蠕动加速，从而发生腹泻。引起渗透性腹泻的原因如下。

1. 消化不良

消化不良可因胃、胰腺、肝胆系统疾病引起。

（1）胃原性腹泻：如胃大部分切除、空肠吻合术后，食物到达胃内未经充分消化即进入空肠，肠蠕动加快，引起腹泻。其还可见于萎缩性胃炎等。

（2）胰原性腹泻：见于慢性胰腺炎、胰腺癌等，由于胰腺分泌胰酶减少，食物中蛋白质、脂肪及淀粉的消化发生障碍，未经消化的营养物质不能被吸收而产生腹泻。

（3）肝、胆原性腹泻：常见于肝脏疾病、胆管梗阻等。因胆汁中含有胆盐和胆汁酸，对脂肪的消化和吸收具有重要作用。患肝脏疾病时胆盐产生减少，胆管梗阻时胆汁不能进入肠道，皆可导致肠道胆盐缺乏，使脂肪的消化和吸收不良而发生腹泻。

2. 吸收不良

吸收不良见于吸收不良综合征，是由肠道吸收功能障碍所致，口服不易吸收的药物，如硫酸镁、甘露醇、山梨醇等引起的腹泻亦为渗透性腹泻。

(三) 分泌性腹泻

此类腹泻乃因肠黏膜不但无法吸收水及电解质，反而不断地分泌水及电解质进入肠道内，这种腹泻即使在没有吃东西时也会发生。例如，心力衰竭、肝硬化门脉高压等，由于肠道静脉压升高，细胞外液容量增大，影响水分吸收也增加水的分泌，因而造成腹泻。另外还有内分泌因素，如类癌瘤释放出的血清素（serotonin）及组胺（histamine）、儿茶酚胺（catecholamine）、前列腺素（prostaglandin）等物质，亦可造成肠局部血管扩张及肠黏膜的分泌作用。其他胃肠道肿瘤如佐-埃综合征（分泌胃泌素的肿瘤）等也会有此类腹泻。另肠道切除后，尤其是末端回肠切除 100 cm 以上时，会造成原本应在该处吸收的盐类进入大肠，刺激大肠的分泌作用而造成腹泻。

(四) 肠运动速度改变造成的腹泻

此类腹泻最常见的是肠敏感综合征，这是因为食物由口食至形成粪便需要一定的时间，假使肠道运动速度太快，则水分还未在大肠吸收足够便由肛门排出而形成腹泻。最需注意的是某些时候有肿瘤或粪便堵住直肠时，如未完全堵塞反而会出现腹泻的症状，主要是因为只有水分可由堵住处通过而排出体外。此时给予止泻药物是其禁忌。

(五) 假造的腹泻

假造的腹泻指本来无病，却为了逃学、休假等而吃泻药或是在正常大便中加水混合，以达到其特殊目的。

二、临床表现

腹泻可造成脱水、电解质不平衡，如低血钾、低血钠等。低血钾可造成肌肉无力、心律不齐，甚至可因心律失常而死亡。长期腹泻可造成营养不良，血中清蛋白降低，使血中渗透压不足而造成全身性水肿，肛门局部出现溃烂、疼痛。患者感觉食欲缺乏、腹鸣、呃逆、腹痛，可合并发热（感染或脱水热）、失眠、头晕、全身倦怠。腹泻可产生低渗性脱水，即细胞外渗透压低于细胞内，引起细胞外液的水分移向细胞内，严重时导致脑细胞水肿，产生颅高压，表现为头痛、视力模糊、神志不清，甚至抽搐、惊厥、昏迷。

三、护理

(一) 护理目标

(1) 腹泻所带来的症状减轻或消除。

(2) 患者的排便次数及大便性状恢复正常。

(3) 维持水电解质平衡和良好的营养。

(4) 药物治疗次数及剂量减少，或停止使用药物。

(5) 患者能说出日常生活中腹泻的原因、诱因及预防方法。

(6) 患者能够描述腹泻时的自我照顾方法，如饮食、饮水、药物等。

(二) 护理措施

1. 休息

创造舒适安静的环境，避免紧张性刺激，保持身体用物及床单的整洁、舒适，频繁腹泻、全身症状明显者应卧床休息，腹部应予保暖，以使肠蠕动减少。腹泻症状减轻后可适当运动。

2. 病情观察与标本采集

严密观察生命体征变化，注意皮肤弹性、排便情况，如大便次数、间隔时间、量、气味、性状等，以及伴随症状如发热、恶心、呕吐、腹痛、腹胀等情况，以提供病情依据。及时采集各项检验标本如大便标本作常规、潜血及培养，采集标本时应注意不要放过那些有追踪病原菌价值的脓血便、红白冻状便等，并注意及时送检。

3. 补液治疗

遵医嘱给予补液治疗和药物治疗，并观察排便情况，评估药物治疗效果。

4. 肛门周围皮肤的护理

频繁的排便易造成肛门周围的皮肤擦伤而引起感染，应指导患者及家属便后用软纸轻拭并用温水清洗。有脱肛者可用手隔以消毒纱布轻揉局部，以助肠管还纳。每日用 1/5 000 PP 粉水坐浴，肛周局部涂以无菌凡士林或其他无菌油膏，保持清洁，保护局部皮肤。

5. 饮食护理

(1) 严重腹泻者应禁食，以后按医嘱作渐进式饮食治疗（禁食—流质饮食—半流质饮食—普通饮食）。

(2) 轻症者宜摄取高蛋白、高热量、低脂、少纤维素、易消化的流质、半流质饮食，如能适应可逐渐增加食量，对食欲差者应鼓励进食。

(3) 避免食用过冷、过热及易产气的食物。

6. 心理护理

避免患者精神紧张、烦躁，耐心细致地给患者讲述疾病的发展、治疗及转归过程，以减轻患者的思想负担，对假造腹泻者予以疏导并矫正其行为。

7. 穴位按压

取内关、公孙做穴位按压 30～50 次（2～3 分钟），通常可协助改善症状。内关位于前臂掌侧桡尺骨之间腕关节以上 2 寸，公孙位于第一跖骨基底部前下缘处。

8. 健康教育

告诉患者饮食、饮水不洁，机体抵抗力低下等都是腹泻的原因和诱因。指导患者及家属注意饮食卫生，如，食物要洗净、煮熟；在夏秋季节，煮熟的食物不宜放置过久，食用前要再加热，生、熟食分开加工；便后及进食前要洗手等。同时，要注意吃易消化、少渣、少纤维素、低油脂的饮食，如稀饭、牛奶、豆浆、豆腐等，多饮水。腹泻时暂不吃冷食、冷饮、水果。禁食酒类、油炸食物及刺激性调料等。

指导患者遵医嘱按时、按量用药，疗程足够，治疗彻底，并说明中断治疗的危害，治疗不彻底或转变成慢性腹泻，会影响今后的工作、学习和生活。只有当患者具备了有关知识时，才能提高患者的自我护理能力，有利于腹泻的治愈。

第五章　患者的舒适与安全

第一节　概　　述

一、舒适的概念

（一）舒适的概念

舒适（comfort）是个体身心健康、满意，没有疼痛、没有焦虑、轻松自在的一种自我感觉。舒适是一种主观感觉，可以分为许多层次，个体根据自己的生理、心理、社会、文化背景的特点和经历，对舒适和舒适的层次有不同的解释和体验。舒适是患者希望通过接受护理后得到的基本需要之一。一般，舒适是个体对几个方面的需要都得到满足时的自我满意的感觉。其表现为心情舒畅、心理稳定、精力充沛、完全放松、感到安全。

（二）舒适的内涵

依据个体的主观感觉，舒适的内涵可涉及以下 4 个方面内容。

1. 生理舒适

生理舒适指个体身体上的舒适感觉。患者希望没有躯体的疾病和缺陷。

2. 心理舒适

心理舒适指信念、信仰、自尊、人生价值等精神需要的满足。患者希望心情舒畅、心理稳定，没有焦虑和紧张。

3. 环境舒适

环境舒适指物理环境中温度、相对湿度、光线、音响、颜色、装饰等使个体产生舒适的感觉。患者希望没有外在不良环境的刺激。

4. 社会舒适

社会舒适指人际关系、家庭关系及社会关系间的和谐。患者希望与家人、医护人员、同室病友等之间有良好的人际关系。

以上 4 个方面具有整体性，它们之间既相互联系又相互影响，其中任何一个方面出现问题，都会影响其他方面的舒适。如生理、环境的不舒适可影响心理的舒适，心理、社会的不舒适也可影响生理的舒适。

二、不舒适的原因

（一）不舒适的概念

不舒适（discomfort）是指当个体的生理需要得不到满足，周围环境出现不良刺激，身体出现病理现象、感到疼痛，安全受到威胁和感到紧张时，会使舒适的程度逐渐下降，直至完全转变为不舒适。同舒适一样，不舒适也是个体的一种主观感觉，是相对的。不舒适的表现为身体疼痛、无力、烦躁不安、紧张焦虑、精神不振、失眠、消极失望、难以胜任日常的工作和生活等。其中疼痛是不舒适中最为严重的表现形式。

舒适与不舒适没有严格的分界线，每个人总是处于舒适与不舒适之间连线的某一个点上，并呈动态变化。同时，每个人对舒适与不舒适的感觉也存在较大的差异，为此护士在进行日常护理工作时，应认真倾听患者的主诉，仔细观察患者的表情和行为，收集真实全面的资料，应用动态观点并针对个体差异，正确评估患者舒适与不舒适的程度。

（二）不舒适的原因

引起个体不舒适的原因常为综合性的，主要包括以下 4 个方面。

1. *身体方面*

患者疾病导致的疼痛、恶心、呕吐、咳嗽、发热、腹胀、头晕、乏力等；姿势和体位不恰当，如当卧位时肢体缺乏支托物、关节未处于功能位置、身体某部位长期受压，造成肌肉和关节的疲劳、麻木及疼痛等；活动受到限制，如使用约束带、夹板及石膏固定的患者；个人卫生不洁，如身体虚弱、长期卧床、意识丧失的患者；因自理能力缺乏或丧失，如不能得到良好的护理，常由皮肤污垢、出汗、口臭、瘙痒等这些因素引起身体的不舒适。

2. *心理方面*

患者因疾病造成的身体危害、死亡，家庭的困顿，工作的丢失等产生的恐惧或焦虑；面对医疗费用等必须应对的压力事件；由于医院环境的陌生与不适应缺乏安全感；住院后饮食起居生活习惯的改变与不适应；住院后患者角色行为的改变如角色行为冲突、角色行为强化、角色行为紊乱；因被家人冷落、被医护人员忽视、诊疗时过于暴露、身体某部位的缺陷等自尊受到伤害等，均可导致患者情绪的变化，引起心理的不舒适。

3. *环境方面*

患者新入院进入一个陌生的环境，会感到紧张和不安，缺乏安全感；病室的温度、相对湿度、异味、噪声等不良的物理环境的刺激；床单的杂乱无章，床垫的硬度不当，被褥不整洁等都可引起患者的不舒适。

4. *社会方面*

患者缺乏社会支持系统，如与家人、亲朋好友的隔离，经济方面的拮据；角色适应不良，如住院期间担心工作、孩子、老人而出现角色行为的改变，不能安心养病，以至于影响疾病的康复；生活习惯的改变，如住院后患者因起居饮食习惯改变，作息时间紊乱，患者往往感到不适应，尤其见于老年患者；陌生的人际关系，如患者与护士、患者与医师、患者与其他人员关系不熟悉或紧张等这些因素均可导致患者的不舒适。

三、护理不舒适患者的原则

满足患者舒适的需要是实现护理的目的之一。不舒适受多种综合因素的影响，护士应全面了解引起不舒适的原因，以便及时发现，并能针对不同的原因，及时采取有效的护理措施，满足不同患者舒适的需要。护理不舒适患者时应遵循以下原则。

（1）预防是关键，促进患者舒适。为满足患者的舒适状态，不舒适原因的预防是关键性因素。因此，护士必须熟悉舒适的相关因素及引起不舒适的原因，对患者的身心进行整体的评估，努力做到预防在先，积极促进患者的舒适，如协助生活不能自理的患者保持个人卫生的清洁，卧位要正确，外部环境要良好等。特别值得注意的是，护士必须有良好的服务态度，语言要温和，尊重患者，预见患者的心理变化，虚心接受患者提出的意见，鼓励患者积极主动参与护理计划，切实发挥护士语言在促进患者心理舒适方面的积极作用。

（2）全面评估，找出不舒适的原因。舒适和不舒适都是患者的主观感觉，很难进行准确评估。尽管如此，护士仍可通过仔细观察患者的不同表现，如面部表情、手势、姿势、体态、活动或移动能力、饮食、睡眠、皮肤颜色、有无出汗等，同时运用沟通交流技巧，多方收集患者的资料，认真分析情况，做出正确的判断，找出引起不舒适的原因。

（3）针对原因积极采取措施，消除或减轻不舒适。由于引起不舒适的原因包括身体、心理、环境及社会等多种因素，因此护士应有针对性地采取有效的护理措施，促进患者的舒适。对身体不舒适的患者，进行对症处理，如腹部手术后的患者采取半坐卧位以达到减轻疼痛、促进引流等目的；对心理紧张的患者，护士应主动与患者建立良好的护患关系，尊重患者，认真倾听患者的主诉，鼓励患者发泄压抑的情感，正确引导患者调整情绪，及时与家属联系，共同做好患者的心理护理；患者接受治疗和护理时，努力为其创造整洁、安全、安静、舒适的休养环境，避免不良环境的刺激；同时也要为患者提供可能的社会支持力量，如在允许情况下鼓励家属的探望，及时让家属缴纳医药费，协助患者和病友建立良好的人际关系。

不舒适是患者的复杂感觉，消除或减轻不舒适，既需要护士的责任心，也需要患者及家属的合作理解。

第二节　患者疼痛护理与舒适

疼痛（pain）是引起患者不舒适的最常见、最重要的原因之一，也是一种令人苦恼和痛苦的主观感觉。疼痛往往与疾病的发生、发展及转归有着密不可分的关系，也是评价治疗和护理效果的指标之一。为此，护士必须掌握有关疼痛方面的相关理论知识，为患者做好疼痛护理。

一、疼痛的概述

（一）疼痛的概念

疼痛（pain）是各种形式的伤害性刺激作用于机体，所引起的一系列痛苦的不舒适的主观感觉，常伴有不愉快的情绪活动和防御反应。1978 年 NANDA 对疼痛的定义是："个体经受或叙述有严重不适或不舒适的感受。"1979 年国际疼痛研究协会将疼痛定义为："疼痛是一种令人不快的感觉和情绪上的感受，伴随着现有的或潜在的组织损伤。"

（二）疼痛的反应

一般认为疼痛是痛感觉和痛反应两者的结合，机体对疼痛的反应是多种多样的。

1. 生理反应

疼痛时会出现心率加快、呼吸频率增加、血压升高、出汗、面色苍白、恶心呕吐、肌紧张等，严重者出现休克。

2. 行为反应

疼痛时会伴随出现皱眉、咬牙等痛苦表情，哭泣、呻吟、尖叫、握拳、躲避等行为。患者会采取减轻疼痛的身体姿势，如胃疼患者用手压迫胃部，急腹症患者往往取弯腰、身体蜷缩的姿势等。

3. 情绪反应

疼痛的情绪反应有退缩、抑郁、愤怒、焦虑、依赖、挫折感等，注意力不能集中。

需要注意的是疼痛具有保护性生理意义，是一种对身体的危险警告。如机体遇到电击、火烧等刺激时，会因为疼痛而本能地采取躲避反应，以保护机体不继续受到伤害。同时疼痛也是许多疾病的一种症状，是进行诊断的重要依据。因此，当急性腹痛未明确诊断时，不能随意应用止痛剂，以免掩盖病情，延误诊断。

（三）疼痛的分类

一般根据疼痛的发生部位将其分为以下类型。

1. 皮肤疼痛

尖锐的刺痛、烧灼痛，定位准确。胸腹膜等浆膜疼痛也属于此类疼痛。

2. 深部组织疼痛

关节、肌腱、筋膜等深部组织疼痛较皮肤疼痛迟钝，但定位较清楚。

3. 内脏疼痛

当内脏痉挛、缺血、炎症、过度扩张等可引起疼痛，特点为钝痛，持续时间长，定位不清楚，是一种与情绪反应关系密切，伴随欲望的复合感觉，如饥饿、恶心、便意等，同时有自主神经兴奋的表现。

4. 牵涉痛

内脏的疼痛，引起体表特定部位疼痛的现象，称为牵涉痛。如胆囊结石引起的右肩部放射性疼痛。

二、疼痛的机制

疼痛的发生机制很复杂。研究表明疼痛的发生要经过疼痛的刺激和疼痛的传导过程。

（一）疼痛的刺激

疼痛不是由某一种特殊刺激引起的，任何形式的刺激只要超过一定程度时，都会引起疼痛，所以疼痛的刺激是一种伤害性刺激。伤害性刺激作用于机体，造成组织损伤和炎症反应，刺激组织释放某些内源性致痛物质如氢离子、钾离子、组胺、5-羟色胺、缓激肽、前列腺素等，这些内源性致痛物质使游离的神经末梢产生痛觉冲动。

（二）疼痛的传导

1. 疼痛感受器

一般认为疼痛感受器分布于皮肤、黏膜及其他组织内的游离神经末梢。在身体各组织中，由于游离神经末梢的分布密度不同，身体各组织对疼痛的敏感性也不相同。其中皮肤、黏膜的神经末梢密集，对疼痛的敏感性最高；肌肉、筋膜、关节、动脉管壁等也有较丰富的神经末梢；而内脏器官则较少。

2. 疼痛传入纤维

躯体神经有两种痛觉传入纤维：一种是有髓鞘的A纤维，传导速度快，为尖锐刺痛，定位清楚，在刺激后立即发生，刺激去除后很快消失；另一种是没有髓鞘的C纤维，传导速度慢，为烧灼痛，定位不清楚，疼痛产生较慢，但持续时间较长，常伴有情绪反应和血压、脉搏、呼吸等生理变化。

3. 痛觉中枢

目前认为，疼痛的传导纤维一部分在脊髓丘脑侧束中上行，经内囊投射到大脑皮质中央后回，引起有定位特征的痛觉；另一部分上行至丘脑内侧系统，引起慢痛和疼痛的情绪反应。

三、疼痛的原因及影响因素

（一）疼痛的原因

引起疼痛的原因有很多，任何形式的伤害性刺激只要超过一定的限度就会引起疼痛。

1. 物理损伤

引起局部组织受损的刀割伤、碰撞、针刺、身体组织受牵拉、肌肉受压、挛缩等损伤，均可刺激神经末梢引起疼痛。

2. 化学刺激

强酸、强碱等化学物质不仅直接刺激神经末梢，导致疼痛，而且被化学灼伤的组织释放化学物质，作用于痛觉感受器后使疼痛加剧。

3. 温度刺激

皮肤接触过高或过低的温度时，都可引起组织损伤，如烫伤或冻伤。损伤的组织释放组胺等致痛物质，刺激神经末梢引起疼痛。

4. 病理改变

疾病造成体内某些管腔阻塞，组织缺血缺氧；空腔脏器过度扩张、平滑肌痉挛、局部炎症性浸润等都可引起疼痛。

5. 心理因素

情绪改变如紧张、焦虑、恐惧、抑郁、低落等都可引起局部血管的收缩或扩张而导致疼痛，如神经性疼痛；睡眠不足、疲劳、用脑过度也可引起功能性头痛。

（二）疼痛的影响因素

机体所能感受到的引起疼痛的最小刺激称为疼痛阈。疼痛阈有很大的个体差异性，同样强度、同样性质的刺激可引起不同个体的不同疼痛反应。疼痛的影响因素是多方面的，包括生理、心理、文化及社会因素等。

1. 年龄

一般认为年龄不同，疼痛阈不同，随着年龄的增长，对疼痛的敏感性也随之增加。婴幼儿常不能很好地表达疼痛感受，护士对他们的疼痛反应应充分关注；儿童对疼痛的原因不能正确理解，疼痛的体验会产生恐惧和愤怒情绪；成人对疼痛比较敏感，对疼痛的原因能正确理解，疼痛体验反应良好；老年人疼痛阈提高，对疼痛不太敏感，表现为患病后虽然主诉不多，但病情却比较严重，护理时应引起重视，但有时老年人对疼痛的敏感性也会增强，应根据不同情况分别对待。

2. 社会文化背景

个体所处的社会文化背景不同，对疼痛的感受和表达有所不同。如在推崇勇敢与忍耐精神的文化氛围中，患者更善于耐受疼痛。患者的文化教养也会影响其对疼痛的反应和表达方式。

3. 个人经历

个体过去对疼痛的经验可影响其对现在疼痛的反应。多次经受疼痛折磨的患者会对疼痛产生恐惧心理，对疼痛的敏感性会增强；别人的疼痛经历也对患者有一定作用，如手术患者的疼痛会对同病室将要做相同手术的患者带来恐惧心理，增强敏感性。

4. 注意力

个体对疼痛的注意程度会影响对疼痛的感觉。当注意力高度集中于某事件时，痛觉可以减轻甚至消失。松弛疗法等就是通过转移患者对疼痛的注意力，达到减轻疼痛的效果。

5. 情绪

情绪可以改变患者对疼痛的反应，积极的情绪可以减轻疼痛，消极的情绪可加重疼痛。如恐惧、悲伤、焦虑、失望等消极情绪常加重疼痛，而疼痛加重又会使情绪进一步恶化，形成恶性循环。反之，愉快和信心常可减轻患者的疼痛感受。

6. 心理素质

个体的气质、性格可影响对疼痛的感受和表达。性格外向和稳定的患者，疼痛阈较高，耐受性较强；内向和神经质的患者，对疼痛较敏感，易受其他疼痛者的暗示。

7. 疲乏

患者疲乏时对疼痛的感觉会加重，忍耐性降低；当睡眠充足，精力充沛时，疼痛感减轻。

8. 社会支持系统

家属、朋友、医护人员的支持、鼓励和帮助，可以使患者疼痛减轻。如患儿有父母的照顾、产妇有丈夫的陪伴尤为重要。

四、疼痛患者的护理

（一）疼痛的评估

疼痛是个体的主观感觉，存在个体差异，影响因素很复杂，不同个体对疼痛的描述方法不同，因此护理疼痛患者时，很难做到准确评估。目前观点认为，患者是唯一有权力描述其疼痛是否存在及疼痛性质的人。护士不能根据自己对疼痛的体验和理解，主观判断患者疼痛的程度和性质，可通过仔细地询问病史，认真倾听主诉，全面地观察和体检等方法对患者的疼痛进行评估。

1. 评估的内容

评估内容要全面、及时、准确、详细。

（1）一般情况：了解患者的姓名、性别、年龄、职业、文化背景、民族、信仰、家庭情况等。

（2）疼痛的部位：了解疼痛的部位如体表痛、胸痛、腹痛、头痛等，定位是否明确而固定，范围是局限还是不断扩大。

（3）疼痛的性质：疼痛有刺痛、隐痛、烧灼痛、牵拉痛、痉挛痛、绞痛、牵涉痛、触痛等。描述疼痛性质时，让患者用自己的话表达，记录时最好使用患者用过的词语，这样能正确表达患者疼痛的真实感受。

（4）疼痛的时间：疼痛开始时间，是间歇性的还是持续性的，持续的时间为多少，有无周期性或规律性等。一般 6 个月以内可缓解的疼痛为急性疼痛；持续 6 个月以上的疼痛为慢性疼痛，慢性疼痛常表现为持续性、顽固性、反复发作性。

（5）疼痛的程度：疼痛可分为轻度、中度、重度。对疼痛程度的评价可用评价工具进行，世界卫生组织将疼痛程度分为 4 级。

0 级：无痛。

1 级（轻度疼痛）：疼痛感不明显，可以忍受，不影响睡眠。

2 级（中度疼痛）：疼痛感明显，不能忍受，干扰睡眠，要求使用止痛药。

3 级（重度疼痛）：疼痛感加剧，不能忍受，严重干扰睡眠，需要使用止痛药。

（6）疼痛的伴随症状：疼痛时可出现许多伴随症状。例如，局部有无红、肿、热、痛的炎症表现，有无肢体的功能障碍；腹痛是否伴有发热、腹肌紧张、胃肠道功能紊乱；头痛是否有脑膜刺激征表现；有无生命体征变化等。

（7）疼痛的表达方式：个体差异决定了不同个体对疼痛的表达方式不同，通过观察患者的身体动作、面部表情、声音等，可以估计患者对疼痛的感受、疼痛的程度及疼痛的部位等。如儿童常用咬牙、呻吟、大声哭叫、动作表达疼痛；成人常用语言描述表达疼痛。

（8）疼痛的有关因素：了解哪些因素引起、减轻、加重疼痛，如进食、月经周期、天气、体位、活动等与疼痛是否有关。

（9）疼痛对患者的影响：了解疼痛是否影响睡眠和休息；是否影响正常工作和生活；是否出现抑郁退缩等情绪变化；患者家庭的支持情况等。

（10）既往疼痛的处理：过去经历疼痛时是否采取止痛措施，采用什么措施，止痛效果如何等。

2. 评估的方法

疼痛是人的主观感觉，每个人对疼痛的表达方法不尽相同，为了使评估者和被评估者对疼痛的程度达成共识，可以采用多种方法对疼痛的程度进行综合评估，如询问病史、观察和体检、阅读和回顾既往史、疼痛评估工具。

（1）询问病史：护士应认真倾听患者对疼痛的主诉，让患者用自己的语言来描述疼痛，切忌护士根据自己对疼痛的理解和体验主观判断患者疼痛的程度和性质。当患者自己对疼痛的叙述与护士所观察到的疼痛表现不一致时，护士与患者应共同讨论，查找原因，达成最后的共识。

（2）观察和体检：护士应具备敏锐的观察能力，做到密切观察患者疼痛的生理反应、心理反应和行为反应。进行体格检查时一定要规范、正确，仔细检查患者疼痛的部位、性质、程度、时间、伴随症状、表达方式等，这些都是评估疼痛的客观指标，是判断疼痛的主要依据。

（3）阅读和回顾既往史：了解患者以往疼痛的规律及使用止痛药物的情况。

（4）疼痛评估工具：与其他方法比较，此方法是一种较为客观的评价方法。一般根据患者的年龄和认知水平选择合适的评估工具。常用评估工具有数字评分法（numberical rating scale，NRS）、文字描述评分法（verbal descriptors scale，VDS）、视觉模拟评分法（VAS）、面部表情测量法四种方法。

数字评分法（图 5-1）：将一条直线等分为 10 个部分，其中一端为“0”表示无痛，另一端为“10”表示剧痛，患者可根据自己对疼痛的感受选择有代表性的一个数字表示疼痛的程度。

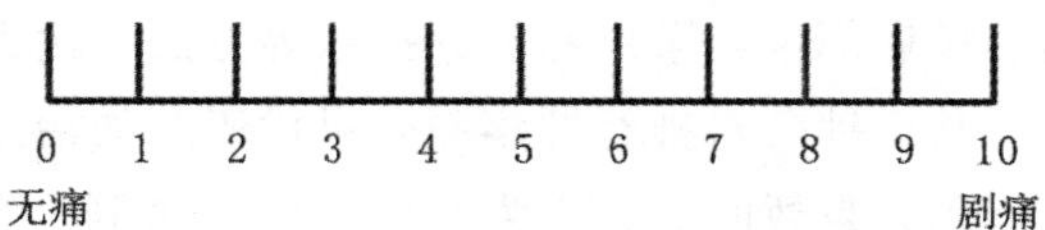

图 5-1　数字式疼痛评定法

文字描述评分法（图 5-2）：将一条直线等分为 5 段，每一个点对应描述疼痛的文字，其中一端表示“没有疼痛”，另一端表示“无法忍受的疼痛”，患者可选择其中之一表示自己疼痛的程度。

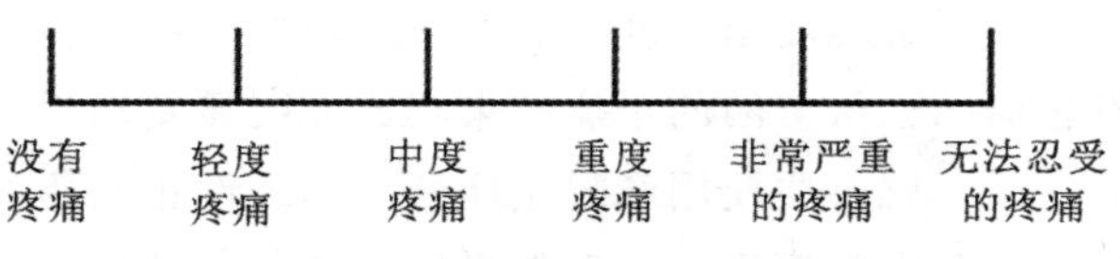

图 5-2　文字描述式疼痛评定法

视觉模拟评分法：将一条直线不做任何划分，仅在直线的两端分别注明无痛和剧痛，患者根据自己对疼痛的实际感受在直线上标记疼痛的程度。此种方法使用方便灵活，患者选择范围自由，不需要选择指定的数字或文字。

面部表情测量法（图 5-3）：适宜 3 岁以上的儿童。儿童从图示 6 个代表不同疼痛程度的面孔中，选择一个面孔来代表自己疼痛的感受。

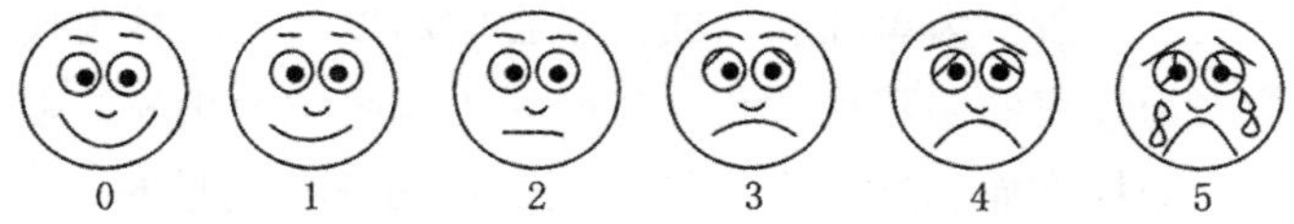

图 5-3　面部表情疼痛测定法

（二）疼痛患者的护理

疼痛是一种痛苦的体验，护士应根据评估所掌握的患者疼痛的感受采取积极有效的护理措施，尽快减轻或消除患者的疼痛。

1. 护理目标

（1）患者疼痛减轻或消失，自我感觉舒适。

（2）患者及家属掌握有关疼痛的知识，学会缓解疼痛的方法。

2. 护理措施

（1）解除疼痛的刺激源。首先应减少或消除引起疼痛的原因，解除疼痛的刺激源。如外伤引起的疼痛，应根据情况采取止血、包扎、固定、止痛、处理伤口等措施；胸腹部手术后因为咳嗽、深呼吸引起伤口疼痛，术前应对患者进行健康教育，指导患者进行有效咳嗽和深呼吸的方法，术后应协助患者按压伤口后，再鼓励咳痰和深呼吸；协助置有引流管的患者在翻身前一定要先将引流管进行妥善放置，再为其翻身，有助于减轻疼痛。

（2）缓解或解除疼痛。

物理止痛：应用冷、热疗法可以有效减轻局部疼痛，如采用热水袋、热水浴、局部冷敷等方法。物理止痛较药物止痛不良反应少，应首选。

中医疗法：根据不同的疼痛部位，采用针灸、按压等方法，达到活血化瘀、疏通经络的目的，有较好的止痛效果。其中针灸对神经性疼痛效果优于药物治疗。

药物止痛：药物止痛作用只是暂时的，因为它们不能去除引起疼痛的原因，但又不能否认药物止痛是临床解除疼痛的主要手段，尤其是对于癌性疼痛药物止痛发挥了重要的作用。止痛药分为非麻醉性和麻醉性两大类。非麻醉性止痛药如阿司匹林、布洛芬、止痛片等，具有解热止痛功效，用于轻、中等程度的疼痛，如牙痛、关节痛、头痛、痛经等，此类药大多对胃黏膜有刺激，宜饭后服用。多数情况，非麻醉止痛药如果使用及时，对缓解癌症患者的疼痛有足够疗效，特别是对缓解轻度至中度疼痛，效果较好。对大多数患者来说，常规剂量的非麻醉止痛药与麻醉止痛药如可卡因的止痛效果相比无明显差别。所以患者如果使用非麻醉止痛药便可获得止痛效果，就不要使用麻醉止痛药。麻醉性止痛药如可卡因、吗啡、哌替啶等，用于难以控制的中度和重度疼痛，止痛效果好，常与非麻醉止痛药一起应用，不仅能有效地控制不同程度的疼痛，而且有助于减少麻醉止痛药的用量，但有成瘾性和呼吸抑制的不良反应。一般来说，在医师指导下，疼痛患者在使用麻醉止痛药后发生成瘾的概率极小。当大多数患者使用其他方法能控制住疼痛时，都能较顺利地停止麻醉止痛药的使用。对癌症疼痛的处理，目前采用 WHO 所推行的三阶梯治疗方案，这是一个在国际上广泛认同的药物治疗方案，只要正确地遵循该方案的基本原则，90 %的癌痛患者的疼痛会得到有效缓解，75 %以上的晚期癌症患者的疼痛得以解除。所谓三阶梯疗法，是指根据轻、中、重不同程度将疼痛分为 3 个阶段：一阶梯为单独和（或）联合应用以阿司匹林为代表的非类固醇抗炎药；二阶梯为以可待因为代表的弱阿片类药；三阶梯为以吗啡为代表的强阿片类药，配合其他必要的辅助药来处理癌性疼痛。这套方法的基础是使用止痛的阶梯概念，具有方法简单、用药量合理、价格不高、药效良好等特点。

总之，药物止痛时需注意：适时给予止痛药物，癌症疼痛患者应在出现间断或持续的顽固性疼痛时果断地采取各种治疗措施；对各期患者和各类疼痛应按止痛原则选药，患者出现不同程度的疼痛时，必须按照从非阿片类到弱阿片类再到强阿片类的原则选用镇痛药物；用药的剂量应从小剂量开始，然后再根据疼痛控制情况逐渐加大剂量；选择合适的给药途径，对于绝大部分癌痛患者来说，通过口服镇痛药便可获得良好的效果，一些晚期患者不能口服药物，则应选择舌下含服镇痛药，或者皮下注射和静脉注射镇痛药；防止药物耐受性，因慢性疼痛长期使用镇痛药物的患者，会出现药物耐受性问题。同时，用药时间越长，所需要的药物剂量也越大，各种不良反应也会随之而来。

松弛疗法止痛：让患者学习应用松弛疗法可使全身肌肉充分放松，这不仅是缓解疼痛、防止疼痛加剧的好方法，而且在疾病的康复过程中，对帮助患者有效地消除焦虑、改善睡眠质量、得到充分休息、尽快恢复体力都起着非常重要的作用。松弛疗法有呼吸松弛法和节律按压法。

皮肤刺激止痛：利用按压、冷药物、热药物、压力止痛等手段刺激皮肤，可达到止痛或减轻疼痛的效果，在医学领域的各专科都被广泛应用。如外科的烫伤，可利用局部冷敷的方法，减轻疼痛和渗出；内科疾病引起的腹痛，可通过按压、热敷等方法，得到缓解。如按压止痛是根据疼痛的部位，患者可以自己也可以由他人在腰、背及脚进行缓慢、稳定的环形按压；压力止痛是通过手腕、手指尖、指节或全手，按压患者疼痛部位或其附近区域10秒左右，寻找到最佳的压力止痛点后，给予1～2分钟的固定压力，有时缓解疼痛的时间可以达到几分钟甚至几小时。

毫米波生物止痛：毫米波是指自由空间波长为1～10 mm的电磁波，经体表穴位将仿声信息能量导入体内，治疗各种疼痛，包括骨、关节疼痛、癌性疼痛，尤其对癌性疼痛效果较佳，并协同放疗、化疗，达到增效、增敏的治疗效果。

其他止痛疗法：可采取经皮神经电刺激疗法、神经阻滞术、硬膜外与蛛网膜下隙给药止痛、神经外科手术止痛等方法达到止痛效果。

（3）心理护理。

支持性心理护理：疼痛时引起焦虑、恐惧、紧张等负性心理变化，负性心理反过来又会加剧疼痛，形成恶性循环。因此，护士应尽量为患者减轻心理压力，以同情、关爱、体贴、鼓励的态度支持患者，建立良好的护患关系；护士必须尊重并接受患者对疼痛的各种反应，不能以自己的体验来评判患者的感受；护士鼓励患者表达出对疼痛的感受及对适应疼痛时所做出的努力；同时护士的陪伴能减轻患者的心理负担从而减轻疼痛。

进行健康教育：护士应向患者解释引起疼痛的原因、产生机制、影响疼痛的因素，介绍减轻疼痛的措施，有助于减轻患者焦虑、恐惧等负性情绪，从而缓解疼痛压力。

分散注意力：可以削弱患者对疼痛的感受程度，从而使疼痛减轻，分散注意力的方法有很多。如鼓励患者积极参加有兴趣的活动（看报、听音乐、唱歌、看电视、玩游戏、下棋、与家人交谈），对患儿护士可通过微笑、爱抚、讲故事、给玩具、给糖果等转移注意力；音乐疗法，音乐特征可以协助患者在接受治疗的过程中对生理、心理和情绪进行整合，使身心得到改善，音乐疗法分为倾听角色为主的被动性音乐疗法和执行角色的主动性音乐疗法，优美的旋律对降低心率和血压、减轻焦虑和抑郁、缓解疼痛等都有很好的效果；诱导性想象疗法是让患者集中注意力想象一个意境或风景，并想象自己身处其中，可起到松弛或减轻疼痛的作用。

做好患者家属的工作也很重要，家属的支持和配合，在一定程度上也能减轻患者的疼痛。

（4）促进舒适。患者身心舒适也是减轻或解除疼痛的重要措施。护士应尽可能地满足患者对舒适的需要，如帮助患者采取正确的姿势，长期卧床者及时进行卧位的变换，以减少压迫；常规做好各项清洁卫生护理；保持室内良好环境；物品放于患者方便取出之处；护理活动安排在无疼痛或疼痛减轻时进行；各项操作前向患者进行详细的解释等，这些都能使患者身心得到放松，从而有利于减轻疼痛。

（三）护理评价

采取护理措施后及时评价患者对疼痛的反应，判断疼痛是否得到缓解，以便决定修改或继续执行护理计划。评价疼痛缓解的依据有以下几点。

(1) 主诉疼痛减轻，身体状态和功能改善。

(2) 焦虑程度缓解，休息睡眠质量较好。

(3) 能轻松地参与日常活动，无痛苦表情。

(4) 疼痛生理征象减轻或消失，如血压平稳，脉搏、呼吸、出汗、面色正常。

(5) 对疼痛适应能力增强。

第三节　患者安全

随着社会经济的不断发展，人民生活水平的不断提高，人们的自我保护意识和法律意识逐步提高，这标志着人类社会的进步。住院患者的安全问题也因此受到人们的广泛关注。

安全是指生活稳定，有保障，受保护，无危险与恐惧，即平安无危害，有安全感。安全在马斯洛的人类基本需要层次理论中，是个体生理需要满足后，最迫切的第二层次需要。

一、影响患者安全的因素

每个人都希望自己生活在一个安全的环境中不受伤害。所以，安全是人类生存的基本需要之一。在医院中，患者对安全的需要显得更加迫切，但医院可能存在着多种不安全的因素。如化学药物、气体、机器设备及放射线等都可能造成安全的危害；跌倒、灾难等都是潜在性的安全危害。所以，护士必须熟悉影响患者安全的因素，预知安全因素对患者可能造成的危害，积极主动保护患者的安全。影响患者安全的因素主要包括以下内容。

（一）感觉功能

视、触、叩、听、嗅这些感觉功能是保证人们处于安全状态的基本条件，良好感觉功能可以帮助人们识别、判断自身行为的安全性，也可以帮助人们很好地了解周围的环境，以避免不安全环境对机体造成的危害。患者因罹患各种疾病容易出现不同程度的感觉功能障碍，任何一种感觉障碍，都会使患者因无法辨别周围环境中存在或潜在的危险因素而受到伤害。如高血压患者发生脑出血后，导致一侧肢体的感觉丧失，可使该侧肢体对温度及压力的改变不敏感而发生烫伤、冻伤、坏死等伤害；糖尿病患者可因并发症的发生导致失明，可能发生跌倒、碰伤等意外伤害。

（二）目前健康状态

患者在患病住院期间，机体免疫功能下降，抵抗力减低；身体虚弱，行动不便；疾病程度严重导致意识改变；精神障碍出现行为异常；情绪紧张、焦虑等这些因素都可能发生意外或受到伤害。如白血病患者容易遭受感染；外科大手术后患者刚刚下床时容易摔倒；昏迷患者容易发生坠床；狂躁型精神病患者容易毁物伤人，甚至自杀。

（三）对环境的熟悉程度

众所周知熟悉的环境使人能够与他人进行有效的沟通，并从中获取大量的信息，提供给人更多的帮助，增强安全感。对于住院患者尤其是新入院患者，对周围环境陌生，容易产生恐惧、紧张、焦虑等心理反应，因而缺乏安全感。

（四）年龄

年龄不同，人们对周围环境的感知和理解不同，从而决定着人们面对变化的环境时能否采取正确的自我保护措施。如新生儿、婴幼儿自我保护意识较差，需要依赖他人的保护；儿童处于生长发育期，对周围事物好奇，喜欢探险，因而容易受伤；老年人因器官功能逐渐退化，感觉功能逐步减退，容易发生意外伤害。

（五）诊疗技术

迅速发展的众多诊疗技术，虽然为一些特殊患者提供了准确的诊断标准和有效的治疗方案，但与此同时也给患者带来了一定的伤害。如一些接受侵入性诊断检查、外科手术治疗的患者容易发生皮肤损伤，有潜在感染的危险。

二、安全环境的评估

安全环境是指平安而无危险、无伤害的环境。患者作为医院的主要服务对象，为了保证住院患者的安全，护士必须应用所掌握的丰富知识和积累的丰富经验，对住院患者可能产生的一切心理和生理上的不安全因素进行正确的评估，从而保证医院功能的有效发挥。对住院患者安全环境的评估主要包括生理、心理及社会三方面。

（一）生理环境

患者由健康人转变为住院患者时，社会角色发生了本质性的改变。首先，患者最担心的问题是疾病本身产生的后果，能否再回到健康人的社会角色中去；其次，患者在整个住院期间最关注的问题是疾病的治疗效果如何，他们时刻都在想着自己所患疾病能否治愈，什么时候能够治愈，能否重新回到健康人的行列，能否回到亲人的身边；最后，还有的患者对所患疾病的现状也很担心，因为他们对自己所患的疾病并不是十分了解甚至一点都不了解，所以他们不清楚自己所患疾病现在处于哪个阶段，也不明白所患疾病所处的现状是否能被控制，如果不能控制将来会发展到什么程度。

（二）心理环境

大部分住院患者被动地接受着医护人员为他们所安排的一切，一般认为把自己的生命交给了医护人员，所以医护人员的技术水平是影响疾病恢复的最主要因素，医护人员的每一项技术操作都直接影响着疾病的发展和转归。另外，医护人员的态度也在很大程度上影响着患者的心理。患者住院后，医院就成了他们暂时的家，而这个家中为他们服务的成员就是医护人员，所以医护人员对他们的态度直接影响着他们的情绪，从而也就间接地影响了疾病的恢复。

（三）社会环境

患者住院后就意味着需要承担一定的医疗费用，并且患者必须暂时停止目前所从事的工作而在医院接受治疗。患者本身就很难接受这个现实，再加上暂时放弃工作，不但得不到健康时所应得到的报酬，还要花去一大笔的医疗费用，这使患者在心理上很难平衡。

对住院患者，护士还应特别注意评估医院中存在的各种潜在性不安全因素，评估患者的自我保护能力及影响因素。如患者的意识是否清楚，警觉性是否良好；患者的感觉功能是否正常，是否正在使用影响感觉功能的药物；患者是否因年龄、身体状况或意识状况而需要安全协助和保护；患者是否需要保护具约束；患者是否吸烟；病房内是否使用电器设备，床旁是否有电器用品；患者是否正接受氧气及冷热治疗；患者是否能满足自己的需要；患者是否感觉舒适；患者需要护士帮助时，是否能及时取到呼叫器等。

三、医院常见不安全因素及防范

（一）医院常见不安全因素及防范

为了使患者在住院期间身心始终处于放松、接受治疗与护理的良好状态，达到预期的治疗和护理效果，医院必须有预防患者受到伤害的安全设施。首先护士应具备安全护理知识，在护理活动中把患者的安全放在第一位，主动为患者提供安全的护理措施，积极预防和消除一切不安全的因素。医院中的不安全因素有物理性损伤、化学性损伤、生物性损伤、心理性损伤、医源性损伤五种。

1. 物理性损伤及防范

物理性损伤包括机械性损伤、温度性损伤、压力性损伤、放射性损伤等。

（1）避免机械性损伤：跌倒、撞伤、坠床等是医院最常见的机械性损伤。年老体弱者，感觉异常、平衡障碍者易发生跌倒，躁动者、神志不清者、婴幼儿易发生坠床，故对这些患者应加强防范措施。如地面保持清洁、干燥，患者应穿防滑鞋，走廊、浴室、厕所的墙边应设置扶手及防滑标志；人行道处清除障碍物，物品摆放稳妥；为使患者活动方便，病床高度应适宜，床单位要有好的照明设施；病室、厕所、浴室应设有传呼系统，以备患者急需使用；对有跌倒危险的患者，应给予协助；为了防止坠床的发生，患者的日常用品放在易取之处，床旁桌椅应固定放置；对易发生坠床的患者，必要时使用床档或保护具。

（2）避免温度性损伤：乙醇、乙醚、氧气等都是易燃、易爆物品，如不妥善管理，易引起火灾。使用冷热疗法不当时可导致冻伤或烫伤，必须严加防范。如病室内有防火装备及遇火警时的疏散设施，电器设备定期检修，注意安全使用；定期进行安全宣传防火知识教育，病室内禁止吸烟；使用冷热疗法时，严格掌握操作规范要求，密切观察局部皮肤的变化，防止发生冻伤或烫伤。

（3）避免压力性损伤：骨折患者使用石膏或夹板固定过紧、高压氧舱患者治疗不当、输液时止血带使用时间过长、长期卧床等局部都可引起压力性损伤。因此，在护理工作中，骨折患者固定的松紧性要适宜，注意观察皮肤颜色变化及动脉的波动情况；高压氧舱治疗时严格掌握适应证，注意安全操作；输液患者及时放松止血带，避免局部缺血缺氧发生；长期卧床的患者做好压疮的预防。

（4）避免放射性损伤：临床进行放射性治疗和诊断时，放射线的存在可导致放射性皮炎、皮肤溃疡坏死甚至癌变，孕妇长期接触放射线可致流产、畸胎、死胎。因此，在使用放射性治疗和诊断时，要对在场的人实施保护性隔离措施，如穿隔离衣、戴隔离手套等；对接受治疗和诊断的患者，应减少暴露，正确掌握照射时间和剂量，并告知患者注意照射局部皮肤禁忌搔抓、保持干燥、避免用力或使用肥皂擦洗。

2. 化学性损伤及防范

临床化学药物很多，使用药物浓度过高、剂量过大、用药次数过多、配伍不当或用错药等都会引起化学性损伤。因此，护士应具备一定的药理知识，掌握常用药物的保管原则和药疗原则，严格执行“三查七对”，严密观察用药后的不良反应。此外，肿瘤患者使用化疗药物时，要注意进行职业防护，如戴手套、穿隔离衣、戴口罩，必要时戴护眼镜，以免发生损伤。

3. 生物性损伤及防范

生物性损伤包括微生物及昆虫等对患者造成的伤害。各种微生物侵入人体后可导致感染的发生，甚至危及生命，昆虫如蝇、蚊、蟑螂、头虱或体虱的叮咬，不但影响休息和睡眠，还可能引起传染性疾病。所以，病区应有严格的管理系统，采取综合措施，预防医院内感染，保护患者安全；护士在工作中要严格执行消毒隔离制度，遵守无菌技术操作原则；加强对危重患者的护理，增强患者的抵抗力；同时，病区应有灭蝇、灭蚊、灭蟑螂、灭头虱或体虱等措施，防止昆虫叮咬而导致疾病传播或影响患者睡眠与休息。

4. 心理性损伤及防范

心理性损伤是疾病的复杂性、与他人关系紧张、医护人员不良行为等因素所引起的不良心理刺激。如患者对疾病的感知和态度、患者和周围人群的情感交流、护士对患者的态度及行为等都可影响患者的心理状态，严重者导致心理性损伤的发生。为此，护士应加强对患者实施有关疾病知识的健康教育活动，引导患者对疾病采取积极乐观的态度，同时护士要不断提高自身的整体素质，以优质的护理服务取得患者的信任，建立并维护良好的护患关系，并协助患者和其他医护人员、同室病友间建立融洽的人际关系。

5. 医源性损伤及防范

医源性损伤是指由医护人员的言语及行为不慎而造成患者心理和生理上的伤害。如个别医护人员对患者不够尊重，语言不礼貌，或因用词不准确而造成患者对疾病、治疗、护理等方面的误解，引起情绪波动或心理负担加重；医护人员责任心差，工作疏忽，导致医疗事故，给患者心理及生理上造成痛苦，甚至危及生命。因此，医院应重视医护人员的职业道德教育，加强医护人员的素质培养，制定并严格执行各项规章制度和操作规程，杜绝差错事故的发生，保障患者安全。

6. 其他

微波能破坏人工心脏起搏器的功能。因此，医院内使用微波设备的地方，如磁共振室等处要有明显标志，装有起搏器的患者应避免靠近。

（二）保护具的应用

保护具指那些用来限制患者身体或身体某部位的活动，以达到保证患者安全与治疗效果的各种器具，包括床档、约束带、支被架。

1. 目的

（1）防止小儿，高热、谵妄、昏迷、失明、躁动及危重患者因虚弱、意识不清或其他原因而发生坠床、撞伤及抓伤等意外，确保患者安全。

（2）保证治疗、护理工作的顺利进行。

2. 评估

（1）患者的病情、意识状态、生命体征、肢体活动状况。

（2）患者是否存在意外损伤的可能性。

（3）患者与家属对保护具使用目的、方法的了解情况及配合程度。

3. 操作前准备

(1) 用物准备：根据需要备各种床档、约束带、支被架、棉垫等。

(2) 患者准备：了解保护具应用的目的和方法。

(3) 护士准备：着装整洁，修剪指甲，洗手，戴口罩。

(4) 环境准备：环境清洁安静，患者床旁无多余物品，方便护理操作。

4. 操作步骤

详见表 5-1。

表 5-1 保护具的应用操作步骤

流程	步骤	要点说明
1. 核对解释	携用物至床旁，认真核对患者信息，并向患者及家属介绍损伤步骤，并征得患者同意	* 确认患者，取得配合
2. 应用	根据病情选择合适的保护具	
	◆床档的应用	* 保护高热、谵妄、昏迷及危重患者等以防其坠床
	(1) 多功能床档：使用时插入两边床沿，不用时插于床尾（图 5-4）	
	(2) 半自动床档：可按需要升降，不用时固定在床沿两侧（图 5-5）	
	(3) 木质床档：使用时将床档稳妥固定在床沿两侧，进行护理时，将中间的活动门打开，护理结束，将门关闭（图 5-6）	
	◆约束带的应用	* 用于保护躁动患者，限制其肢体及躯体的活动，避免患者或他人受到伤害
	(1) 宽绷带约束：用宽绷带打成双套结（图 5-7），套在衬垫包裹的手腕或踝部，稍微拉紧（图 5-8），然后将绷带系于床沿上	* 用于固定患者手腕或踝部 * 松紧以不使肢体脱出、又不影响血液循环为宜 * 衬垫大小据约束部位而定
	(2) 肩部约束带：让患者两侧肩部套上袖筒（图 5-9），两袖筒上的细带在胸前打结固定，把两条长带子系于床头(图 5-10)	* 用于固定肩部，以限制患者坐起 * 可用大单代替肩部约束带（图 5-11）
	(3) 膝部约束带：将约束带横放于两膝上（图 5-12），两头带分别固定一侧膝关节，然后将宽带系于床沿（图 5-13）	* 固定膝部，限制患者下肢活动 * 可用大单代替膝部约束带（图 5-14）
	(4) 尼龙搭扣约束带：将约束带放于关节处（图 5-15），对合约束带上的尼龙搭扣，松紧适宜，将系带系于床沿	* 固定手腕、上臂、膝部、踝部
	(5) 约束衣：见图 5-16	

续表

流程	步骤	要点说明
	◆支被架的应用： 同上两个物品应用，见图 5-17	* 用于肢体瘫痪或极度衰弱者，防止盖被压迫肢体造成足下垂、压疮等并发症，也可用于烧伤患者的暴露疗法需保暖时
3. 操作后整理	(1) 整理用物，协助患者取适当卧位 (2) 洗手，记录有关内容	* 告知患者及家属有关注意事项

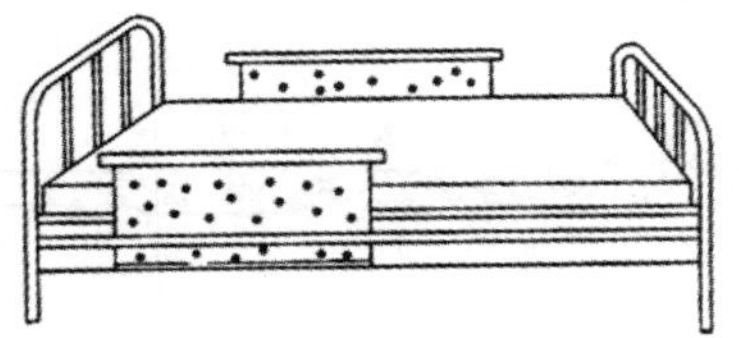

图 5-4　多功能床档

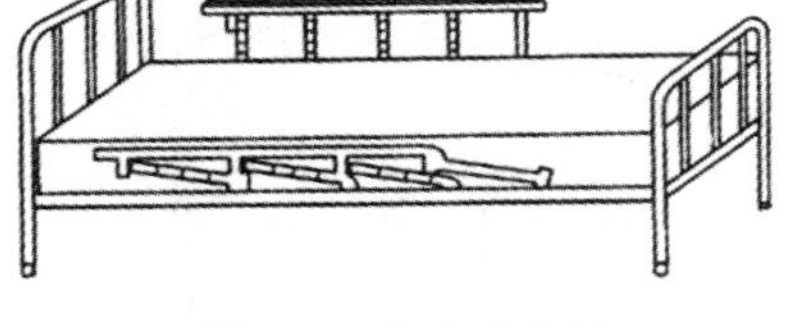

图 5-5　半自动床档

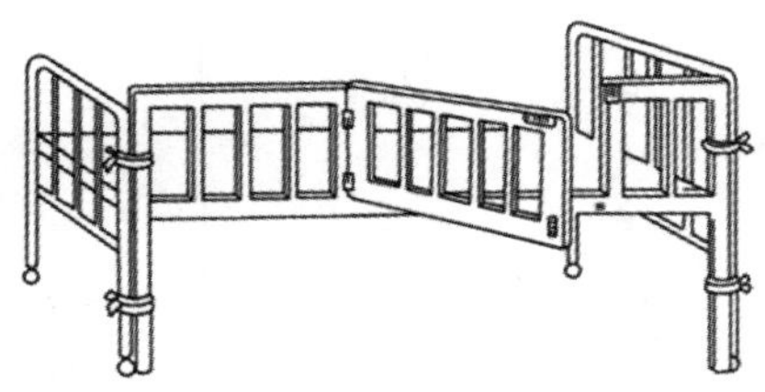

图 5-6　木质床档

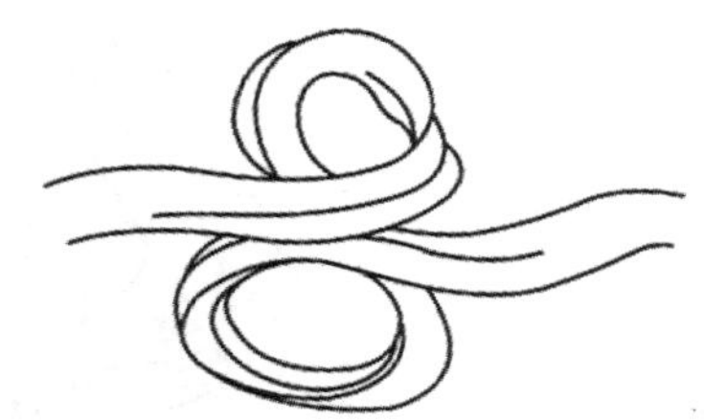

图 5-7　双套结

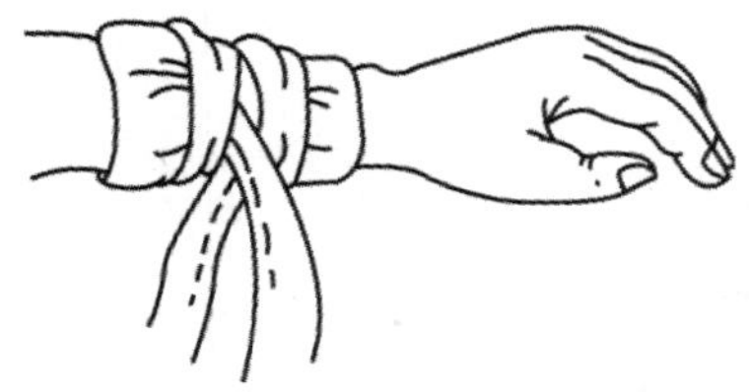

图 5-8　宽绷带约束法

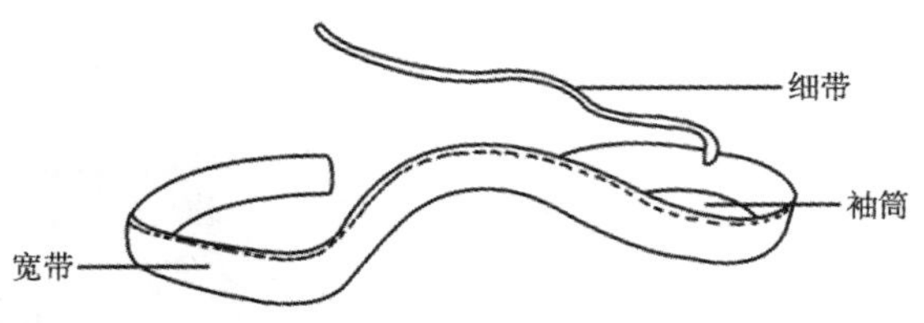

图 5-9　肩部约束带

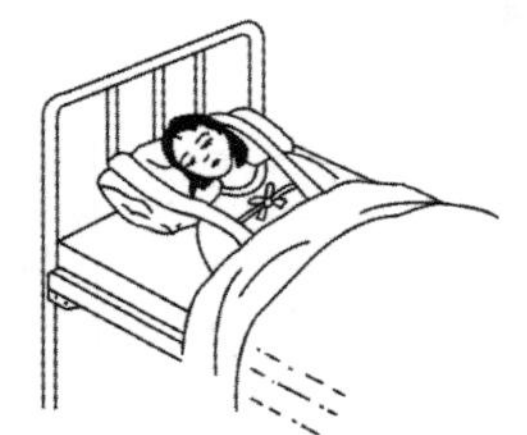

图 5-10　约束带肩部约束法

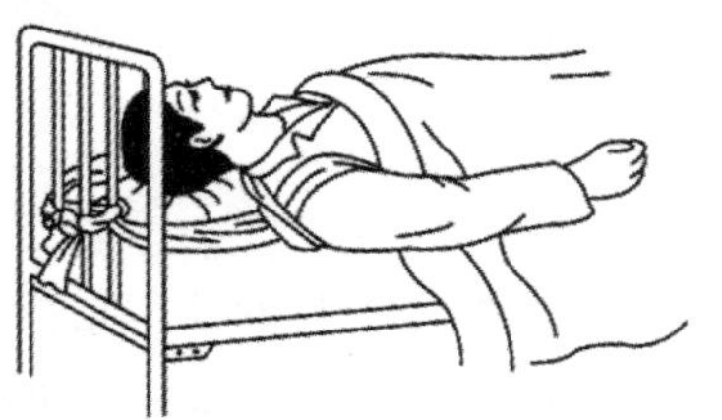

图 5-11　大单肩部约束法

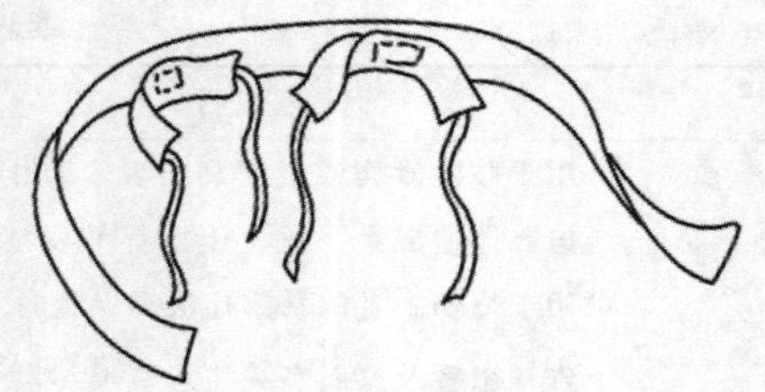

图 5-12　膝部约束带

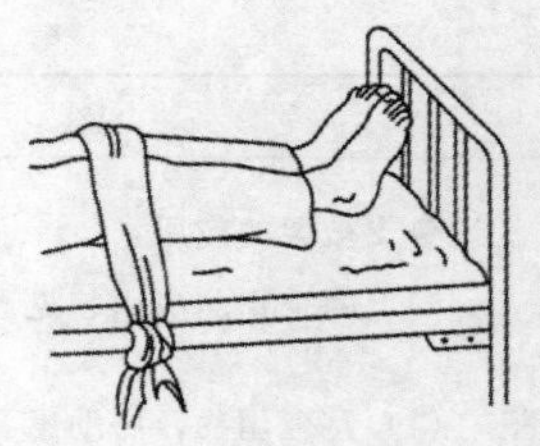

图 5-13　约束带膝部约束法

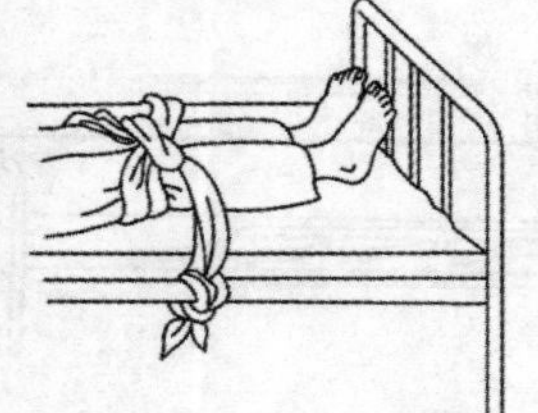

图 5-14　大单膝部约束法

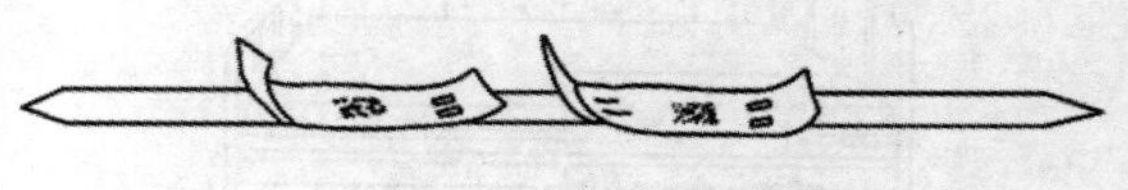

图 5-15　尼龙搭扣约束带

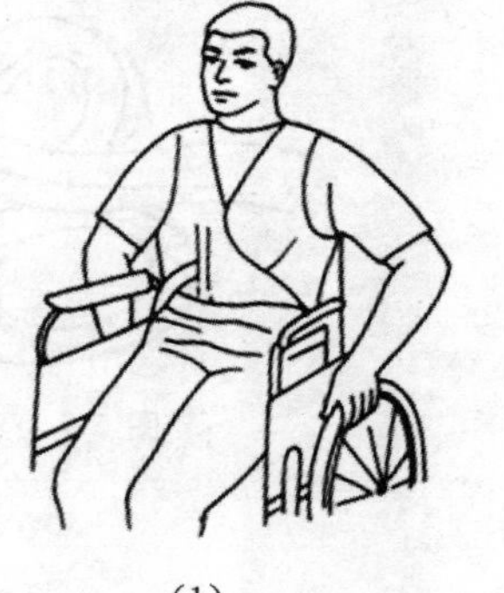

（1）

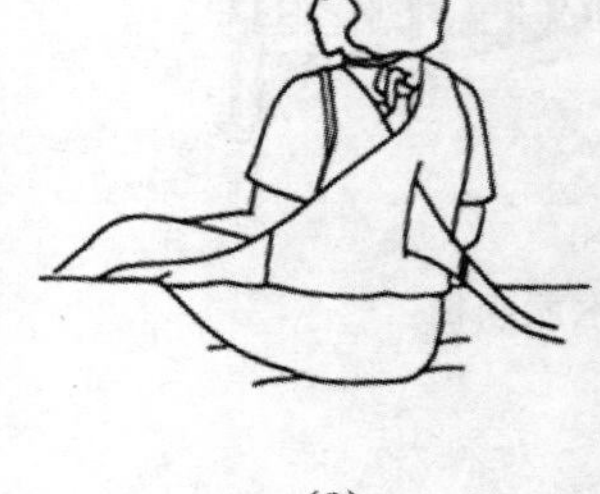

（2）

图 5-16　约束衣

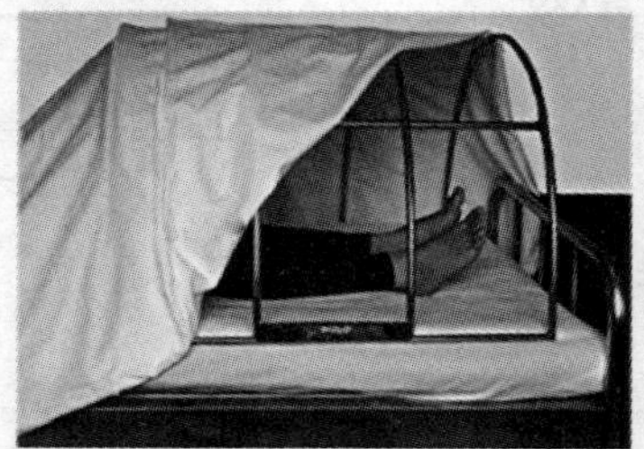

图 5-17　支被架

5. 注意事项

（1）严格掌握保护具的使用指征。不必使用保护具者尽量不使用。

（2）使用前必须向患者及家属介绍使用保护具的原因、目的、操作程序、时间及注意事项，并征得患者或家属的同意，维护患者的自尊。

（3）保护具只能短期使用，每 2 小时松解 1 次，约束时松紧要适宜，以能伸入 1～2 个手指为宜。约束带下必须垫棉垫，以免损伤局部皮肤。协助患者翻身时，确保患者安全、舒适。

（4）注意维持患者肢体处于功能位置，使用过程中15～30分钟观察受约束部位的末梢循环情况，防止发生血液循环障碍或皮肤损伤，必要时进行局部按压，以促进血液循环。

（5）及时、准确记录使用保护具的原因、目的、时间，以及每次观察的结果、实施护理措施情况及解除约束的时间。

（三）辅助器的应用

辅助器是为保持患者身体平衡与身体支持的器具，也是维护患者安全的措施之一。拐杖和手杖是患者常使用的辅助器。

1．目的

（1）拐杖是提供给短期或长期残障者离床时使用的一种支持性辅助用具。

（2）手杖是一种手握式的辅助用具，常用于不能完全负重的残障者或老年人。

2．评估

（1）患者的病情、年龄及身体残障的程度。

（2）患者与家属对辅助器使用方法的了解程度。

3．操作前准备

（1）用物准备：根据患者需要准备拐杖和手杖。

（2）患者准备：了解辅助器应用的目的和方法。

（3）环境准备：环境清洁安静，患者床旁无多余物品，方便护理操作。

4．操作步骤

详见表5-2。

表5-2　辅助器的应用

流程	步骤	要点说明
1．核对解释	携用物至床旁，认真核对患者信息，并向患者及家属介绍应用步骤，并征得患者同意	确认患者，取得配合
2．应用	根据情况选择合适的拐杖和手杖	
	拐杖的应用（图5-18）	提供给短期或长期残障者离床时使用
	（1）选择长度合适、安全稳妥的拐杖，长度包括腋垫和杖底橡胶垫的厚度	确保患者舒适。简易计算方法为：使用者身高减去40 cm
	（2）使用时，使用者双肩放松，身体挺直站立，腋窝与拐杖顶垫间相距2～3 cm，拐杖底端应该侧离足跟15～20 cm。紧握把手时手肘可以弯曲。拐杖底面应该较宽并有较深的凹槽，且具有弹性	扩大支撑面，保持身体稳定
	（3）协助患者使用拐杖走路的四种方法分别是：两点法，同时出右拐和左脚，然后出左拐和右脚；三点法，两拐杖和患肢同时伸出，然后出健肢；四点法，先出右拐，左脚跟上，接着出左拐，右脚跟上；跳跃法，先将两拐向前，再将身体跳至两拐中间处	三点法最安全 此法进行较快，适应于永久性残疾人

续表

流程	步骤	要点说明
	手杖的应用（图 5-19）	用于不能完全负重的残障者或老年人
	（1）根据情况选择合适的长度及种类的手杖种类有木制或金属制。其中，底端可为单脚或四脚型	木制的长度不可调，金属制的可调
	（2）手杖应该由健侧手臂握住用力，肘部在负重时能稍微弯曲，便于手柄的抓握，弯曲部与髋部同高，手握手柄感觉舒适	
	（3）协助行走	
3. 操作后整理	（1）整理用物，协助患者取适当体位	
	（2）洗手，记录有关内容	

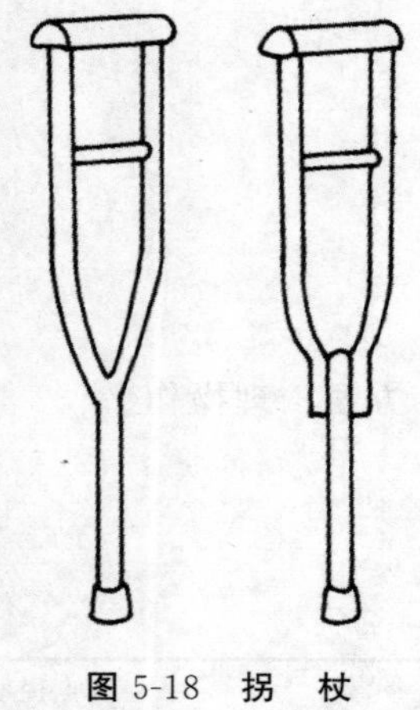

图 5-18　拐　杖

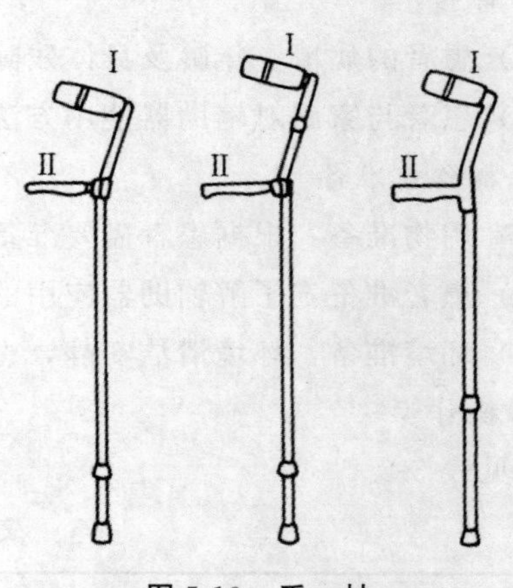

图 5-19　手　杖

5. 注意事项

（1）使用辅助器的患者应意识清楚，身体状况良好、稳定。

（2）护士应为患者选择合适的辅助器，相反，不合适的辅助器与姿势可导致腋下受压造成神经损伤、腋下或手掌挫伤、跌倒，还可引起背部肌肉劳损和酸痛。

（3）使用者的手臂、肩部或背部没有伤痛，活动不受限制，避免影响手臂的支撑力。

（4）使用辅助器时，患者应穿合身的宽松衣服，穿安全防滑的平底鞋，鞋要合脚。

（5）患者选择宽阔的练习场地，避免拥挤和分散注意力，地面应保持干燥，去除可移动的障碍物。

（6）手杖和拐杖的底端应经常检查，确定橡皮底垫的凹槽能产生足够的吸力与摩擦力，而且紧握于手杖的底端。

（7）备一椅子，供患者练习疲劳时休息。

第六章 普外科护理

第一节 甲状腺疾病

一、甲状腺功能亢进

（一）概念

甲状腺功能亢进（简称“甲亢”）是甲状腺激素分泌过多引起的内分泌疾病，对人体身心都造成很大影响。女性患者多于男性，男女比例约为1∶4。甲亢分为原发性、继发性和高功能腺瘤三类。原发性甲亢最常见，指在甲状腺肿大的同时出现功能亢进症状，患者多在20～40岁之间。继发性甲亢较少见，指在结节性甲状腺肿基础上发生甲亢，患者先有结节性甲状腺肿大，多年以后才逐渐出现功能亢进症状，多发于单纯性甲状腺肿的流行地区，年龄多在40岁以上。高功能腺瘤少见，腺体内有单个的自主性高功能结节，结节周围的甲状腺组织呈萎缩改变。

（二）临床表现

1. 甲状腺肿大

甲状腺肿大一般不引起压迫。由于腺体内血管扩张、血流加速，可触及震颤，闻及杂音，尤其在甲状腺上动脉进入上极处更为明显。原发性甲亢的腺体肿大多为弥漫性，两侧常对称，而继发性甲亢的肿大腺体呈结节状，两侧多不对称。

2. 交感神经功能过度兴奋

患者常多语，性情急躁，容易激动，失眠，双手常有细而快的颤动，怕热，多汗，皮肤常较温暖。

3. 眼征

典型者双侧眼球突出、眼裂增宽、瞳孔散大。个别突眼严重者，上下眼睑难以闭合，甚至不能盖住角膜。其他眼征可有：凝视时瞬目减少，眼向下看时上眼睑不随眼球下闭，两眼内聚能力差等。原发性甲亢常伴有眼球突，故又称“突眼性甲状腺肿”。

4. 心血管功能改变

患者多诉心悸、胸部不适；脉快有力，脉率常在100次/min以上，休息和睡眠时仍快；收缩期血压升高、舒张期血压降低，因而脉压增大。其中，脉率增快及脉压增大尤为重要，常可作为判断病情严重程度和治疗效果的重要标志。如左心逐渐扩张、肥大可有收缩期杂音，严重者出现心律失常、心力衰竭。继发性甲亢容易发生心肌损害。

5. 基础代谢率增高

其程度与临床症状的严重程度平行。食欲亢进反而消瘦，体重减轻，易疲乏，工作效率降低。有的患者还出现停经、阳痿等内分泌功能紊乱或肠蠕动亢进、腹泻。极个别病例伴有局限性胫前黏液水肿，常与严重突眼同时或先后发生。

6. 心理状态

疾病本身可致情绪不稳、激动，由于环境改变，患者表现为焦躁不安、亢奋；害怕手术，担心术后疼痛；既希望早日安排手术，又害怕手术日的来临。

（三）辅助检查

1. 基础代谢率测定

基础代谢率用基础代谢检测装置（代谢车）测定，较可靠，也可按公式简单计算：基础代谢率＝（脉率＋脉压）－111，±10 %为正常，＋20 %～30 %为轻度甲亢，＋30 %～60 %为中度甲亢，＋60 %以上为重度甲亢。测定必须在清晨空腹静卧时反复进行。

2. 甲状腺摄^{131}I率测定

正常甲状腺24小时内摄取的^{131}I量为人体总量30 %～40 %，如果2小时内甲状腺摄^{131}I量超过人体总量25 %，24小时内超过50 %，且吸^{131}I高峰提前出现，都表示有甲亢。但需说明，摄取的速度和积聚的程度并不能反映甲亢的严重程度。

3. 放射免疫法测定

血清中T_3、T_4含量对诊断有肯定价值。

（四）护理措施

甲状腺大部分切除术是目前治疗甲亢的一种常用而有效方法。它能使90 %～95 %的患者获得痊愈，手术死亡率低于1 %，4 %～5 %的患者术后复发甲亢。

1. 术前护理

（1）完善各项术前检查。除全面的体格检查和必要的化验检查外，还包括如下几种。①颈部透视或摄片，了解气管有无受压或移位，检查气管壁有无软化。②详细检查心脏有无扩大、杂音或心律不齐等，并做心电图。③喉镜检查，确定声带功能。④测定基础代谢率，了解甲亢程度，选择手术时机。测定基础代谢率要在完全安静、空腹时进行。⑤检查神经肌肉的应激性是否增高，测定血钙、血磷的含量，了解甲状旁腺功能状态。

（2）药物准备。降低基础代谢率，是术前准备的重要环节。通常可开始即用碘剂，2～3周甲亢症状得到基本控制。其标准是：患者情绪稳定，睡眠好转，体重增加，脉率稳定在每分钟90次以下，脉压恢复正常，基础代谢率＋20 %以下，便可进行手术。常用的碘剂是复方碘化钾溶液，每日3次，口服，第1日每次3滴，第2日每次4滴，依此逐日每次增加1滴至每次16滴为止，然后维持此剂量。症状减轻不明显者可加用硫氧嘧啶类药物，但停药后仍需继续单独服用碘剂1～2周，再行手术。

近年来，对于常规应用碘剂或合并应用硫氧嘧啶类药物不能耐受或不起作用的病例主张与碘剂合用或单用普萘洛尔做术前准备，每6小时给药1次，每次20～40 mg，口服，一般服用4～7日脉率即降至正常水平。由于普萘洛尔半衰期不到8小时，故最末一次服用须在术前1～2小时，术后继续口服普萘洛尔4～7日。术前不用阿托品，以免引起心动过速。

（3）心理支持。消除患者的顾虑和恐惧心理，避免情绪激动。对于精神过度紧张或失眠者，适当应用镇静剂和安眠药，使患者情绪稳定。安排通风良好、安静的环境，指导患者减少活动，适当卧床休息，以免体力消耗；避免过多外来不良刺激。

（4）饮食护理。给予患者高热量、高蛋白和富含维生素的食物，并给予足够的液体摄入，加强营养支持。禁用对中枢神经有兴奋作用的浓茶、咖啡等刺激性饮料。

（5）体位训练。术前教会患者头低肩高体位，可用软枕每日练习数次，使机体适应手术时体位的改变。

（6）眼睛保护。对于突眼者，注意保护眼睛，可戴黑眼罩，睡前用抗生素眼膏敷眼，以胶布闭合眼睑或油纱布遮盖，以避免角膜的过度暴露，防止角膜干燥受损，发生溃疡。

（7）戒烟。控制呼吸道感染，指导患者深呼吸、有效咳嗽的方法。

（8）术日晨准备麻醉床时，床旁另备无菌手套拆线包及气管切开包。

2. *术后护理*

（1）加强术后观察和护理。①体位：患者回病室后取平卧位，连接各种引流管道。血压平稳或全麻清醒后患者采用半卧位，以利呼吸和引流切口内积血。在床上变换体位、起身、咳嗽时，指导患者保持头颈部的固定。②病情观察：加强巡视，密切注意患者的呼吸、体温、脉搏、血压的变化，定时测量生命体征。③保持呼吸道通畅：鼓励患者深呼吸、有效咳嗽，必要时行雾化吸入，帮助其及时排出痰液，保持呼吸道通畅，预防肺部并发症。④切口的观察与护理：手术野常规放置橡皮片或引流管引流 24～48 小时，观察切口渗血情况，注意引流液的量、颜色，及时更换浸湿的敷料，估计并记录出血量，以便了解切口内出血情况和及时引流切口内积血，预防术后气管受压。

（2）术后特殊药物的给予：甲亢患者，术后继续服用复方碘化钾溶液，每日 3 次，每次 16 滴开始，逐日每次减少 1 滴。年轻患者术后常口服甲状腺制剂，每日 30～60 mg，连服 6～12 个月，以抑制促甲状腺激素的分泌，对预防复发有一定的作用。

（3）饮食与营养：术后清醒患者，即可给予少量温凉水，无呛咳、误咽等不适，可逐步给予便于吞咽的流质饮食，注意微温，不可过热，以免颈部血管扩张，加重创口渗血。以后逐步过渡到半流质和软饭。甲状腺手术对胃肠道功能影响很小，只是在吞咽时感觉疼痛不适。鼓励患者加强营养，促进愈合。

（4）术后并发症的防治与护理。

术后呼吸困难和窒息：术后危及生命的并发症，多发生于术后 48 小时内。表现为进行性呼吸困难，烦躁、发绀，甚至窒息。可有颈部肿胀、切口渗出鲜血等。

常见原因如下。①切口内出血压迫气管，主要是手术时止血不完善，或因血管结扎线滑脱引起的。②喉头水肿，主要由手术操作创伤引起，也可由气管插管引起。③气管塌陷，是由于气管壁长期受肿大的甲状腺压迫，发生软化，切除甲状腺体的大部分后，软化的气管壁失去支撑所致。④双侧喉返神经损伤，导致两侧声带麻痹，引起失声或严重的呼吸困难，甚至窒息。

术后经常巡视、密切视察生命体征和伤口情况。对于血肿压迫或气管塌陷者立即配合床边抢救，及时剪开缝线，敞开伤口，迅速除去血肿，如呼吸仍无改善则行气管切开、吸氧；待患者情况好转，再送手术室做进一步止血处理。喉头水肿者应用大剂量激素，地塞米松 30 mg 静脉滴入，呼吸困难无好转时可行环甲膜穿刺或气管切开。

喉返神经损伤：主要是手术操作直接损伤引起，如切断、缝扎、挫夹或牵拉过度；少数由于血肿压迫或瘢痕组织的牵拉而发生。前者在术中立即出现症状，后者在术后数天才出现症状。切断、缝扎引起的是永久性损伤，挫夹、牵拉或血压肿迫所致的多为暂时性的，经理疗后，一般3～6个月可逐渐恢复。鼓励患者麻醉清醒后大声讲几句话，了解其发音情况，一侧喉返神经损伤，大多引起声音嘶哑，此种声嘶可由健侧声带过度向患侧内收而好转，护士应认真做好安慰解释工作。

喉上神经损伤：多为结扎、切断甲状腺上动、静脉时，离开腺体上极较远，未加仔细分离，连同周围组织大束结扎时引起。若损伤外支，会使环甲肌瘫痪，引起声带松弛、音调降低，如损伤内支，则使喉部黏膜感觉丧失，患者失去喉部的反射性咳嗽，进食时，特别是饮水时，容易发生误咽、呛咳。应注意患者饮水进食情况，一般术后数日可恢复正常。

手足抽搐：手术时甲状旁腺误被切除、挫伤或其血液供应受累，都可引起甲状旁腺功能低下，血钙浓度下降使神经肌肉的应激性显著提高，引起手足抽搐。症状多在术后1～2日出现，多数患者症状轻而短暂，只有面部、唇或手足部的针刺感、麻木感或强直感，经过2～3周，未受损伤的甲状旁腺增生肥大、代偿，症状便可消失。预防的关键在于切除甲状腺体时，必须保留腺体背面部分的完整。护理：适当限制肉类、乳品和蛋类等食品，因其含磷较高，影响钙的吸收。抽搐发作时，立即静脉注射10 %葡萄糖酸钙或氯化钙10～20 mL。症状轻者指导患者口服葡萄糖酸钙或乳酸钙；症状较重或长期不能恢复者，可加服维生素 D_3。口服二氢速固醇油剂效果更好。

甲状腺危象：发病原理迄今不明，可能是甲亢时肾上腺皮质激素的合成、分泌和分解代谢率加速，久之使肾上腺皮质功能减退，肾上腺皮质激素分泌不足，而手术创伤的应激可诱发危象，因此危象多发生于术前准备不够，甲亢症状未能很好控制者。临床表现为术后12～36小时高热，脉快而弱（每分钟在120次以上）、大汗、烦躁不安、谵妄，甚至昏迷，常伴有呕吐、水泻。如处理不及时或不当，常很快死亡。使甲亢患者基础代谢率降至正常范围再施行手术是预防甲状腺危象的关键。对术后早期患者定期巡视，加强病情观察，一旦发生危象，立即配合治疗。①碘剂，口服复方碘化钾溶液3～5 mL，紧急时用10 %碘化钠5～10 mL加入10 %葡萄糖500 mL中静脉滴注。②氢化可的松，每日200～400 mg分次静脉滴注。③利舍平1～2 mg，肌内注射；或普萘洛尔5 mg，加入葡萄糖溶液100 mL中静脉滴注。④镇静剂，常用苯巴比妥钠，或冬眠合剂Ⅱ号半量肌内注射，6～8小时1次。⑤降温，用退热药物、冬眠药物、物理降温等综合措施，尽量保持患者体温在37 ℃左右。⑥静脉输入大量葡萄糖溶液。⑦吸氧，减轻组织的缺氧。⑧心力衰竭者加用洋地黄制剂。⑨保持病室安静，避免强光噪声的刺激。

（5）健康教育。讲解术后并发症的表现和预防办法，共同防治。鼓励患者保持精神愉快、建立良好人际关系。说明术后继续服药的重要性。教会患者术后早期床上活动，尽可能自理，合理安排休息与睡眠，促进康复。嘱咐其定期门诊复查，出现心悸、手足震颤、抽搐等情况及时来院诊治。

二、甲状腺肿瘤

（一）概念

甲状腺肿瘤分良性和恶性两类。良性肿瘤最常见的是甲状腺腺瘤，病理上分为滤泡状和乳头状囊性腺瘤两种，腺瘤周围有完整的包膜。多见于 40 岁以下的妇女。恶性肿瘤最常见的是甲状腺癌，约占全身恶性肿瘤 1 %，病理上分为乳头状腺癌、滤泡状腺癌、未分化癌和髓样癌。乳头状腺癌多见于年轻人，常为女性，滤泡状腺癌多见于中年人，未分化癌多见于老年人。在儿童时期出现的甲状腺结节 50 %为恶性，发生于男性，特别是年轻男性的单个结节，应警惕恶性的可能。判断甲状腺肿瘤是良性还是恶性关系到治疗方案及手术方式的选择。

（二）临床表现

1. 甲状腺腺瘤

大部分患者无任何不适症状，无意中或体检时发现颈部肿块。多为单发，呈圆形或椭圆形，局限在一侧腺体内，位置常靠近甲状腺峡部，质地较软但较周围甲状腺组织硬，表面光滑，边界清楚，无压痛，能随吞咽上下移动。若乳头状囊性腺瘤因囊壁血管破裂而发生囊内出血，此时肿瘤体积可在短期内迅速增大，局部出现胀痛。

2. 甲状腺癌

发病初期多无明显症状，在甲状腺组织内出现单个、固定、质硬而凸凹不平的肿块。肿块逐渐增大，吞咽时肿块上下移动度减低。晚期常压迫喉返神经、气管、食管，出现声嘶、呼吸困难或吞咽困难。如压迫颈交感神经节，可产生霍纳综合征，颈丛浅支受侵时可有耳、枕、肩等处疼痛。局部转移常在颈部，出现硬而固定的淋巴结，远处转移多见于扁骨（颅骨、椎骨、胸骨、盆骨等）和肺。有些患者的甲状腺肿块并不明显，而以颈、肺、骨骼的转移癌为突出症状。髓样癌由于肿瘤本身可产生激素样活性物质如 5-羟色胺和降钙素，患者可出现腹泻、心悸、颜面潮红和血钙降低等症状。还可伴有其他内分泌腺体的增生。患者常因无意中发现颈部肿块，病史较短或突然，或因较长时间颈部包块突然增大，对肿块的性质不明，担心恶变和预后，害怕手术。有的年轻女性则担心手术伤口影响美观，常出现焦虑、不安、紧张、失眠等。

（三）辅助检查

1. 放射性 ^{131}I 或 ^{99m}Tc 扫描

结节的放射性密度较周围正常甲状腺组织的放射性密度增高者为热结节，与正常相等者为温结节，较正常减弱者为凉结节，完全阙如者为冷结节。甲状腺腺瘤可表现为温结节、冷结节或凉结节，其边缘较清晰，也可能略模糊。甲状腺癌均为冷结节，边缘一般较模糊。热结节常提示高功能腺瘤，一般不癌变。进一步鉴别冷结节的良恶性可用“亲肿瘤”放射性核素（^{131}Cs、^{75}Se、^{67}Ga）做甲状腺显影。

2. B 型超声检查

测定甲状腺大小，探测结节的位置、大小、数目及其与邻近组织的关系，区别结节的囊肿性或实体性。

3. 穿刺细胞学检查

一般不需局部麻醉，细针直接刺入结节，以 2～3 个不同方向穿刺抽吸，涂片。诊断正确率可在 80 %以上。

(四) 护理措施

甲状腺腺瘤有引起甲亢（发生率为20％）和恶变（发生率为10％）的可能，原则上应早期手术切除。一般行患侧甲状腺大部切除，如腺瘤小可行单纯腺瘤切除。各型甲状腺癌因恶性程度、转移途径有所不同，治疗原则亦各异，可行患侧全部切除、对侧腺体大部切除，加行颈淋巴结清扫术，或放射性碘治疗等，手术的范围和疗效与肿瘤的病理类型有关，注意避免损伤神经，保护甲状旁腺。

1. 术前护理

热情对待患者，了解其对所患疾病的感受和认识，以及对准备接受的治疗方式的想法。告知甲状腺疾病的有关知识。说明手术的必要性、手术的方法、术后恢复过程及预后情况。教导患者练习手术时体位：将软枕垫于肩都，保持头低位。必要时，剃除其耳后毛发，以便行颈淋巴结清扫术。术前晚予以镇静催眠药，使其身心处于接受手术的最佳状态。

2. 术后护理

(1) 体位和生命体征。监测患者回病室后，取平卧位。如有引流管，予以正确连接引流装置。监测生命体征，尤其注意患者的呼吸、脉搏变化。血压平稳后，改半卧位，便于呼吸和引流。

(2) 病情观察。了解患者的发音和吞咽情况，判断有无声音嘶哑或音调降低、误咽呛咳。及时发现创面敷料潮湿情况，估计渗血量，予以更换。注意引流液的量、颜色及变化，及早发现异常并通知医师。如血肿压迫气管，立即配合床旁抢救，切口拆线、清除血肿。

(3) 行颈淋巴结清扫，创面较广泛，手术创伤较大，患者疼痛不适，可给予镇静止痛药，利于休息。注意水电解质的补充。如癌肿较大，长期压迫气管，造成气管软化，术后应尤其注意其呼吸情况，床边备无菌手套和气管切开包，发现窒息的威胁，立即配合医师行气管切开。

(4) 饮食病情平稳或全麻清醒后，患者口饮少量清水，如无不适，鼓励患者多进食或经吸管吸入便于吞咽的流质饮食，克服吞咽不适的困难，逐步过渡为稀软的半流质、软饭等，说明饮食营养对于切口愈合、机体修复的重要性。

(5) 功能活动。卧床期间鼓励患者床上适当活动，促进全局血液循环。头颈部在制动一段时间后，可开始逐步活动，促进切口愈合。

第二节 乳腺疾病

一、概述

(一) 乳房的解剖

成年妇女乳房是两个半球形的性征器官，位于胸大肌浅面，在第2、3至第6肋骨水平的浅筋膜浅层和深层之间。

乳房的主要结构是腺体、导管、结缔组织和脂肪。每一乳房有15～20个腺叶，每一腺叶分成很多腺小叶，腺小叶由小乳管和腺泡组成。乳管开口于乳头，在靠近开口的1/3段略膨大，是乳管内乳头状瘤的好发部位。若病变侵犯导管，可导致乳头凹陷、位置不对称或溢液。腺叶间有许多与皮肤垂直的纤维束，上连接浅筋膜浅层，下连接浅筋膜深层，称为乳房悬韧带，又称乳房悬韧带，起支持与固定乳房的作用。乳房的淋巴网甚为丰富，淋巴转移是乳腺癌最主要的转移途径。

（二）乳腺的生理和病理

乳腺是许多内分泌腺的靶器官，其生理活动受腺垂体激素、肾上腺皮质激素和性激素的影响，呈周期性改变。其中雌激素可促进乳腺导管发育；孕激素促进腺泡发育；催乳素促进乳汁生成及分泌；缩宫素促进乳汁排出。生理性的变化如下。①随月经周期的变化，月经来潮前乳房稍微变大、胀痛、有硬结感，但月经后即可恢复。②妊娠期乳房变大，腺体明显增生，乳头变大、颜色变深，乳晕颜色加深；产后腺体缩小，乳房稍微下垂。③停经后，腺体逐渐萎缩，为脂肪组织代替。乳房变小、松弛、乳头周围的腺管容易触及。

二、乳房的评估

（一）健康史

（1）月经及生育史。月经初潮和闭经年龄、婚否、生育及哺乳史。

（2）末次月经的日期。乳房检查的最佳时期是在月经后的7～10天。

（3）在月经周期中是否有乳房肿胀感或疼痛，是否触及肿块以及肿块的位置、大小、出现时间、是否固定和疼痛等。

（4）乳头是否有分泌物，以及分泌物的颜色、量、气味。

（5）妊娠、哺乳状况。

（6）是否了解乳房自我检查知识，是否实施，方法是否正确。

（7）遗传因素。母系近亲如母亲、外祖母及姐妹中有无乳腺癌患者。

（二）乳房检查方法

乳房检查可以早期发现乳房疾病。乳房检查时间一般选择在月经后7～10天，此时乳腺最松软，乳腺组织较薄，病变较易被检出。乳房检查应在光线明亮处，受检者端坐，放松胸部，双臂下垂，使两侧乳房充分暴露，检查时注意环境的隐私性。乳腺检查一般先查健侧，后查患侧。

1. 视诊

视诊主要是观察两侧乳房的大小、外形、位置。

（1）乳房大小、形状，两侧是否对称，有无局限性隆起或凹陷。

（2）正常时双侧乳头对称，指向前方。若有乳头方向改变和位置高低改变，提示有乳腺病变。注意是否有凹陷（近期出现凹陷有意义）、位置改变（一般左侧乳头稍低，平第4肋间，有肿块牵拉可两侧乳头高低不一）；是否有皲裂、渗出、溢液；乳晕有无糜烂、有无湿疹样改变。

（3）乳房皮肤，注意有无红肿（首先考虑化脓性炎症，大面积发红伴充血水肿应警惕炎性乳腺癌）、破溃、凹陷“酒窝征”（乳房悬韧带受癌侵犯，收缩而致）、橘皮征（癌细胞侵入表浅淋巴管引起阻塞，导致淋巴水肿），浅表静脉是否扩张（单侧有意义为晚期乳腺癌或肉瘤的征象；妊娠、哺乳或颈部静脉受压时为双侧）。

2. 触诊

用手指掌面而不是指尖做触诊，不要用手抓捏乳房组织，应按顺序对乳房内上、内下、外下、外上象限及中央（乳头、乳晕）区做全面检查。轻挤乳头，观察有无溢液，若有溢液，依次挤压乳晕四周，并记录溢液来自哪个乳管。

(1) 乳房发现肿块时，注意肿块有无压痛及与月经关系，数目、大小、硬度，外形是否整齐，边界是否清晰，表面是否光滑，有无粘连及活动度。

(2) 腋窝淋巴结有四组即锁骨下和上组、胸肌组、中央组、肩胛下组。

(三) 特殊检查

(1) X线检查。钼靶X线及乳腺腺管造影术。

(2) 其他检查。B超、热像图及红外线扫描。

(3) 乳头溢液涂片。

(4) 活组织病理检查。此方法最可靠。

三、急性乳腺炎的护理

急性乳腺炎是乳房的急性化脓性感染，多见于初产妇哺乳期，有积乳、乳头破损史。一般发生在产后3～4周。

(一) 病因

急性乳腺炎的发病，有以下两个方面原因。①乳汁淤积。②细菌入侵，主要为金黄色葡萄球菌，乳头破损或皲裂是感染的主要途径。预防和治疗乳腺炎要从这两个病因着手。

(二) 辅助检查

血白细胞计数及中性粒细胞比例均升高。化脓时诊断性脓肿穿刺抽出脓液。

(三) 治疗原则

(1) 患乳停止哺乳，用吸乳器吸净乳汁；热敷或理疗。

(2) 用25 %$MgSO_2$湿敷或采用中药水调散局部外敷。

(3) 应用抗生素。

(4) 脓肿形成后及时切开引流。

(5) 出现乳瘘时（切口出现乳汁）需终止乳汁分泌，可口服己烯雌酚，每次1～2 mg，每日3次，共2～3天；或中药炒麦芽，每日60 g，煎服，分两次服用，连服2～3日。

(四) 护理

1. 评估

(1) 临床表现。①局部表现：初期乳房肿胀疼痛，压痛性肿块，局部皮肤可有红热。若病情进一步发展，症状可加重，并形成脓肿，压之有波动感和疼痛，局部皮肤表面有脱屑，穿刺可抽出脓液。腋窝淋巴结肿大、疼痛。②全身表现：高热、寒战、食欲缺乏、全身不适、白细胞计数明显升高。

(2) 健康史。患者有无乳头发育不良造成新生儿吸吮障碍，有无乳头破损等。

(3) 心理和社会状态。

2. 护理诊断

护理诊断主要包括：①体温过高；②疼痛；③知识缺乏。

3. 护理措施

(1) 预防措施。①避免乳汁淤积，养成定时哺乳、婴儿不含乳头睡觉等良好的哺乳习惯；每次哺乳时尽量让婴儿吸净；哺乳后应清洗乳头。②在妊娠后期，每日用温水擦洗乳头；用手指按摩乳头，并用 70 %乙醇擦拭乳头，防止乳头破损。③妊娠期应经常用肥皂水及温水清洗两侧乳头；妊娠后期每日清洗；哺乳前后应清洗乳头，并应注意婴儿口腔卫生；如有乳头破损，应停止哺乳，定期排空乳汁，局部涂抗生素软膏，待伤口愈合后再哺乳。④妊娠期应每日挤捏、提拉乳头，多数乳头内陷者可以纠正，哺乳时有利于婴儿吸吮，防止乳汁淤积。

(2) 炎症的护理措施。①适当休息，注意个人卫生；进食高热量、高蛋白、高维生素、低脂肪、易消化饮食，并注意水分的补充。②用乳罩托起肿大的乳房。③消除乳汁淤积，保持乳管通畅。患乳停止哺乳，用吸乳器吸净乳汁。④监测体温、脉搏、呼吸及白细胞变化；注意用药反应，高热患者可给予物理降温。全身应用抗生素。⑤初期未成脓，局部理疗或热敷促进炎症吸收，每次20～30 分钟，每日3～4 次。⑥脓肿形成后及时切开引流，切开引流应注意，为避免损伤乳管，乳房浅部脓肿应循乳管方向做放射状（轮辐状）切口至乳晕处止，深部或乳房后脓肿沿乳房下缘做弧形切口，乳晕下脓肿应沿乳晕边沿做弧形切口，切开后要注意分离多房脓肿的房间隔膜以利引流，切口要大，位置要低，引流条要深入放置，术后保持伤口引流通畅，及切口敷料清洁等。出现乳瘘，须回乳，停止乳汁分泌，可服用中药炒麦芽，口服己烯雌酚或肌内注射苯甲酸雌二醇。

四、乳腺良性肿瘤的护理

（一）乳腺纤维瘤

乳腺纤维瘤以 18～25 岁发病最多。其发生与雌激素水平过高有关，故多见于性功能旺盛时期的年轻妇女。临床特点：①患者常无自觉症状，但妊娠及哺乳期时因受雌激素刺激可迅速增大。②肿块好发于乳房外上象限，多为单发。③肿块无压痛；质坚韧，有弹性和包膜，边界清楚，光滑，活动度大；无腋窝淋巴结肿大；肿块变化与月经周期无关。应早期手术切除，并行病理检查，以明确有无恶变。

（二）乳管内乳头状瘤

乳管内乳头状瘤多见于经产妇，好发于 40～50 岁，多发生在大乳管近乳头的膨大部位。临床特点：以乳头血性溢液为主要临床特点，溢液为鲜血、血清样或浆液；肿块小，常不能触及，有时乳晕区可触及较小肿块。轻压乳晕区从乳头排出血性液体，对诊断有帮助。可行乳管 X 线造影及溢液涂片检查。应尽早手术切除，行肿块切除或单纯乳房切除。术中快速冷冻病理检查。

（三）乳房囊性增生病

乳房囊性增生病好发于 25～40 岁的女性，其发生与卵巢功能失调有密切关系。临床特点：①周期性乳房胀痛，月经来潮前发生或加重，月经过后疼痛消失或减轻，胀痛程度不一。②一侧或双侧内有大小不等、质韧、边界不清的结节性肿块，可推动，与皮肤和基底不粘连。少数有轻压痛，偶有乳头溢液。腋窝淋巴结不肿大。③B 超、X 线、活组织切片等可助诊断。一般不做手术。症状明显者可口服药物，缓解疼痛；若病变严重或疑有恶变者，做活组织切片。

五、乳腺癌的护理

(一) 病因

病因尚不清楚，易患因素如下。①性激素变化。②激素因素作用，初潮早于12岁，绝经晚于50岁，未婚，未哺乳，35岁以上未育者发病率高。③遗传因素，母女关系高10倍、姐妹高2～3倍。④饮食习惯，高脂饮食者发病多，肥胖人发病率高。⑤癌前期病变，如乳房囊性增生病、乳腺纤维腺瘤及乳管内乳头状瘤等与乳腺癌发生也有关系。⑥其他因素，如放射线、致癌药物等。

(二) 病理

1. 乳腺癌分型

乳腺癌分型方法较多，目前我国多采用以下方法。

(1) 非浸润性癌：包括导管内癌（癌细胞未突破导管壁基膜）、小叶原位癌（癌细胞未突破末梢乳管或腺泡基膜）及乳头湿疹样乳腺癌（伴发浸润性癌者，不在此列），属早期，预后较好。

(2) 早期浸润性癌：包括早期浸润性导管癌（癌细胞突破管壁基膜，开始向间质浸润）及早期浸润性小叶癌（癌细胞突破末梢乳管或腺泡基膜，开始向间质浸润，但未超过小叶范围），仍属早期，预后较好。

(3) 浸润性特殊癌：包括乳头状癌、髓样癌（伴大量淋巴细胞浸润）、小管癌（高分化腺癌）、腺样囊性癌、黏液腺癌、大汗腺样癌、鳞状细胞癌、乳头湿疹样癌等。此型癌细胞一般分化程度高，预后尚好。

(4) 浸润性非特殊癌：包括浸润性小叶癌、浸润性导管癌、硬癌、髓样癌（无大量淋巴细胞浸润）、单纯癌、腺癌等。此类癌是乳腺癌中最常见的类型，占70％～80％，一般分化低，预后较上述类型差。

(5) 其他罕见癌：包括分泌型（幼年型）癌、富脂质型（分泌脂质）癌、纤维腺瘤癌变、乳头状瘤癌变等。

2. 转移途径

(1) 局部扩散：癌细胞沿导管或筋膜间隙蔓延，继而侵及Cooper韧带和皮肤，后期可皮肤破溃形成癌性溃疡。深部癌肿可侵及胸肌筋膜及胸肌。

(2) 淋巴转移：可循乳房淋巴液的四条输出途径扩散。转移部位与乳腺癌细胞原发部位有一定关系，原发癌灶位于乳头、乳晕区及乳房外侧者，约80％发生腋窝淋巴结转移；位于乳房内侧者，约70％发生胸骨旁淋巴结转移。癌细胞也可通过逆行途径转移到对侧腋窝或腹股沟淋巴结。

(3) 血运转移：乳腺癌细胞可经淋巴途径进入静脉或直接侵入血液循环而发生远处转移。一般易侵犯肺、骨骼和肝脏。血运转移除见于晚期乳腺癌患者外，亦可见于早期乳腺癌患者。

(三) 临床分期

临床上根据癌肿的大小，与皮肤粘连程度，以及腋窝淋巴结转移情况，将病程分为以下 4 期。

一期：肿块直径＜3 cm，与皮肤无粘连，无腋窝淋巴结肿大。

二期：肿块直径＜5 cm，与皮肤粘连，尚能推动，同侧腋窝有可活动散在肿大淋巴结。

三期：肿块直径＞5 cm，与皮肤广泛粘连或有溃疡，与深部筋膜、胸肌粘连固定，同侧腋窝肿大淋巴结融合成团，但尚能推动。

四期：癌肿广泛扩散，与皮肤或胸肌、胸壁粘连固定，同侧腋窝肿大淋巴结已融合固定，或锁骨下淋巴结肿大，或有远处转移等。

(四) 评估

1. 临床表现

(1) 乳房肿块。多见于外上象限，其次是乳头、乳晕和内上象限。早期表现为无痛、单发、质硬、表面不光滑、与周围组织分界不清、不易推动。一般无自觉症状，常于洗澡、更衣或查体时发现。

(2) 皮肤改变。癌肿块侵犯乳房悬韧带，可使韧带收缩而失去弹性，导致皮肤凹陷，即所谓“酒窝征”；癌细胞阻塞皮下、皮内淋巴管，可引起局部淋巴水肿，皮肤呈“橘皮样”改变（晚期多见）。晚期，癌细胞侵入皮肤，可出现多个坚硬小结节，形成卫星结节在癌细胞侵入背部、对侧胸壁，可限制呼吸，称铠甲胸；有时皮肤破溃形成溃疡呈菜花状。

(3) 乳头改变。乳头扁平、回缩、凹陷；若外上象限癌肿可使乳头抬高；乳头深部癌肿侵入乳管使乳头凹陷、两侧乳头不对称等。

(4) 区域淋巴结肿大。常为患侧腋窝淋巴结肿大。

(5) 全身症状。早期一般无全身症状，晚期患者可有恶性肿瘤转移表现，如肺转移时出现胸痛、咳嗽、咯血、气急；骨转移时出现腰背痛、病理性骨折（椎体、骨盆、股骨）；肝转移时出现肝大、黄疸等。

(6) 特殊乳腺癌表现。①炎性乳腺癌少见，一般发生于年轻女性，尤其在妊娠及哺乳期，发展迅速，转移早，预后极差。表现为乳房增大，皮肤红肿热痛，似急性炎症表现，触诊整个乳房肿大发硬，无明显局限性肿块。②乳头湿疹样癌（又称佩吉特病）少见，恶性程度低，发展慢。发生在乳头区大乳管内，后发展到乳头。表现为乳头刺痒、灼痛，湿疹样变，以后出现乳头、乳晕粗糙糜烂、脱屑，如湿疹样，进而形成溃疡。病变发展则乳头内陷、破损。淋巴转移出现晚。

(7) 特殊检查。主要是疾病的特有检查及必要的术前检查。

2. 健康史及个人史重点评估危险因素

内容包括既往史、月经史、生育史、哺乳史、家族史、乳腺外伤史、手术史、疾病史、内分泌治疗史、盆腔手术史、甲状腺疾病史等。

(五) 治疗

治疗是以手术为主的综合治疗。手术术式包括乳腺癌根治术、乳腺癌扩大根治术、乳腺癌改良根治术及乳房单纯切除或部分切除术。

1. 手术治疗

(1) 乳腺癌标准根治术：切除乳腺＋癌肿周围至少 5 cm 皮肤＋乳腺周围脂肪，胸大、小肌和筋膜＋腋窝、锁骨下脂肪组织后和淋巴结，适用于一、二期的患者。

(2) 乳腺癌改良根治术：单纯乳腺切除，同时做腋窝淋巴结清扫，保留胸肌，适用于腋窝淋巴结无转移或仅少数尚能推动淋巴结转移的患者。

(3) 乳腺癌扩大根治术：根治术＋2～4肋软骨及肋间肌＋胸廓内动静脉及周围淋巴结，适用于肿瘤靠内侧的早期有胸骨旁淋巴结转移的患者。

(4) 乳房单纯切除或部分切除术：全部或部分切除乳房，适用于晚期或年老体弱不能耐受根治术者。

2. 化疗

化疗是一种必要的全身辅助治疗应在手术后及早应用。主要化疗反应有呕吐、静脉炎、肝功能异常、骨髓抑制等。化疗期间应定期检查肝肾功能，每次化疗前检查白细胞计数，如白细胞计数$<3\times10^9/L$，应延长用药间隔时间。

3. 放疗

放疗是乳腺癌局部治疗手段之一，以防止术后复发。①术前放疗可用于局部进展期乳腺癌，杀灭癌肿周围的癌细胞。②术后放疗可减少腋窝淋巴结阳性患者的局部复发率，提高5年生存率。③一般术后2～3周进行放疗，在锁骨上胸骨旁及腋窝等区域进行照射，可缓解症状。

4. 激素治疗

对激素依赖的乳腺癌可进行内分泌治疗。①去势治疗：年轻妇女可采用卵巢去势治疗，包括药物、手术或X线去势。②抗雌激素治疗：适用于绝经前后妇女，常用他莫昔芬。③雌激素治疗：适用绝经5年以上的患者。

(六) 护理

1. 护理诊断

护理诊断主要包括：自我形象紊乱、体液过多、上肢活动受限、知识缺乏、潜在并发症。

2. 护理措施

(1) 监测生命体征，尤其对扩大根治术患者要注意呼吸，及时发现气胸（胸闷、呼吸困难），鼓励患者深呼吸，有效咳嗽，防止肺部并发症。

(2) 引流管接负压吸引，妥善固定，保持通畅；观察引流液的量、颜色，注意有无出血。一般引流管在术后3天拔除。若出现积血积液，可无菌操作下穿刺抽液，然后加压包扎。

(3) 麻醉清醒后取半卧位，有效止痛。

(4) 用弹性绷带加压包扎伤口；松紧合适；观察患侧手臂血液循环情况。如包扎过紧，可出现脉搏扪不清，皮肤发紫、发冷等；术后3天内患肢肩关节制动，防止腋窝皮瓣移动而影响伤口愈合。

(5) 抬高患肢并按摩，适当活动；保护患肢，避免意外伤害；不在患肢量血压、注射及抽血，患肢负重不宜过大，不宜用强力洗涤剂，不宜戴首饰或手表。

(6) 功能锻炼。无特殊情况应早期进行功能锻炼，术后24小时内开始活动手指及腕部，可做伸指、握拳、屈腕等活动；3～5 天活动患肢肘关节；7 天后活动肩部，鼓励患者自己进食、梳理头发、洗脸等活动；10 天左右进行手指爬墙活动、画圈、滑轮运动、手臂摇摆运动、用患侧手梳头或经头顶摸至对侧耳郭等。原则是在上肢活动在7 天以后，7 天之内不要上举，10 天之内不外展，上肢负重不宜过大过久。

(7) 健康教育。①患肢功能锻炼。②保护伤口，避免外伤，患肢不能过多负重。③遵医嘱继续化疗及放疗。④手术后 5 年之内避免妊娠。⑤定期检查，每月进行健侧乳房自我检查。

六、乳腺疾病的健康教育

(一) 乳房自我检查

1. 视诊

脱去上衣，面对穿衣镜，两臂下垂放在身体两侧，观察两侧乳房的大小、形状、轮廓是否对称，有无局限性隆起、凹陷或橘皮样改变；乳头有无回缩、抬高及分泌物；乳晕有无湿疹。然后改换体位，双手撑腰、上举，稍微侧身，从不同角度观察上述内容。

2. 触诊

平卧或侧卧触摸乳房，乳房较小者平卧，乳房较大者侧卧，肩下垫软薄枕，左手手臂置于头下，右手手指并拢，用手指掌面轻柔平按，触摸左侧乳房，切忌重按或抓捏。检查一般是从乳房内上、内下、外下、外上象限，最后触摸乳房中央（乳头、乳晕）区。注意乳头有无溢液。然后左臂放下，用右手触摸左侧腋窝淋巴结有无肿大。

用同样的方法检查另一侧。如发现肿块，应及时到医院做进一步检查，以便明确诊断。

(二) 乳腺癌根治术后康复指导

(1) 保护伤口处皮肤，患侧上肢避免搬、提重物。

(2) 遵医嘱定期复查，按时放疗及化疗。

(3) 继续功能锻炼，改善患肢功能。

(4) 每月行乳房自我检查。

(5) 术后 5 年内避免妊娠。

第三节　脾破裂

一、概述

脾脏是一个血供丰富而质脆的实质性器官，脾脏是腹部脏器中最容易受损伤的器官，发生率占各种腹部损伤的 40 %左右。它被与其包膜相连的诸韧带固定在左上腹的后方，尽管有下胸壁、腹壁和膈肌的保护，但外伤暴力很容易使其破裂而引起内出血。以真性破裂多见，约占 85 %。根据不同的病因，脾破裂分成两大类。①外伤性破裂，占绝大多数，都有明确的外伤史，裂伤部位以脾脏的外侧凸面为多，也可在内侧脾门处，主要取决于暴力作用的方向和部位。②自发性破裂，极少见，且主要发生在病理性肿大（门静脉高压症、血吸虫病、淋巴瘤等）的脾脏。如仔细追询病史，多数仍有一定的诱因，如剧烈咳嗽、打喷嚏或突然改变体位等。

二、护理评估

（一）健康史

了解患者腹部损伤的时间、地点，以及致伤源、伤情、就诊前的急救措施、受伤至就诊之间的病情变化，如果患者神志不清，应询问目击人员。患者一般有上腹火器伤、锐器伤或交通事故、工伤等外伤史或病理性（门静脉高压症、血吸虫病、淋巴瘤等）的脾脏肿大病史。

（二）临床表现

脾破裂的临床表现以内出血及腹膜刺激征为特征，并常与出血量和出血速度密切相关。出血量大而速度快者很快就出现低血容量性休克，伤情十分危急；出血量少而慢者症状轻微，除左上腹轻度疼痛外，无其他明显体征，不易诊断。随着时间的推移，出血量越来越大，才出现休克前期的表现，继而发生休克。由于血液对腹膜的刺激而有腹痛，起始在左上腹，慢慢涉及全腹，但仍以左上腹最为明显，同时有腹部压痛、反跳痛和腹肌紧张。

（三）诊断及辅助检查

创伤性脾破裂的诊断主要依赖如下。①损伤病史或病理性脾大病史。②临床有内出血的表现。③腹腔诊断性穿刺抽出不凝固血液。④对诊断确有困难、伤情允许的病例，采用腹腔灌洗、B 型超声、核素扫描、CT 或选择性腹腔动脉造影等帮助明确诊断。B 型超声是一种常用检查，可明确脾脏破裂程度。⑤实验室检查发现红细胞、血红蛋白和血细胞比容进行性降低，提示有内出血。

（四）治疗原则

随着对脾功能认识的深化，在坚持“抢救生命第一，保留脾脏第二”的原则下，尽量保留脾脏的原则已被绝大多数外科医师接受。彻底查明伤情后尽可能保留脾脏，方法有生物胶黏合止血、物理凝固止血、单纯缝合修补、部分脾切除等，必要时行全脾切除术。

（五）心理、社会因素

导致脾破裂的原因均是意外，患者痛苦大、病情重，且在创伤、失血之后处于紧张状态。患者常有恐惧、急躁、焦虑，甚至绝望，又担心手术能否成功，对手术产生恐惧心理。

三、护理问题

（一）体液不足

这与损伤致腹腔内出血、失血有关。

（二）组织灌注量减少

这与导致休克的因素依然存在有关。

（三）疼痛

这与脾部分破裂、腹腔内积血有关。

（四）焦虑或恐惧

这与意外创伤的刺激、出血及担心预后有关。

（五）潜在并发症

出血。

四、护理目标

（1）患者体液平衡能得到维持，不发生失血性休克。

（2）患者神志清楚，四肢温暖、红润，生命体征平稳。

（3）患者腹痛缓解。

（4）患者焦虑或恐惧程度缓解。

（5）护士要密切观察病情变化，如发现异常，及时报告医师，并配合处理。

五、护理措施

（一）一般护理

1. 严密观察监护伤员病情变化

把患者的脉率、血压、神志、氧饱和度（SaO_2）及腹部体征作为常规监测项目，建立治疗时的数据，为动态监测患者生命体征提供依据。

2. 补充血容量

建立两条静脉通路，快速输入平衡盐液及血浆或代用品，扩充血容量，维持水、电解质及酸碱平衡，改善休克状态。

3. 保持呼吸道通畅

及时吸氧，改善失血导致的机体缺氧状态，改善有效通气量，并注意清除口腔中异物、义齿，防止误吸，保持呼吸道通畅。

4. 密切观察患者尿量变化

怀疑脾破裂病员应常规留置导尿管，观察单位时间的尿量，如尿量大于30 mL/h，说明病员休克已纠正或处于代偿期。如尿量小于 30 mL/h甚至无尿，则提示患者已进入休克或肾衰竭期。

5. 术前准备

观察中如发现继续出血（48 小时内输血超过 1 200 mL）或有其他脏器损伤，应立即做好药物皮试、备血、腹部常规备皮等手术前准备。

（二）心理护理

对患者要耐心做好心理安抚，让患者知道手术的目的、意义及手术效果，消除紧张恐惧心理，还要尽快通知家属并取得其同意和配合，使患者和家属都有充分的思想准备，积极主动配合抢救和治疗。

（三）术后护理

1. 体位

术后应去枕平卧，头偏向一侧，防止呕吐物吸入气管，如清醒后血压平稳，病情允许可采取半卧位，以利于腹腔引流。患者不得过早起床活动。一般需卧床休息 10～14 天。以 B 超或 CT 检查为依据，观察脾脏愈合程度，确定能否起床活动。

2. 密切观察生命体征变化

按时测血压、脉搏、呼吸、体温，观察再出血倾向。部分脾切除患者，体温持续 2～3 周维持在 38～40 ℃，化验检查白细胞计数不高，称为“脾热”。对“脾热”的患者，按高热护理及时给予物理降温，并补充水和电解质。

3. 管道护理

保持大静脉留置管输液通畅，保持无菌，定期消毒。保持胃管、导尿管及腹腔引流管通畅，妥善固定，防止脱落，注意引流物的量及性状的变化。若引流管引流出大量的新鲜血性液体，提示活动性出血，及时报告医师处理。

4. 改善机体状况，给予营养支持

术后保证患者有足够的休息和睡眠，禁食期间补充水、电解质，避免酸碱平衡失调，肠功能恢复后方可进食。应给予高热量、高蛋白、高维生素饮食，静脉滴注复方氨基酸、血浆等，保证机体需要，促进伤口愈合，减少并发症。

（四）健康教育

(1) 患者住院 2～3 周出院，出院时复查 CT 或 B 超，嘱患者每月复查 1 次，直至脾损伤愈合，脾脏恢复原形态。

(2) 嘱患者若出现头晕、口干、腹痛等不适，均应停止活动并平卧，及时到医院检查治疗。

(3) 继续注意休息，脾损伤未愈合前避免体力劳动，避免剧烈运动，如弯腰、下蹲、骑摩托车等。注意保护腹部，避免外力冲撞。

(4) 避免增加腹压，保持排便通畅，避免剧烈咳嗽。

(5) 脾切除术后，患者免疫力低下，注意保暖，预防感冒，避免进入拥挤的公共场所。坚持锻炼身体，提高机体免疫力。

第四节　急性化脓性腹膜炎

一、疾病概述

（一）概念

腹膜炎（peritonitis）是发生于腹腔脏腹膜和壁腹膜的炎症，可由细菌感染、化学性（胃液、胆汁、血液）或物理性损伤等引起。急性化脓性腹膜炎是指由化脓性细菌包括需氧菌和厌氧菌或两者混合引起的腹膜急性炎症，累及整个腹腔时称为急性弥漫性腹膜炎。按发病机制分为原发性腹膜炎和继发性腹膜炎。原发性腹膜炎，又称为自发性腹膜炎，腹腔内无原发性病灶，致病菌多为溶血性链球菌、肺炎双球菌或大肠杆菌。继发性腹膜炎多由腹腔内空腔脏器穿孔、破裂，或腹腔内脏器缺血、炎症扩散引起。临床称急性腹膜炎（acute peritonitis）多指继发性的化脓性腹膜炎，是一种常见的外科急腹症。

（二）相关病理生理

腹膜受到刺激后立即发生充血、水肿等炎症反应，随后大量浆液渗出，可以稀释腹腔内的毒素。并逐渐出现大量中性粒细胞和吞噬细胞，可吞噬细菌及微细颗粒，加上坏死组织、细菌和凝固的纤维蛋白，使渗出液变浑浊而成为脓液。大肠杆菌感染的脓液呈黄绿色、稠厚，并有粪臭味，在诊断上有着重要意义。

腹膜炎的转归取决于患者全身和腹膜局部的防御能力和污染细菌的性质、数量和时间。

当患者身体抵抗力较弱，细菌数量多，毒力强时，炎症趋于恶化。这时细菌及其内毒素刺激机体的防御系统，激活多种炎性介质后，可导致全身炎症反应；毒素吸收可导致感染性休克；腹膜严重充血水肿并渗出大量液体后可引起水、电解质紊乱，蛋白丢失和贫血；腹腔内脏器浸泡在脓液中，肠管扩张、麻痹，膈肌上抬影响心肺功能加重休克。当患者年轻体壮，抗病能力强时可使病菌毒力减弱，使炎症局限和消散。当腹膜炎治愈后，腹腔内多有不同程度的粘连，部分肠管粘连扭曲可造成粘连性肠梗阻。

（三）病因与诱因

原发性腹膜炎多由血行播散、上行性感染、直接扩散、透壁性感染引起。

继发性腹膜炎多由腹内脏器穿孔、炎症、损伤、破裂或手术污染引起。其主要的原因是急性阑尾炎，其次是胃、十二指肠溃疡穿孔。病原菌以大肠杆菌最多见，其次为厌氧类杆菌、肠球菌、链球菌、变形杆菌等，一般多为细菌性混合感染，毒性强。

临床表现：早期表现为腹膜刺激症状，如腹痛、压痛、腹肌紧张和反跳痛等；后期由于感染和毒素吸收，主要表现为全身感染中毒症状。

（1）腹痛是最主要的症状，其程度随炎症的程度而异，但一般都很剧烈，不能忍受，且呈持续性。深呼吸、咳嗽、转动身体时都可加剧疼痛，故患者不愿意变动体位。疼痛多自原发灶开始，炎症扩散后蔓延及全腹，但仍以原发病变部位较为显著。

（2）恶心、呕吐等消化道症状为早期出现的常见症状。开始时因腹膜受刺激引起反射性的恶心、呕吐，呕吐物为胃内容物；后期出现麻痹性肠梗阻时，呕吐物转为黄绿色内含胆汁液，甚至为棕褐色粪样肠内容物。由于呕吐频繁，可呈现严重脱水和电解质紊乱。

（3）发热。开始时体温可以正常，之后逐渐升高。老年衰弱的患者，体温不一定随病情加重而升高。脉搏通常随体温的升高而加快。如果脉搏增快而体温反而下降，多为病情恶化的征象，必须及早采取有效措施。

（4）感染中毒症状。当腹膜炎进入严重阶段时，常出现高热、大汗、口干、脉快、呼吸浅促等全身中毒表现。后期由于大量毒素吸收，患者则表现为表情淡漠、面容憔悴、眼窝凹陷、口唇发绀、肢体冰冷、舌黄干裂、皮肤干燥、呼吸急促、脉搏细速、体温剧升或下降、血压下降、休克、酸中毒。若病情继续恶化，终因肝肾功能衰弱及呼吸循环衰竭而死亡。

（5）腹部体征。腹式呼吸减弱或消失，并伴有明显腹胀。腹胀加重常是判断病情发展的一个重要标志。肌紧张、压痛、反跳痛是腹膜炎的重要体征，始终存在，通常是遍及全腹而以原发病灶部位最为显著。腹肌紧张程度则随病因和患者全身状况的不同而有轻重不一。腹部叩诊可因胃肠胀气而呈鼓音。胃肠道穿孔时，叩诊时常发现心肝浊音界缩小或消失。腹腔内积液过多时，可以叩出移动性浊音。听诊常发现肠鸣音减弱或消失。直肠指诊时，如直肠前窝饱满及触痛，则表示有盆腔感染存在。

（四）辅助检查

1. 实验室检查

血常规检查提示白细胞计数和中性粒细胞比例增多，或有中毒颗粒。病情危重或机体反应能力低下者，白细胞计数可不升高。

2. X线检查

腹部立卧位平片可见小肠普遍胀气，并有多个小液平面的肠麻痹征象；胃肠穿孔时多数可见膈下游离气体。

3. B超检查

B超检查可显示腹内有积液。

4. 诊断性腹腔穿刺或腹腔灌洗

根据叩诊或B超定位穿刺，根据穿刺液性状、气味、浑浊度、涂片镜检、细菌培养及淀粉酶测定等可判断病因。如胃、十二指肠溃疡穿孔时穿刺液呈黄色、混浊、无臭味，有时可抽出食物残渣；急性重症胰腺炎时抽出液为血性，胰淀粉酶含量高。如果腹腔穿刺抽出不凝固血液，说明有腹腔内实质脏器损伤。腹腔内液体少于100 mL时，腹腔穿刺往往抽不出液体，注入一定量的生理盐水后再行抽液检查。

（五）治疗原则

积极消除原发病因，改善全身状况，促进腹腔炎症局限、吸收或通过引流使炎症消除。

1. 非手术治疗

对于病情较轻或病情已经超过 24 小时，且腹部体征已经减轻者；原发性腹膜炎患者；伴有严重心肺等脏器疾病不能耐受手术者；伴有休克、严重营养不良、电解质紊乱等需术前纠正者可采取非手术治疗。主要措施包括半卧位、禁食、持续胃肠减压、输液、输血、应用抗生素、镇静、给氧等治疗措施。

2. 手术治疗

手术治疗适应证如下。①腹腔内原发病灶严重者，如腹内脏器损伤破裂、绞窄性肠梗阻、炎症引起肠坏死、肠穿孔、胆囊坏疽穿孔、术后胃肠吻合口瘘所致腹膜炎。②弥散性腹膜炎较重而无局限趋势者。③患者一般情况差，腹腔积液多，肠麻痹重，或中毒症状明显，尤其是有休克者。④经非手术治疗 6～8 小时（一般不超过 12 小时），如腹膜炎症状与体征均不见缓解，或反而加重者。⑤原发病必须手术解决的，如阑尾炎穿孔、胃十二指肠穿孔等。

具体措施包括处理原发病因、清理腹腔、充分引流。

二、护理评估

（一）一般评估

1. 生命体征（T、P、R、BP）

每 15～30 分钟测定 1 次呼吸、脉率和血压。

2. 患者主诉

腹痛发生的时间、部位、性质、程度、范围以及伴随症状。如有呕吐，了解呕吐物性状。了解患者健康史，包括了解患者年龄、性别、职业等一般资料；了解既往病史，有无胃、十二指肠溃疡或阑尾炎、胆囊炎发作史；有无腹部手术、外伤史；近期有无呼吸系统、泌尿系统感染病史或营养不良等其他导致抵抗力下降的情况。

（二）身体评估

1. 腹部情况

腹式呼吸是否减弱或消失；有无腹部压痛、反跳痛、腹肌紧张及其部位、程度、范围；

有无肝浊音界缩小或消失，或移动性浊音；肠鸣音是否减弱或消失；直肠指诊时，如直肠前窝饱满及触痛，则表示有盆腔感染存在。

2. 全身情况

患者精神状态、生命体征是否稳定，饮食活动情况；有无寒战、高热、呼吸浅快、面色苍白等感染性中毒表现；有无水、电解质及酸碱失衡表现；有无口干、肢端发冷、血压下降、神志恍惚等休克表现。

（三）心理、社会评估

了解患者及家属的心理反应和心理承受能力，有无焦虑、恐惧表现，以及对本病的认识程度、治疗合作情况；家属态度，家庭经济及社会支持情况。

（四）治疗效果评估

1. 非手术治疗评估要点

患者主诉腹痛及恶心、呕吐情况是否好转；腹部压痛、反跳痛是否好转；生命体征是否平稳且趋于正常；水、电解质失衡是否纠正；患者精神状况是否好转。

2. 手术治疗评估要点

麻醉方式、手术类型、腹腔引流管放置的位置、引流的情况、切口愈合的情况。

三、主要护理诊断（问题）

（一）腹痛、腹胀

腹痛、腹胀与腹壁膜受炎症刺激有关。

（二）体温过高

体温过高与腹膜炎毒素吸收有关。

（三）体液不足

体液不足与腹腔内大量渗出、高热或体液丢失过多有关。

（四）焦虑、恐惧

焦虑、恐惧与病情严重、躯体不适、担心术后康复及预后有关。

（五）潜在并发症

腹腔脓肿、切口感染。

四、主要护理措施

（一）休息

休克患者采取平卧位，或头、躯干、下肢抬高 20°，尽量减少搬动，以减轻疼痛。全麻术后头偏一侧，平卧位 6 小时，待清醒后改为半坐卧位。半坐卧位可促进腹腔内渗出液流向盆腔，有利于局限炎症和引流；可促使腹内器官下移，减轻对呼吸和循环的影响；也减轻因腹肌紧张引起的腹胀等不适。鼓励患者进行脚背、脚趾的勾、绷活动，或自下而上按摩下肢以预防下肢静脉血栓形成。

（二）饮食

胃肠穿孔患者必须禁食，并留置胃管持续胃肠减压，以抽出胃肠道内容物和积液、积气，减少消化道内容物继续流入腹腔，改善胃壁血运，利于炎症的局限和吸收，促进胃肠道恢复蠕动。手术后等肠功能恢复后才可以从流质开始逐步过渡到半流质—软食—普食，而且宜循序渐进、少量多餐，可进食富含蛋白、热量和维生素的饮食，以促进机体康复和伤口愈合。

（三）用药护理

用药护理主要为维持体液平衡和有效循环血量，保持生命体征稳定；控制感染和营养支持治疗。迅速建立静脉输液通道，遵医嘱补充液体及电解质，病情严重者，必要时输入血浆或全血等以纠正低蛋白血症和贫血，根据情况使用激素，减轻中毒症状，或使用血管活性药，以维持生命体征稳定。根据患者丢失的液体量和生理需要量计算总补液量，安排好各类液体的输注顺序，并根据患者临床表现和补液监测指标及时调整输液的成分和速度。遵医嘱合理应用抗生素，根据细菌培养及药敏结果合理选择抗生素。急性腹膜炎患者的代谢率约为正常人的 140 %，分解代谢增强，因此在补充热量的同时应该补充蛋白、氨基酸等。对于长期不能进食的患者应尽早实施肠外营养支持，提高机体防御和修复能力。

（四）心理护理

做好患者及家属的沟通解释工作，稳定其情绪，减轻焦虑、恐惧；鼓励帮助患者面对和接受疾病带来的变化，尽快适应患者角色，增强战胜疾病的信心和勇气。

（五）健康教育

根据患者需要给患者介绍有关腹膜炎的基本知识，以及检查、治疗、手术、康复等方面的知识，如禁食、胃肠减压、半卧位的重要性，制订合理的健康教育计划，提高其认识和配合治疗。

五、护理效果评估

（1）患者体温、脉搏、血压、呼吸等生命体征是否稳定。

（2）患者体液、电解质是否平衡，有无脱水、休克表现。

（3）患者腹痛、腹胀有无减轻或缓解，炎症是否得到控制。

（4）患者情绪是否稳定，焦虑程度有无减轻，是否配合治疗和护理。

（5）患者是否掌握了腹膜炎的相关知识。

（6）患者未发生腹腔脓肿或切口感染，或如果发生后能够得到积极有效的处理。

第五节　肠梗阻

一、疾病概述

（一）概念

肠梗阻（intestinal obstruction）指肠内容物由于各种原因不能正常运行，在通过肠道过程中受阻，为常见急腹症之一。在起病初期，梗阻肠段先有解剖和功能性改变，继则发生体液和电解质的丢失，肠壁循环障碍、坏死和继发感染，最后可致毒血症、休克、死亡。

（二）相关病理生理

肠梗阻的主要病理生理改变为肠管膨胀、体液和电解质的丢失，以及感染和毒血症。这些改变的严重程度视梗阻部位的高低、梗阻时间的长短及肠壁有无血液供应障碍而不同。

1. 肠管膨胀

机械性肠梗阻时，一方面，食管上端括约肌发生反射性松弛，患者在吸气时不自觉地将大量空气吞入胃肠（肠腔积气的70 %是咽下的空气，其中大部分是氮气，不易被胃肠吸收，其余30 %的积气是肠内酸碱中和与细菌发酵作用产生的，或自血液弥散至肠腔的CO_2、H_2、CH_4等气体）；另一方面，肠梗阻时大量液体和气体聚积在梗阻近端引起肠膨胀，而膨胀能抑制肠壁黏膜吸收水分，以后又刺激其增加分泌，如此肠腔内液体越积越多，使肠膨胀进行性加重，肠腔压力逐渐增大。正常成人每日消化道分泌的唾液、胃液、胆液、胰液和肠液的总量约8 L，绝大部分被小肠黏膜吸收，以保持体液平衡。在单纯性肠梗阻，肠管内压力一般较低，初时常低于8 cmH_2O。但随着梗阻时间的延长，肠管内压力甚至可达到18 cmH_2O。结肠梗阻时肠腔内压力平均多在25 cmH_2O以上，甚至有高到52 cmH_2O。肠腔膨胀可引起肠蠕动增强，导致肠绞痛。肠管内压力增高可使肠壁静脉回流障碍，引起肠壁充血水肿，通透性增加。肠管内压力继续增高可使肠壁血流阻断，使单纯性肠梗阻变为绞窄性肠梗阻，严重的肠膨胀甚至可使横膈抬高，影响患者的呼吸和循环功能。

2. 体液和电解质的丢失

肠梗阻时肠膨胀可引起反射性呕吐。高位小肠梗阻时呕吐频繁，大量水分和电解质被排出体外。如梗阻位于幽门或十二指肠上段，呕出过多胃酸，则易产生脱水和低氯低钾性碱中毒。如梗阻位于十二指肠下段或空肠上段，则重碳酸盐的丢失严重。低位肠梗阻，呕吐虽远不如高位者少见，但因肠黏膜吸收功能降低而分泌液量增多，梗阻以上肠腔中积留大量液体，有时多达10 L，内含大量碳酸氢钠。这些液体虽未被排出体外，但封闭在肠腔内不能进入血液，等于体液的丢失。此外，过度的肠膨胀影响静脉回流，导致肠壁水肿和血浆外渗，在绞窄性肠梗阻时，血和血浆的丢失尤其严重。因此，患者多发生脱水伴少尿、氮质血症和酸中毒。如脱水持续，血液进一步浓缩，则导致低血压和低血容量休克。失钾和不进饮食所致的血钾过低可引起肠麻痹，进而加重肠梗阻的发展。

3. 感染和毒血症

正常人的肠蠕动使肠内容物经常向前流动和更新，因此小肠内是无菌的，或只有极少数细菌。单纯性机械性小肠梗阻时，肠内即使有细菌和毒素也不能通过正常的肠黏膜屏障，因而危害不大。若梗阻转变为绞窄性，开始时静脉血流被阻断，受累的肠壁渗出大量血液和血浆，使血容量进一步减少，继而动脉血流被阻断而加速肠壁的缺血性坏死。绞窄段肠腔中的液体含大量细菌（如梭状芽孢杆菌、链球菌、大肠杆菌等）、血液和坏死组织，细菌的毒素，以及血液和坏死组织的分解产物均具有极强的毒性。这种液体通过破损或穿孔的肠壁进入腹腔后，可引起强烈的腹膜刺激和感染，被腹膜吸收后，则引起脓毒血症。严重的腹膜炎和毒血症是导致肠梗阻患者死亡的主要原因。

除上述3项主要的病理生理改变之外，如发生绞窄性肠梗阻往往还伴有肠壁、腹腔和肠腔内的渗血，绞窄的肠袢越长，失血量越大，亦是导致肠梗阻患者死亡的原因之一。

（三）病因与诱因

按肠梗阻发生的基本原因可以分为3类。

1. 机械性肠梗阻（mechanical intestinal obstruction）

机械性肠梗阻最常见，是各种原因引起的肠腔狭窄，使肠内容物通过发生障碍。主要原因包括由于粘连与粘连带压迫、嵌顿性外疝或内疝、肠扭转、肠外肿瘤或腹块压迫等。肠腔内堵塞物包括结石粪块、寄生虫、异物等。肠管外受压，如肠扭转、腹腔内肿瘤压迫、粘连引起肠管扭曲、嵌顿疝等。肠壁病变，如肿瘤、肠套叠、先天性肠道闭锁等。

2. 动力性肠梗阻（dynamic intestinal）

动力性肠梗阻是神经反射或毒素刺激引起肠壁肌肉功能紊乱，使肠蠕动消失或肠管痉挛，以致肠内容物无法正常通行，而本身无器质性肠腔狭窄。可分为麻痹性肠梗阻和痉挛性肠梗阻。麻痹性肠梗阻常见于腹部大手术后腹膜炎、腹部外伤、腹膜后出血，某些药物性肺炎、脓胸脓毒血症、低钾血症或其他全身性代谢紊乱均可并发麻痹性肠梗阻；痉挛性肠梗阻是肠管暂时性痉挛，多由肠道炎症及神经系统功能紊乱引起。

3. 血运性肠梗阻（vascular intestinal obstruction）

血运性肠梗阻指肠管血运障碍引起肠失去蠕动能力，肠内容物停止运行。肠系膜动脉栓塞或血栓形成和肠系膜静脉血栓形成为主要病因。

（四）临床表现

1. 腹痛

机械性肠梗阻发生时，由于梗阻部位以上强烈肠蠕动，表现为阵发性绞痛，疼痛多在腹中部，也可偏于梗阻所在的部位。腹部发作时可伴有肠鸣，自觉有“气块”在腹中窜动，并受阻于某一部位，有时能见到肠型和肠蠕动波。听诊为连续高亢的肠鸣音，或呈气过水音或金属音。如果腹痛间歇期不断缩短，以至成为剧烈的持续性腹痛，则应该警惕可能是绞窄性肠梗阻的发生。

2. 呕吐

在肠梗阻早期，呕吐呈反射性，吐出物为食物或胃液；进食或饮水均可引起呕吐。此后，呕吐随梗阻部位高低而有所不同，一般是梗阻部位愈高，呕吐出现愈早、愈频繁。高位肠梗阻时呕吐频繁，吐出物主要为胃及十二指肠内容物。低位肠梗阻时，呕吐出现迟而少，吐出物可呈粪样。结肠梗阻时，呕吐到晚期才出现。呕吐物如呈棕褐色或血性，是肠管血运障碍的表现。麻痹性肠梗阻时，呕吐多呈溢出性。

3. 腹胀

腹胀一般出现晚于其他 3 个症状，其程度与梗阻部位有关。高位肠梗阻腹胀不明显，但有时可见胃型。低位肠梗阻及麻痹性肠梗阻腹胀显著，遍及全腹。结肠梗阻时，如果回音瓣关闭良好，梗阻以上结肠可成闭袢，则腹周膨胀显著。腹部隆起不均匀对称，是肠扭转等闭袢性肠梗阻的特点。

4. 停止肛门排气排便

完全性肠梗阻发生后，患者多不再排气排便，但梗阻早期，尤其是高位肠梗阻，可因梗阻以下肠内尚残存的粪便和气体，仍可自行或在灌肠后排出，不能因此而否定肠梗阻的存在。某些绞窄性肠梗阻，如肠套叠、肠系膜血管栓塞或血栓形成，则可排出血液黏液样粪便。

5. 腹部体征

腹壁见肠型、膨胀、压缩，可有反跳痛和肌紧张，可触及包块。当有渗出时，可有移动性浊音，听诊时肠管里可有像水中过气样音，称“气过水声”。如果为麻痹肠梗阻可使肠鸣音消失。

（五）辅助检查

1. 实验室检查

血常规：单纯性肠梗阻早期无明显改变，随病情发展可出现白细胞计数升高、中性粒细胞比例升高（多见于绞窄性梗阻性肠梗阻）；缺水可能使血红蛋白值、血细胞比容升高。水、电解质钾和酸碱失衡；尿常规检查尿比重可增高；肠血运障碍时，呕吐物及粪便可含大量红细胞或潜血阳性。

2. 影像学检查

站立位时见小肠“阶梯样”液平。平卧位时见积气肠管进入盆腔提示小肠梗阻；CT 平扫见结肠肠腔扩张及结肠内气液平提示结肠梗阻；空气灌肠可见肠套叠处呈“杯口”状改变为肠套叠；钡剂灌肠 X 线检查见扭转部位钡剂受阻，钡影尖端呈“鸟嘴”形为乙状结肠扭转；X 线平片检查见小肠、结肠均胀气明显为麻痹性肠梗阻；X 线平片检查见孤立性肠襻绞窄性肠梗阻。

（六）治疗原则

肠梗阻的治疗包括非手术治疗和手术治疗，治疗方法的选择根据梗阻的原因、性质、部位，以及全身情况和病情严重程度而定。无论采用何种治疗均首先纠正梗阻带来的水、电解质与酸碱紊乱，改善患者的全身情况。肠梗阻的治疗原则：①纠正水、电解质、酸碱平衡失调；②补充循环血量；③降低肠内张力；④使用抗生素，防治感染；⑤解除梗阻原因，恢复肠道通畅；⑥手术处理肠绞窄。

1. 非手术治疗

（1）胃肠减压治疗：胃肠减压抽出积聚在梗阻上端的气体和液体，降低肠内张力，有利于改善肠壁血循环，减轻全身中毒症状，改善呼吸、循环功能。有效的胃肠减压对单纯性肠梗阻和麻痹性肠梗阻可达到解除梗阻的目的，对于需要手术者也是一种良好的术前准备。

（2）液体治疗：重点在纠正水、电解质、酸碱平衡失调，肠绞窄时因丢失大量血浆和血液，故在适当补液后应输全血或血浆。

（3）营养支持治疗：肠梗阻时手术或非手术治疗都有相当一段时间不能进食，所以营养支持很重要。一般的外周静脉输液通常达不到营养支持的要求，可采用全胃肠外营养，也就是通过静脉途径输注身体所必需的营养液。肠梗阻时采用全胃肠外营养，既可作为术前的准备，也可作为非手术治疗或术后不能及早进食的支持治疗。若肠梗阻解除和肠功能恢复，最好尽早口服。不能进正常饮食的患者，可进要素膳食。

（4）抗生素治疗：肠梗阻时，在梗阻上端肠腔内细菌可迅速繁殖。肠梗阻患者应使用针对需氧菌和厌氧菌的抗生素。

2. 手术治疗

对绞窄性肠梗阻经短期术前准备，补足血容量，应尽早手术。但若伴有休克，则需待休克纠正或好转后手术比较安全。有时估计已有肠坏死存在，而休克又一时难以纠正，则一面抗休克，一面手术，将坏死肠段切除，休克才会缓解。

肠梗阻的手术目的是解除梗阻原因，恢复肠道通畅，但具体手术方式应根据梗阻的原因、部位、性质、病程早晚及全身状况来决定。如粘连性肠梗阻手术方式就很多，难易程度相差甚远，轻者仅需切断一条纤维束带，重者令术者难以操作，不得不切除大量肠襻，或行短路吻合，或作肠造口减压术以求缓解梗阻症状，更有甚者因粘连过重未能施行任何其他操作而中止手术。可见要处理好粘连性肠梗阻手术并非易事，需要在术前有完善的手术方案与良好的技术准备。

二、护理评估

(一) 一般评估

1. 生命体征（T、P、R、BP）

监测生命体征，如出现脱水，可能出现脉搏加快而细弱，血压降低；并发感染时体温可能升高，呼吸加快。

2. 患者主诉

询问腹痛发生的时间、部位、性质、持续时间；有无呕吐；呕吐物性质、颜色、量；有无腹胀；何时停止排气、排便；有无消化系统疾病史；有无手术史。

(二) 身体评估

1. 视诊

腹壁是否膨；腹部有无瘢痕；有无肠型或蠕动波。

2. 触诊

腹壁是否紧张；有无压痛、反跳痛和肌紧张；能否触及包块。

3. 叩诊

有无移动性浊音。

4. 听诊

肠鸣音频率、强度；有无肠鸣音减弱或消失（麻痹性肠梗阻时可出现肠鸣音减弱或消失）；有无气过水声（机械性肠梗阻时可出现肠鸣音亢进）。

(三) 心理、社会评估

了解患者及家属的心理反应和心理承受能力，患者对本病的认识程度、治疗合作情况；有无焦虑表现，家庭经济及社会支持情况。

(四) 治疗效果评估

1. 非手术治疗评估要点

腹痛、呕吐有无缓解；肠蠕动是否恢复；肠鸣音是否恢复正常；是否排便排气；有无出现水、电解质失衡现象；有无出现感染性休克表现。

2. 手术治疗评估要点

手术过程是否顺利；手术切口有无渗血渗液；是否愈合良好；有无出现术后肠粘连。

三、主要护理诊断（问题）

(一) 疼痛

疼痛与梗阻的肠内容物不能运行或通过障碍、肠蠕动增强或肠壁缺血有关。

（二）体液不足

体液不足与禁食、呕吐、肠腔积液、持续胃肠减压造成血容量不足有关。

（三）潜在并发症

肠坏死、腹膜炎、术后肠粘连。

四、主要护理措施

（一）休息

手术回病房后根据麻醉给予患者适当的卧位。麻醉清醒后，血压、脉搏平稳给予患者半卧位。鼓励患者早期活动，以利于肠功能恢复，防止肠粘连。

（二）饮食

肠梗阻者应禁食，并留置胃肠减压管，待梗阻缓解后 12 小时方可进少量流食，但忌甜食和牛奶，以免引起肠胀气，48 小时后可试进半流食。手术后 2～3 天禁食，进行胃肠减压，待肛门排气肠道功能开始恢复后，可拔出胃管，并在当日每 1～2 小时饮 20～30 mL 水，第 2 日喝米汤，第 3 日流食，1 周后改半流食，2 周后软饭。忌生冷、油炸及刺激性食物。

（三）用药护理

肠梗阻的治疗，在于缓解梗阻，恢复肠管的通畅，并及时纠正水与电解质紊乱，减少肠腔膨胀。包括持续胃肠减压，以减轻腹胀；根据肠梗阻的部位，梗阻的时间长短，以及化验检查的结果来进行水电解质的补充，由于呕吐与胃肠减压所丢失的液体，与细胞外液相似，因此补充的液体以等渗液为主。对严重脱水的患者，术前进行血容量的补充尤其重要，否则在麻醉情况下可引起血压下降。绞窄性肠梗阻，除补充等渗液体外，血浆及全血的补充尤为重要，特别是在血压及脉率已发生改变时；补充液体时，保证输液通畅，并记录24 小时出、入液体量，观察水、电解质失衡纠正情况等；合理应用抗生素，单纯性肠梗阻无须应用抗生素，但对于绞窄性肠梗阻则应使用抗生素，以减少细菌繁殖，预防感染，并减少毒素吸收，减轻中毒症状；经以上治疗若腹痛加重、呕吐未止、白细胞增高、体温也增高时，则必须要进行手术治疗。

（四）心理护理

做好患者及家属的沟通解释工作，稳定其情绪，减轻焦虑恐惧；鼓励帮助患者面对和接受疾病带来的变化，尽快适应患者角色，增强战胜疾病的信心和勇气。

（五）健康教育

养成良好的卫生习惯，预防和治疗肠蛔虫病，不食不洁净的食物，不暴饮暴食，多吃易消化的食物，进食后不做剧烈运动；保持大便通畅，老年及肠功能不全者有便秘现象应及时给予缓泻剂，必要时灌肠，促进排便；对患有腹壁疝的患者，应予以及时治疗，避免因嵌顿、绞窄造成肠梗阻；如果出现腹痛、腹胀、呕吐等及时就诊。

五、护理效果评估

（1）患者腹痛、腹胀是否减轻。

（2）患者肠功能是否逐渐恢复（肠鸣音逐渐恢复正常），开始出现肛门排气排便。

（3）患者有没有发生水、电解质失衡；如有，是否得到及时处理。

（4）手术切口恢复良好，没有出现粘连性肠梗阻。

第六节　胃、十二指肠损伤

一、概述

由于有肋弓保护且活动度较大、柔韧性较好、壁厚，钝挫伤时胃很少受累，只有胃膨胀时偶有发生。上腹或下胸部的穿透伤则常导致胃损伤，多伴有肝、脾、横膈及胰等损伤。胃镜检查及吞入锐利异物或吞入酸、碱等腐蚀性毒物也可引起穿孔，但很少见。十二指肠损害是由上中腹部受到间接暴力或锐器的直接刺伤而引起的，缺乏典型的腹膜炎症状和体征，术前诊断困难，漏诊率高，多伴有腹部脏器合并伤，病死率高，术后并发症多，肠瘘发生率高。

二、护理评估

(一) 健康史

详细询问患者、现场目击者或陪同人员，以了解受伤的时间、地点、环境、原因，外力的特点、大小和作用方向，坠跌高度；了解受伤前后饮食及排便情况，受伤时的体位，有无防御，伤后意识状态、症状、急救措施、运送方式，既往疾病及手术史。

(二) 临床表现

(1) 胃损伤若未波及胃壁全层，可无明显症状。若全层破裂，由于胃酸有很强的化学刺激性，可立即出现剧痛及腹膜刺激征。当破裂口接近贲门或食管时，可因空气进入纵隔而呈胸壁下气肿。出现较大的穿透性胃损伤时，可自腹壁流出食物残渣、胆汁和气体。

(2) 十二指肠破裂后，因有胃液、胆汁及胰液进入腹腔，早期即可发生急性弥漫性腹膜炎，有剧烈的刀割样持续性腹痛伴恶心、呕吐，腹部检查可见有舟状腹、腹膜刺激征症状。

(三) 辅助检查

(1) 疑有胃损伤者，应置胃管，自胃内吸出血性液或血性物者可确诊。

(2) 腹腔穿刺术和腹腔灌洗术。腹腔穿刺抽出不凝血液、胆汁，灌洗吸出 10 mL 以上肉眼可辨的血性液体，即为阳性结果。

(3) X 线检查。腹部 X 线片可显示腹膜后组织积气、肾脏轮廓清晰、腰大肌阴影模糊不清等有助于腹膜后十二指肠损伤的诊断。

(4) CT 检查。可显示少量的腹膜后积气和渗至肠外的造影剂。

(四) 治疗原则

抗休克和及时、正确的手术处理是治疗的两大关键。

(五) 心理、社会因素

胃、十二指肠外伤性损伤多数在意外情况下发生，患者出现突发外伤后易出现紧张、痛苦、悲哀、恐惧等心理变化，担心手术成功及疾病预后。

三、护理问题

(一) 疼痛

疼痛与胃肠破裂、腹腔内积液、腹膜刺激征有关。

（二）组织灌注量不足

组织灌注量不足与大量失血、失液，严重创伤，有效循环血量减少有关。

（三）焦虑或恐惧

焦虑或恐惧与经历意外及担心预后有关。

（四）潜在并发症

出血、感染、肠瘘、低血容量性休克。

四、护理目标

（1）患者疼痛减轻。

（2）患者血容量得以维持，各器官血供正常、功能完整。

（3）患者焦虑或恐惧减轻或消失。

（4）护士密切观察病情变化，如发现异常，及时报告医师，并配合处理。

五、护理措施

（一）一般护理

1. 预防低血容量性休克

吸氧、保暖、建立静脉通道，遵医嘱输入温热生理盐水或乳酸盐林格液，抽血查全血细胞计数、血型和交叉配血。

2. 密切观察病情变化

每15～30分钟应评估患者情况。评估内容包括意识状态、生命体征、肠鸣音、尿量、氧饱和度、有无呕吐、肌紧张和反跳痛等。观察胃管内引流物颜色、性质及量，若引流出血性液体，提示有胃、十二指肠破裂的可能。

3. 术前准备

胃、十二指肠破裂大多需要手术处理，故患者入院后，在抢救休克的同时，护士在尽快完成术前准备工作，如备皮、备血、插胃管及留置导尿管、做好抗生素皮试等，一旦需要，可立即实施手术。

（二）心理护理

评估患者对损伤的情绪反应，鼓励他们说出自己内心的感受，帮助建立积极有效的应对措施。向患者介绍有关病情、损伤程度、手术方式及疾病预后，鼓励患者，告诉患者良好的心态、积极的配合有利于疾病早日康复。

（三）术后护理

1. 体位

患者意识清楚、病情平稳，给予半坐卧位，有利于引流及呼吸。

2. 禁食、胃肠减压

观察胃管内引流液颜色、性质及量，若引流出血性液体，提示有胃、十二指肠再出血的可能。十二指肠创口缝合后，胃肠减压管置于十二指肠腔内，使胃液、肠液、胰液得到充分引流，一定要妥善固定，避免脱出。一旦脱出，要在医师的指导下重新置管。

3. 严密监测生命体征

术后15～30分钟监测生命体征直至患者病情平稳。注意肾功能的改变，胃、十二指肠损伤后，特别有出血性休克时，肾脏会受到一定的损害，尤其是严重腹部外伤伴有重度休克者，有发生急性肾功能障碍的危险，所以术后应密切注意尿量，争取保持每小时尿量在50 mL以上。

4. 补液和营养支持

根据医嘱，合理补充水、电解质和维生素，必要时输新鲜血、血浆，维持水、电解质、酸碱平衡。给予肠内、外营养支持，促进合成代谢，提高机体防御能力。继续应用有效抗生素，控制腹腔内感染。

5. 术后并发症的观察和护理

(1) 出血：如胃管内24小时内引流出新鲜血液大于200 mL，提示吻合口出血，要立即配合医师给予胃管内注入凝血酶粉、冰盐水洗胃等止血措施。

(2) 肠瘘：患者术后持续低热或高热不退，腹腔引流管中引流出黄绿色或褐色渣样物，有恶臭或引流出大量气体，提示肠瘘发生，要配合医师进行腹腔双套管冲洗，并做好相应护理。

(四) 健康教育

(1) 讲解术后饮食注意事项，当患者胃肠功能恢复，一般3～5天开始恢复饮食，由流质逐步恢复至半流质、普食，进食高蛋白、高能量、易消化饮食，增强抵抗力，促进愈合。

(2) 行全胃切除或胃大部分切除术的患者，因胃肠吸收功能下降，要及时补充微量元素和维生素等营养素，预防贫血、腹泻等并发症。

(3) 避免工作过于劳累，注意劳逸结合。讲明饮酒、抽烟对胃、十二指肠疾病的危害性。

(4) 避免长期大量服用非甾体抗炎药，如布洛芬等，以免引起胃肠道黏膜损伤。

第七节 小肠破裂

一、概述

小肠是消化管中最长的一段肌性管道，也是消化与吸收营养物质的重要场所。人类小肠全长3～9 m，平均5～7 m，个体差异很大。小肠分为十二指肠、空肠和回肠三部分，十二指肠属上消化道，空肠及其以下肠段属下消化道。

各种外力的作用所致的小肠穿孔称为小肠破裂。小肠破裂在战时和平时均较常见，多见于交通事故、工矿事故、生活事故，如坠落、挤压、刀伤和火器伤。小肠可因穿透性与闭合性损伤造成肠管破裂或肠系膜撕裂。小肠占满整个腹部，又无骨骼保护，因此易于受到损伤。由于小肠壁厚，血运丰富，故无论是穿孔修补或肠段切除吻合术，其成功率均较高，发生肠瘘的概率低。

二、护理评估

(一) 健康史

了解患者腹部损伤的时间、地点及致伤源、伤情、就诊前的急救措施、受伤至就诊之间的病情变化，如果患者神志不清，应询问目击人员。

（二）临床表现

小肠破裂后在早期即产生明显的腹膜炎的体征，这是肠管破裂肠内容物溢出至腹腔所致。症状以腹痛为主，程度轻重不同，可伴有恶心及呕吐，腹部检查肠鸣音消失，腹膜刺激征明显。

小肠损伤初期一般均有轻重不等的休克症状，休克的深度除与损伤程度有关外，主要取决于内出血的多少，表现为面色苍白、烦躁不安、脉搏细速、血压下降、皮肤发冷等。若为多发性小肠损伤或肠系膜撕裂大出血，可迅速发生休克并进行性恶化。

（三）辅助检查

1. 实验室检查

白细胞计数升高说明有腹腔炎症；血红蛋白含量取决于内出血的程度，内出血少时变化不大。

2. X线检查

X线透视或摄片，检查有无气腹与肠麻痹的征象，因为一般情况下小肠内气体很少，且损伤后伤口很快被封闭，不但膈下游离气体少见，且使一部分患者早期症状隐匿。因此，阳性气腹有诊断价值，但阴性结果也不能排除小肠破裂。

3. 腹部B超检查

腹部B超检查对小肠及肠系膜血肿、腹腔积液均有重要的诊断价值。

4. CT或磁共振检查

CT或磁共振检查对小肠损伤有一定诊断价值，而且可对其他脏器进行检查，有时可能发现一些未曾预料的损伤，有助于减少漏诊。

5. 腹腔穿刺

有混浊的液体或胆汁色的液体，说明肠破裂，穿刺液中白细胞、淀粉酶含量均升高。

（四）治疗原则

小肠破裂一旦确诊，应立即进行手术治疗。手术方式以简单修补为主。肠管损伤严重时，则应做部分小肠切除吻合术。

（五）心理、社会因素

小肠损伤大多在意外情况下突然发生，加之伤口、出血及内脏脱出的视觉刺激和对预后的担忧，患者多表现为紧张、焦虑、恐惧。应了解其患病后的心理反应，对本病的认知程度和心理承受能力，家属及亲友对其支持情况、经济承受能力等。

三、护理问题

（一）有体液不足的危险

这与创伤致腹腔内出血、体液过量丢失、渗出及呕吐有关。

（二）焦虑、恐惧

这与意外创伤的刺激、疼痛、出血、内脏脱出的视觉刺激及担心疾病的预后等有关。

（三）体温过高

这与腹腔内感染毒素吸收和伤口感染等因素有关。

（四）疼痛

这与小肠破裂或手术有关。

（五）潜在并发症

腹腔感染、肠瘘、失血性休克。

（六）营养失调，低于机体需要量

这与消化道的吸收面积减少有关。

四、护理目标

（1）患者体液平衡得到维持，生命体征稳定。

（2）患者情绪稳定，焦虑或恐惧减轻，主动配合医护工作。

（3）患者体温维持正常。

（4）患者主诉疼痛有所缓解。

（5）护士密切观察病情变化，如发现异常，及时报告医师，并配合处理。

（6）患者体重不下降。

五、护理措施

（一）一般护理

1. 伤口处理

对开放性腹部损伤者，妥善处理伤口，及时止血和包扎固定。若有肠管脱出，可用消毒或清洁器皿覆盖保护后再包扎，以免肠管受压、缺血而坏死。

2. 病情观察

密切观察生命体征的变化，每 15 分钟测定脉搏、呼吸、血压 1 次。重视患者的主诉，若主诉心悸、脉快、出冷汗等，及时报告医师。不注射止痛药（诊断明确者除外），以免掩盖伤情。不随意搬动伤者，以免加重病情。

3. 腹部检查

每 30 分钟检查 1 次腹部体征，注意腹膜刺激征的程度和范围变化。

4. 禁食和灌肠

禁食和灌肠可避免肠内容物进一步溢出，而造成腹腔感染或加重病情。

5. 补充液体和营养

注意纠正水、电解质及酸碱平衡失调，保证输液通畅，对伴有休克或重症腹膜炎的患者可进行中心静脉补液，这不仅可以保证及时大量的液体输入，而且有利于中心静脉压的监测，根据患者具体情况，适量补给全血、血浆或人血清蛋白，尽可能补给足够的热量和蛋白质、氨基酸及维生素等。

（二）心理护理

关心患者，加强交流，给患者讲解相关病情、治疗方式及预后，使患者了解自己的病情，消除患者的焦虑和恐惧，保持良好的心理状态，并与其一起制定合适的应对机制，鼓励患者，增加治疗的信心。

(三) 术后护理

1. 妥善安置患者

麻醉清醒后患者取半卧位，有利于其腹腔炎症的局限，改善呼吸状态。了解手术的过程，查看手术的部位，对引流管、输液管、胃管及氧气管等进行妥善固定，做好护理记录。

2. 监测病情

观察患者血压、脉搏、呼吸、体温的变化。注意腹部体征的变化。适当应用止痛药，减轻患者的不适。若切口疼痛明显，应检查切口，排除感染。

3. 引流管的护理

腹腔引流管保持通畅，准确记录引流液的性状及量。腹腔引流液应为少量血性液，若为绿色或褐色渣样物，应警惕腹腔内感染或肠瘘的发生。

4. 饮食

继续禁食和胃肠减压，待肠功能逐渐恢复、肛门排气后，方可拔除胃肠减压管。拔除胃管当日可进清流食，第 2 日进流质饮食，第 3 日进半流食，逐渐过渡到普食。

5. 营养支持

维持水、电解质和酸碱平衡，增加营养。维生素主要是在小肠被吸收，小肠部分切除后，要及时补充维生素 C、维生素 D、维生素 K 和复合维生素 B 等维生素和微量元素钙、镁等，可经静脉、肌内注射或口服进行补充，预防贫血，促进伤口愈合。

(四) 健康教育

(1) 注意饮食卫生，避免暴饮暴食，进易消化食物，少食刺激性食物，避免腹部受凉和饭后剧烈活动，保持排便通畅。

(2) 注意适当休息，加强锻炼，增加营养，特别是回肠切除的患者要长期定时补充维生素 B_{12} 等营养素。

(3) 定期门诊随访。若有腹痛、腹胀、停止排便及伤口红、肿、热、痛等不适，患者应及时就诊。

(4) 加强社会宣传，学习劳动保护、安全生产、安全行车、遵守交通规则等知识，避免损伤等意外的发生。

(5) 普及各种急救知识，在发生意外损伤时，能进行简单的自救或急救。

(6) 无论腹部损伤的轻重，都应经专业医护人员检查，以免贻误诊治。

第八节　直肠肛管疾病

一、直肠、肛管良性疾病

(一) 解剖生理概要

1. 直肠

直肠位于盆腔的后部，上接乙状结肠，下连肛管，长 12～15 cm。上段直肠前面的腹膜返折成为直肠膀胱陷凹或直肠子宫陷凹。直肠的主要功能是吸收、分泌和排便。

齿状线上下的区别见下表 6-1。

表 6-1　齿状线上下的区别

部位	组织	动脉	静脉	神经支配	淋巴回流
齿状线以上	黏膜	直肠上动脉	直肠上静脉丛，回流至门静脉	自主神经支配，无痛觉	至腹主动脉周围或髂内淋巴结
齿状线以下	皮肤	肛管动脉	直肠下静脉丛，回流至下腔静脉	阴部内神经支配，痛觉敏锐	腹股沟淋巴结及髂外淋巴结

2. 肛管

肛管上至齿状线，下至肛门缘，全长 3～4 cm。直肠与肛管周围以肛提肌为界有数个间隙，包括骨盆直肠间隙、坐骨肛管间隙、直肠后间隙和肛门周围间隙。这些间隙是肛周脓肿的常见部位。肛管的主要功能是排便。

（二）直肠、肛管疾病的检查方法及记录

（1）检查方法：①体位，结石位、胸膝位、蹲位、侧卧位；②视诊；③直肠指检；④肛镜检查。

（2）记录方法：时钟定位法。

（三）直肠、肛管疾病

1. 痔

痔是齿状线上下的静脉迂曲、扩张所形成的团块。

（1）病因。①解剖因素：位置低、静脉内没有静脉瓣，周围支撑力差，回流不好。②腹内压增高：便秘、妊娠等。③其他因素：周围组织感染、年老体弱、营养不良等。

（2）临床表现。①内痔：位于齿状线以上，由直肠上静脉迂曲、扩张所致，表面覆盖黏膜。主要表现为无痛性便血和痔核脱出。可分为 3 期：第一期，主要表现为排便时无痛性出血，但是不伴有痔核脱出；第二期，主要是便血加重，同时伴有痔块脱出，但便后能自行还纳；第三期，便血减轻，主要以痔核脱出为主，脱出的痔核不能自行还纳。②外痔：位于齿状线以下，由直肠下静脉迂曲、扩张所致，表面覆盖皮肤。常无明显的症状，但容易形成血栓性外痔，引起肛门周围疼痛。③混合痔：由直肠上下静脉迂曲、扩张所致，表面覆盖皮肤和黏膜，兼有两者特点。

（3）治疗。①一般治疗，适用于第一期内痔。主要方法是预防便秘、温水坐浴、药物的使用、对症疗法和手法治疗。②注射治疗，使用硬化剂使静脉闭塞。③冷冻治疗，适用于较小的出血性外痔。④手术治疗，适用于上述方法无效的痔。

2. 肛裂

肛裂是肛管皮肤全层裂开，多见于肛管后正中线。

（1）病因。长期便秘是主要的病因。

（2）临床表现。①疼痛：主要的症状，表现为排便时及便后肛门疼痛。②便秘：因为疼痛不敢排便所以使便秘加重。③出血：多为鲜衄不与粪便混合。④肛门检查可见肛裂“三联征”。

（3）治疗。①一般治疗：保持排便通畅、温水坐浴、封闭疗法、麻醉下扩张肛管等。②手术治疗。

3. 直肠肛管周围脓肿

（1）病因。多由肛腺感染引起。

（2）临床表现。①肛门周围脓肿：最常见。主要表现为肛周持续性跳痛，排便、受压或咳嗽时加重，局部有红肿、触痛。常自行破溃形成低位肛瘘。②坐骨肛管间隙脓肿：初期局部体征不明显，以全身感染中毒症状为主，肛周疼痛加重。直肠指诊患处有触痛性肿块，脓肿破溃后可形成高位肛瘘。③骨盆直肠间隙脓肿：较少见，位置较深，全身感染中毒症状重而局部表现不明显，诊断主要靠穿刺。

（3）治疗。①脓肿未形成前：早期使用抗生素、局部理疗或热敷、温水坐浴、润肠通便。②脓肿形成后：切开引流。

4. 肛瘘

肛瘘是肛管或直肠远端与肛周皮肤间形成的慢性感染性瘘管。

（1）病因。多由直肠肛管周围脓肿处理不当引起。

（2）分类。①按瘘管和瘘口的多少分为单纯性肛瘘、复杂性肛瘘。②按瘘的位置分为低位瘘、高位瘘。③按瘘管外口的位置分为外瘘、内瘘。

（3）临床表现。典型症状是肛周外口流脓、肛门周围湿疹和瘙痒。局部检查可见肛周皮肤上有单个或多个瘘口，呈红色乳头状隆起。直肠指诊可以扪及条索状瘘管。

（4）治疗原则。肛瘘不能自愈，必须手术治疗。低位单纯性肛瘘行切开术，高位单纯性肛瘘行挂线疗法。

5. 直肠脱垂

直肠脱垂也称脱肛，是直肠壁部分或全部脱出肛门外。

（1）病因。①解剖因素，幼儿发育不全或年老体弱造成盆底软组织薄弱。②腹内压增高因素。③其他，如内痔反复脱出，引起黏膜脱垂。

（2）临床表现。主要症状是有肿物自肛门脱出。尤其是蹲位检查时明显，脱出的多是直肠。

（3）治疗原则。①非手术治疗：加强营养；消除腹压增高因素；养成定时排便的习惯；一旦脱出及时复位。②注射疗法：适用于轻度直肠脱垂者。③手术治疗：适用于非手术治疗无效者。

二、直肠肛管疾病患者的护理

（一）护理评估

1. 健康史

如询问饮食情况、排便情况等。

2. 常见症状

便秘、疼痛、便血等。

3. 检查

根据病情采用不同的体位、直肠指诊、直肠镜。

（二）护理措施

1. 一般护理

（1）多饮水，多进食富含纤维素的食物。忌饮酒及辛辣饮食。

（2）保持排便通畅。

（3）坚持每日适当运动。

（4）保持肛门清洁。

（5）肛门坐浴。

（6）注意病情观察和症状护理。

2. 术前护理

手术前1日进少渣饮食，每晚肛门坐浴，手术前排空大便，必要时灌肠。

3. 术后护理

（1）病情观察。观察生命体征、并发症、切口情况，发现情况及时处理。

（2）对症治疗。止痛等。

（3）饮食和排便。术后1日进流食，注意润肠通便。

（4）处理尿潴留。

（5）正确处理伤口。

第九节　肝脓肿

一、细菌性肝脓肿患者的护理

当全身性细菌感染，特别是腹腔内感染时，细菌侵入肝脏，如果患者抵抗力弱，可发生细菌性肝脓肿。细菌可以从下列途径进入肝脏。①胆管：细菌沿着胆管上行，是引起细菌性肝脓肿的主要原因。包括胆石、胆囊炎、胆管蛔虫、其他原因所致胆管狭窄与阻塞等。②肝动脉：体内任何部位的化脓性病变，细菌可经肝动脉进入肝脏。如败血症、化脓性骨髓炎、痈、疔等。③门静脉：已较少见，如坏疽性阑尾炎、细菌性痢疾等，细菌可经门静脉入肝。④肝开放性损伤：细菌可直接经伤口进入肝，引起感染而形成脓肿。细菌性肝脓肿的致病菌多为大肠埃希菌、金黄色葡萄球菌、厌氧链球菌等。肝脓肿可以是单个脓肿，也可以是多个小脓肿，数个小脓肿可以融合成为一个大脓肿。

（一）护理评估

1. 健康史

注意询问有无胆管感染、胆管疾病和全身其他部位的化脓性感染，特别是肠道的化脓性感染、肝脏外伤病史，是否有肝脓肿病史，是否进行过系统治疗。

2. 身体状况

本病通常继发于某种感染性先驱疾病，起病急，主要症状为骤起寒战、高热、肝区疼痛和肝大。体温可高达40 ℃，多表现为弛张热，伴有大汗、恶心、呕吐、食欲缺乏。肝区疼痛多为持续性钝痛或胀痛，有时可伴有右肩牵涉痛，右下胸及肝区叩击痛，增大的肝有压痛。肝前下缘比较表浅的脓肿，可有右上腹肌紧张和局部明显触痛。巨大的肝脓肿可使右季肋区呈饱满状态，甚至可见局限性隆起，局部皮肤可出现凹陷性水肿。严重时或并发胆管梗阻者，可出现黄疸。

3．心理、社会状况

细菌性肝脓肿起病急剧，症状重，如果治疗不彻底容易反复发作转为慢性，并且细菌性肝脓肿极易引起严重的全身性感染，导致感染性休克，患者产生焦虑。

4．辅助检查

（1）血液检查：化验检查白细胞计数及中性粒细胞增多，有时出现贫血。肝功能检查可出现不同程度的损害和低蛋白血症。

（2）X线胸腹部检查：右叶脓肿可见右膈肌升高，运动受限；肝影增大或局限性隆起；有时伴有反应性胸膜炎或胸腔积液。

（3）B超：在肝内可显示液平段，可明确其部位和大小，阳性诊断率在96％以上，为首选的检查方法。必要时可做CT检查。

（4）诊断性穿刺：抽出脓液即可证实本病。

（5）细菌培养：脓液细菌培养有助于明确致病菌，选择敏感的抗生素，并与阿米巴性肝脓肿相鉴别。

5．治疗要点

（1）全身支持疗法：给予患者充分营养，纠正水和电解质及酸碱平衡失调，必要时少量多次输血和血浆以纠正低蛋白血症，增强机体抵抗力。

（2）抗生素治疗：应使用大剂量抗生素。由于肝脓肿的致病菌以大肠杆菌、金黄色葡萄球菌和厌氧性细菌最为常见，在未确定病原菌之前，可首选对此类细菌有效的抗生素，然后根据细菌培养和抗生素敏感试验结果选用有效的抗生素。

（3）经皮肝穿刺脓肿置管引流术：适用于单个较大的脓肿。在B型超声引导下进行穿刺。

（4）手术治疗：对于较大的单个脓肿，估计有穿破可能，或已经穿破胸腹腔；胆源性肝脓肿，位于肝左外叶脓肿，穿刺易污染腹腔；慢性肝脓肿，应施行经腹切开引流；病程长的慢性局限性厚壁脓肿，也可行肝叶切除或部分肝切除术；多发性小脓肿不宜行手术治疗，但对其中较大的脓肿，也可行切开引流。

（二）护理诊断及合作性问题

1．营养失调

低于机体需要量，与高代谢消耗或慢性消耗病程有关。

2．体温过高

体温过高与感染有关。

3．急性疼痛

急性疼痛与感染及脓肿内压力过高有关。

4．潜在并发症

急性腹膜炎、上消化道出血、感染性休克。

（三）护理目标

患者能维持适当营养，维持体温正常，疼痛减轻，无急性腹膜炎休克等并发症发生。

（四）护理措施

1. 术前护理

（1）病情观察，配合抢救中毒性休克。

（2）高热护理，保持病室空气新鲜，通风，温度、相对湿度合适，物理降温。衣着适量，及时更换汗湿衣。

（3）维持适当营养，对于非手术治疗和术前的患者，给予高蛋白、高热量饮食，纠正水、电解质平衡失调和低蛋白血症。

（4）遵医嘱正确应用抗生素。

2. 术后护理

（1）经皮肝穿刺脓肿置管引流术术后护理：术前做术区皮肤准备，协助医师进行穿刺部位的准确定位。术后向医师询问术中情况及术后有无特殊观察和护理要求。患者返回病房后，观察引流管固定是否牢固，引流液性状，引流管道是否密闭。术后第 2 天或数天开始进行脓腔冲洗，冲洗液选用等渗盐水（或遵医嘱加用抗生素）。冲洗时速度缓慢，压力不宜过高，估算注入液与引出液的量。每次冲洗结束后，可遵医嘱向脓腔内注入抗生素。待到引流出或冲洗出的液体变清澈，B 型超声检查脓腔直径小于 2 cm 即可拔管。

（2）切开引流术术后护理：遵循腹部手术术后护理的一般要求。除此之外，每日用生理盐水冲洗脓腔，记录引流液量，少于 10 mL 或脓腔容积小于 15 mL，即考虑拔除引流管，改凡士林纱布引流，致脓腔闭合。

3. 健康指导

为了预防肝脓肿疾病的发生，应教育人们积极预防和治疗胆管疾病，及时处理身体其他部位的化脓性感染。告知患者应用抗生素和放置引流管的目的和注意事项，取得患者的信任和配合。术后患者应加强营养和提高抵抗力，定期复查。

（五）护理评价

患者是否能维持适当营养，体温是否正常，疼痛是否减轻，有无急性腹膜炎、上消化道出血、感染性休克等并发症发生。

二、阿米巴性肝脓肿患者的护理

阿米巴性肝脓肿（amebic liver abscess）是阿米巴肠病的并发症，阿米巴原虫从结肠溃疡处经门静脉血液或淋巴管侵入肝内并发脓肿，常见于肝右叶顶部，多数为单发性。原虫产生溶组织酶，导致肝细胞坏死，液化组织和血液、渗液组成脓肿。

（一）护理评估

1. 健康史

注意询问有无阿米巴痢疾病史。

2. 身体状况

阿米巴性肝脓肿有着跟细菌性肝脓肿相似的表现，两者的区别详见表 6-2。

表 6-2　细菌性肝脓肿与阿米巴性肝脓肿的鉴别

鉴别要点	细菌性肝脓肿	阿米巴性肝脓肿
病史	继发于胆管感染或其他化脓性疾病	继发于阿米巴痢疾后
症状	病情急骤严重，全身中毒症状明显，有寒战、高热	起病较缓慢，病程较长，可有高热，或不规则发热、盗汗
血液化验	白细胞计数及中性粒细胞可明显增加。血液细菌培养可阳性	白细胞计数可增加，如无继发细菌感染，血液细菌培养阴性。血清学阿米巴抗体检查阳性
粪便检查	无特殊表现	部分患者可找到阿米巴滋养体或结肠溃面（乙状结肠镜检）黏液，或刮取涂片可找阿米巴滋养体或包囊
脓液	多为黄白色脓液，涂片和培养可发现细菌	大多为棕褐色脓液，无臭味，镜检有时可到阿米巴滋养体。若无混合感染，涂片和培养无细菌
诊断性治疗	抗阿米巴药物治疗无效	抗阿米巴药物治疗有好转
脓肿	较小，常为多发性	较大，多为单发，多见于肝右叶

3. 心理、社会状况

由于病程长，忍受较重的痛苦，担忧预后或经济拮据等原因，患者常有焦虑、悲伤或恐惧反应。

4. 辅助检查

基本同细菌性肝脓肿。

5. 治疗要点

阿米巴性肝脓肿以非手术治疗为主。应用抗阿米巴药物，加强支持疗法纠正低蛋白、贫血等，无效者穿刺置管闭式引流或手术切开引流，多可获得良好的疗效。

（二）护理诊断及合作性问题

（1）营养失调：低于机体需要量，与高代谢消耗或慢性消耗病程有关。

（2）急性疼痛：与脓肿内压力过高有关。

（3）潜在并发症：合并细菌感染。

（三）护理措施

1. 非手术疗法和术前护理

（1）加强支持疗法，给予高蛋白、高热量和高维生素饮食，必要时少量多次输新鲜血、补充丙种球蛋白，增强抵抗力。

（2）正确使用抗阿米巴药物，注意观察药物的不良反应。

2. 术后护理

除继续做好非手术疗法护理外，重点做好引流的护理。宜用无菌水封瓶闭式引流，每日更换消毒瓶，接口处保持无菌，防止继发细菌感染。如继发细菌感染需使用抗生素。

第十节　原发性肝癌

原发性肝癌（primary carcinoma of liver）是指由肝细胞或肝内胆管上皮细胞发生的恶性肿瘤，是我国常见的恶性肿瘤之一，死亡率较高，在恶性肿瘤死亡排位中占第2位。近年来发病率有上升趋势，肝癌的5年生存率很低，预后凶险。原发性肝癌的发病率有较高的地区分布性，本病多见于中年男性，男女性别之比在肝癌高发区中3∶1～4∶1，低发区则为1∶1～2∶1。高发区的发病年龄高峰为40～49岁。

一、病因及发病机制

病因及发病机制尚不清楚，根据高发区的流行病学调查结果表明，下列因素与肝癌的发病关系密切。

(一) 病毒性肝炎

在我国，乙型肝炎是原发性肝癌发生的最重要病因，原发性肝癌患者中1/3曾有慢性肝炎病史。肝癌患者血清中乙型肝炎标志物高达90％，近年来丙型肝炎与肝癌关系也逐渐引起关注。

(二) 肝硬化

原发性肝癌合并肝硬化者占50％～90％，乙肝病毒持续感染与肝细胞癌有密切关系。其过程可能是乙型肝炎病毒引起肝细胞损害继而发生增生或不典型增生，从而对致癌物质敏感。在多病因参与的发病过程中可能有多种基因发生改变，最后导致癌变。

(三) 黄曲霉毒素

在肝癌高发区，尤其南方以玉米为主粮的地方调查提示，肝癌流行可能与黄曲霉毒素对粮食的污染有关，其代谢产物黄曲霉毒素 B_1 有强烈致癌作用。

(四) 饮水污染

江苏启东的流行病学调查结果发现，饮用池塘水者与饮用井水者的肝癌发病率和死亡率有明显差异，可能与池塘水的蓝绿藻产生的微囊藻毒素污染饮用水源有关。

(五) 遗传因素

在高发区肝癌有时出现家族聚集现象，尤以共同生活并有血缘关系者的肝癌罹患率高，可能与肝炎病毒垂直传播有关。

(六) 其他

饮酒、亚硝胺、农药、某些微量元素（如铜、锌、钼等）含量异常、肝吸虫等因素也被认为与肝癌有关。吸烟和肝癌的关系还待进一步明确。

二、临床表现

(一) 症状

肝癌起病隐匿，早期缺乏典型症状，多在肝病随访中或体检普查中，应用血清甲胎蛋白（α-fetoprotein，AFP）及B超检查偶然发现肝癌，此时患者既无症状，体格检查亦缺乏肿瘤本身的体征，此期称之为亚临床肝癌。出现症状而来的就诊者，其病程大多已进入中晚期。

不同阶段的肝癌，其临床表现有明显差异。

1. 肝区疼痛

肝区疼痛最常见，半数以上患者呈间歇性或持续性的钝痛或胀痛，由肿块生长迅速，使肝包膜绷紧牵拉所致。当肿瘤侵犯膈肌时，疼痛可向右肩或右背部放射。向右后生长的肿瘤可致右腰疼痛。突然出现剧烈腹痛和腹膜刺激征提示癌结节包膜下出血或向腹腔破溃。

2. 消化道症状

食欲缺乏、恶心、呕吐、腹泻、消化不良等，缺乏特异性。

3. 全身症状

低热，发热与癌肿坏死物质吸收有关。此外还有乏力、消瘦、贫血、全身衰弱等，少数患者晚期呈恶病质，由癌症导致的能量消耗和代谢障碍所致。

4. 转移灶症状

如肺转移可出现咳嗽、咯血；胸膜转移可引起胸痛和血性胸腔积液；癌栓栓塞肺动脉，引起肺梗死，可突然出现严重呼吸困难和胸痛；癌栓栓塞下肢静脉，可出现下肢严重水肿；骨转移和脊柱转移，可引起局部压痛或神经受压症状；颅内转移可出现相应的神经定位症状和体征。

5. 伴癌综合征

癌肿本身代谢异常，癌组织对机体发生影响而引起的内分泌或代谢异常的一组症候群，称为伴癌综合征。如自发性低血糖症、红细胞增多症，其他罕见的有高脂血症、高钙血症、类癌综合征等。

（二）体征

1. 肝大

进行性肝大是常见的特征性体征之一。肝质地坚硬，表面及边缘不光滑，有大小不等结节，伴不同程度的压痛。如癌肿突出于右肋弓下或剑突下，上腹可出现局部隆起或饱满。

2. 脾大

脾大多见于合并肝硬化门静脉高压患者，由门静脉或脾静脉有癌栓或癌肿压迫门静脉引起。

3. 腹腔积液

腹腔积液由合并肝硬化门静脉高压、门静脉或肝静脉癌栓所致。当癌肿表面破溃时可引起血性腹腔积液。

4. 黄疸

当癌肿浸润、破坏肝细胞时，可引起肝细胞性黄疸；当癌肿侵犯肝内胆管或压迫胆管时，可出现阻塞性黄疸。

5. 转移灶相应体征

锁骨上淋巴结肿大，胸腔积液的体征，截瘫、偏瘫等。

（三）并发症

肝性脑病；上消化道出血；肝癌结节破裂出血；血性胸腹腔积液；继发感染。上述并发症可由肝癌本身或并存的肝硬化引起，常为致死的原因。

三、辅助检查

(一) 血清甲胎蛋白 (AFP) 测定

AFP是目前诊断肝细胞肝癌最特异性的标志物，是体检普查的项目之一。肝癌患者AFP阳性率70 %～90 %，诊断标准为：①AFP大于500 μg/L持续4周；②AFP在大于200 μg/L的中等水平持续8周；③AFP由低浓度升高后不下降。

(二) 影像学检查

(1) 超声显像是目前肝癌筛查的首选检查之一，有助于了解占位性病变的血供。

(2) CT在反映肿瘤的大小、形态、部位、数目等方面有突出的优点，被认为是补充超声显像检查的非侵入性诊断的首选方法。

(3) 肝动脉造影是肝癌诊断的重要补充方法，对直径2 cm以下的小肿瘤的诊断较有价值。

(4) MRI优点除显示如CT那样的横断面外，还能显示矢状位、冠状位及任意切面。

(三) 肝组织活检或细胞学检查

在超声或CT引导下活检或细针穿刺行组织学或细胞学检查，是目前确诊直径2 cm以下小肿瘤的有效方法。缺点是易引起近边缘的肝癌破裂，有促进转移的危险。此方法在非侵入性操作未能确诊时考虑使用。

四、诊断要点

有慢性肝炎病史，原因不明的肝区不适或疼痛；或原有肝病症状加重伴有全身不适、明显的食欲缺乏和消瘦、乏力、发热；肝进行性肿大、压痛、质地坚硬、表面和边缘不光滑。对高危人群血清AFP的检测及影像学检查。对既无症状也无体征的亚临床肝癌的诊断主要靠血清AFP的检测联合影像学检查。

五、治疗要点

早期治疗是改善肝癌预后的最主要的手段，而治疗方案的选择取决于肝癌的临床分期及患者的体质。

(一) 手术治疗

手术治疗是首选的治疗方法，是影响肝癌预后的最主要因素，是提高生存率的关键。

(二) 局部治疗

1. 肝动脉化疗栓塞治疗（transcatheter arterial chemoembolization，TACE）

TACE为原发性肝癌非手术的首选方案，效果较好，应反复多次治疗。机制为：先栓塞肿瘤远端血供，再栓塞肿瘤近端肝动脉，使肿瘤难以建立侧支循环，最终引起病灶缺血性坏死，并在动脉内灌注化疗药物。常用栓塞剂有吸收性明胶海绵和碘化油。

2. 无水酒精注射疗法（percutaneous ethanol injection，PEI）

PEI是肿瘤直径小于3 cm，结节数在3个以内，伴肝硬化不能手术患者的首选治疗方法。在B超引导下经皮肝穿刺入肿瘤内注入无水酒精，促使肿瘤细胞脱水变性、凝固坏死。

3. 物理疗法

局部高温疗法，如微波组织凝固技术、射频消融、高功率聚焦超声治疗、激光等。

（三）其他治疗方法

1. 放射治疗

放射治疗在肝癌治疗中仍有一定地位，适用于肿瘤较局限，但不能手术者，常与其他治疗方法组成综合治疗。

2. 化学治疗

化学治疗常用阿霉素及其衍生物、顺铂、氟尿嘧啶（5-FU）、丝裂霉素和氨甲蝶呤等。主张联合用药，单一用药疗效较差。

3. 生物治疗

生物治疗常用干扰素、白细胞介素、LAK 细胞、TIL 细胞等，作为辅助治疗之一。

4. 中医中药治疗

中医中药治疗用于晚期肝癌患者和肝功能严重失代偿无法耐受其他治疗者，可作为辅助治疗之一。

5. 综合治疗

根据患者的具体情况，选择一种或多种治疗方法联合使用，为中晚期患者的主要治疗方法。

六、常用护理诊断

（一）疼痛

肝区痛与肿瘤迅速增大、牵拉肝包膜有关。

（二）预感性悲哀

预感性悲哀与获知疾病预后有关。

（三）营养失调

低于机体需要量与肝功能严重损害、摄入量不足有关。

七、护理措施

（一）一般护理

1. 休息与体位

给患者创造安静舒适的休息环境，减少各种不良刺激。协助并指导患者取舒适卧位。为患者创造安静、舒适的环境，提高患者对疼痛的耐受性。

2. 饮食护理

鼓励进食，给予高蛋白、适量热量、高维生素、易消化饮食。如出现肝性昏迷，禁食蛋白质。伴腹腔积液患者，限制水钠摄入。如出现恶心、呕吐现象，做好口腔护理。在化疗过程中患者往往胃肠道反应明显，可根据其口味适当调整饮食。

3. 皮肤护理

晚期肝癌患者极度消瘦，严重营养不良，因为疼痛影响，常拒绝体位变动，因此要加强翻身，皮肤按摩，如出现压疮，要做好相应处理。

（二）病情观察

监测生命体征，观察有无肝区疼痛、发热、腹腔积液、黄疸、呕血、便血、24 小时尿量等，以及实验室各项血液生化和免疫学指标，观察有无转移征象。

（三）疼痛护理

晚期癌症患者大部分有中度至重度的疼痛，多为顽固性的剧痛，严重影响生存质量。通过询问病史、观察、运用评估工具，来判断疼痛的部位、性质、程度。

1. 三阶梯疗法

目前临床普遍推行 WHO 推荐的三阶梯疗法，其原则为：①按阶梯给药，依药效的强弱顺序递增使用；②无创性给药，可选择口服给药、直肠栓剂或透皮贴剂给药等方式；③按时给药，而不是按需给药；④剂量个体化，按此疗法多数患者能满意止痛。

（1）第一阶梯：轻度癌痛，可用非阿片类镇痛药，如阿司匹林等。

（2）第二阶梯：中度癌痛及第一阶梯治疗效果不理想时，可选用弱阿片类药，如可卡因。

（3）第三阶梯：重度癌痛及第二阶梯治疗效果不理想者，选用强阿片类药，如吗啡。多采用口服缓释或控释剂型。癌痛的治疗中提倡联合用药的方法，加用一些辅助药以协同主药的疗效，减少其用量与不良反应。常用辅助药物有：①弱安定药，如地西泮和艾司唑仑等；②强安定药，如氯丙嗪和氟哌利多等；③抗抑郁药，如阿米替林。

向患者说明接受治疗的效果，帮助患者正确用药。对于已掌握的规律性疼痛，在疼痛发生前使用镇痛剂。疼痛减轻或停止时应及时停药。观察止痛疗效及不良反应。

2. 其他方法

（1）放松止痛法：通过全身松弛可以阻断或减轻疼痛反应。

（2）心理暗示疗法：可结合各种癌症的治疗方法，暗示患者进行自身调节，告诉患者配合治疗就一定能战胜疾病。

（3）物理止痛法：可通过刺激周围皮肤或相对应的健侧达到止痛目的。

（4）转移止痛法：让患者取舒适体位，通过回忆、冥想、听音乐、看书报等方法转移注意力，减轻疼痛反应。

（四）肝动脉栓塞化疗护理

化疗是肝癌非手术治疗的首选方法，已在临床上广泛应用，是一种创伤性的非手术治疗。

1. 术前护理

（1）向患者和家属解释治疗的必要性、方法、效果。

（2）评估患者的身体状况，必要时先给予支持治疗。

（3）做好各种检查，如血常规、出凝血时间、肝肾功能、心电图、影像学检查等，检查股动脉和足背动脉搏动的强度。

（4）做好碘过敏试验和普鲁卡因过敏试验，如碘过敏试验阳性可用非离子型造影剂。

（5）术前 6 小时禁食禁饮。

（6）术前 0.5 小时可给予镇静剂，并测量血压。

2. 术中护理

（1）准备好各种抢救用品和药物。

（2）护士应尽量陪伴在患者的身边，安慰及观察患者。

(3) 注射造影剂时，应严格控制注射速度，注射完毕后应密切观察患者有无恶心、心悸、胸闷、皮疹等过敏症状，观察血压的变化。

(4) 注射化疗药物后应观察患者有无恶心、呕吐，一旦出现应帮助患者头偏向一侧，备污物盘，指导患者做深呼吸，如使用的化疗药物胃肠道反应很明显，可在注入化疗药物前给予止吐药。

(5) 观察患者有无腹痛，如出现轻微腹痛，可向患者解释腹痛的原因，安慰患者，转移其注意力；如疼痛较剧，患者不能耐受，可给予止痛药。

3. 术后护理

(1) 预防穿刺部位出血。拔管后应压迫股动脉穿刺点 15 分钟，绷带包扎后，用沙袋（1～2 kg）压迫6～8 小时；保持穿刺侧肢体平伸 24 小时；术后 8 小时内，应每隔 1 小时观察穿刺部位有无出血和渗血，保持敷料的清洁干燥；一旦发现出血，应立即压迫止血，重新包扎，沙袋压迫；如为穿刺点大血肿，可用无菌注射器抽吸，24 小时后可热敷，促进其吸收。

(2) 观察有无血栓形成。应检查两侧足背动脉的搏动是否对称，患者有无肢体麻木、胀痛、皮肤温度降低等，出现上述症状与体征，应立即报告医师及时采取溶栓措施。

(3) 观察有无栓塞后综合征，如发热、恶心、呕吐、腹痛。如体温超过 39 ℃，可物理降温，必要时用退热药。术中或术后用止吐药，可有效地预防和减轻恶心、呕吐的症状，鼓励患者进食，尽可能满足患者对食物的要求。腹痛是因肿瘤组织坏死、局部组织水肿而引起的，可逐渐缓解，如疼痛剧烈，可使用药物止痛。

(4) 密切观察化疗后反应，及时检查肝、肾功能和血常规，及时治疗和抢救。补充足够的液体，鼓励患者多饮水、多排尿，必要时应用利尿剂。

(五) 心理护理

肝癌患者的 5 个阶段的心理反应往往比其他癌症患者更为明显。要充分认识患者的心理反应，对部分出现过激行为，如绝望甚至想自杀的患者，要给予正确的心理疏导；同时建立良好的护患关系，减轻患者恐惧。对于晚期患者，特别要维护其尊严，并做好临终护理。

(六) 健康教育

1. 疾病知识指导

原发性肝癌应以预防为主。临床证明，肝炎、肝硬化、肝癌的关系密切。因此，患病毒性肝炎的患者应及时正确治疗，防止转变为肝硬化，非乙型肝炎病毒携带者应注射乙型肝炎疫苗。加强锻炼，增强体质，注意保暖。

2. 生活指导

禁食含有黄曲霉素的霉变食物，特别是发霉的花生和玉米，禁饮酒。肝癌伴有肝硬化者，特别是伴食管-胃底静脉曲张的患者，应避免粗糙饮食。

3. 用药指导

在化疗过程中，应向患者做好解释工作，消除紧张心理，并介绍药物性质、毒副反应，使患者心中有数。①药物反应较重者，宜安排在睡前或饭后用药，以免影响进食。呕吐严重者应少食多餐，辅以针刺足三里、合谷、曲池等穴，对减轻胃肠道反应有一定作用。②注意防止皮肤破损，观察皮肤有无瘀斑、出血点，有无牙龈出血、鼻出血、血尿及便血等症状。③鼓励患者多饮水或强迫排尿，使尿液稀释。遵医嘱适量地服用碳酸氢钠以碱化尿液。④常选用 1∶5 000 高锰酸钾溶液坐浴，预防会阴部感染。

4. 自我监测指导

出现右上腹不适、疼痛或包块者应尽早到医院检查。肝癌的疗效取决于早发现、早治疗，一旦确诊应尽早治疗，以手术为主的综合治疗可明显延长患者生命。观察肿瘤有无并发症和有无远处转移的表现，应警惕肝癌结节破裂、肝性脑病、消化道出血和感染等。手术后的癌肿患者应观察有无复发，定期复诊。化疗患者应定期检查肝肾功能、心电图、血象、血浆药物浓度等，及时了解脏器功能和有无药物蓄积。

第七章　心内科护理

第一节　心源性休克

心源性休克（cardiogenic shock）系指严重的心脏泵功能衰竭或心功能不全导致心排出量减少，各重要器官和周围组织灌注不足而发生的一系列代谢和功能障碍综合征。

一、临床表现

多数心源性休克患者，在出现休克之前有相应心脏病史和原发病的各种表现，如急性肌梗死患者可表现严重心肌缺血症状，心电图可能提示急性冠状动脉供血不足，尤其是广泛前壁心肌梗死；急性心肌炎者则可有相应感染史，并有发热、心悸、气短及全身症状，心电图可有严重心律失常；心脏手术后所致的心源性休克，多发生于手术 1 周内。

心源性休克目前国内外比较一致的诊断标准如下。

（1）收缩压低于 12 kPa（90 mmHg）或原有基础血压降低 4 kPa（30 mmHg），非原发性高血压患者一般收缩压小于 10.7 kPa（80 mmHg）。

（2）循环血量减少。①尿量减少，常少于 20 mL/h。②神志障碍、意识模糊、嗜睡、昏迷等。③周围血管收缩，伴四肢厥冷、冷汗、皮肤湿凉、脉搏细弱快速、颜面苍白或发绀等末梢循环衰竭表现。

（3）纠正引起低血压和低心排出量的心外因素（低血容量、心律失常、低氧血症、酸中毒等）后，休克依然存在。

二、诊断

（1）有急性心肌梗死、急性心肌炎、原发或继发性心肌病、严重的恶性心律失常、具有心肌毒性的药物中毒、急性心脏压塞，以及心脏手术等病史。

（2）早期患者烦躁不安、面色苍白，诉口干、出汗，但神志尚清；后逐渐表情淡漠、意识模糊、神志不清直至昏迷。

（3）体检心率逐渐增快，常大于 120 次/min。收缩压＜10.64 kPa（80 mmHg），脉压＜2.67 kPa（20 mmHg），严重时血压测不出。脉搏细弱，四肢厥冷，肢端发绀，皮肤出现花斑样改变。心音低钝，严重者呈单音律。尿量＜17 mL/h，甚至无尿。休克晚期出现广泛性皮肤、黏膜及内脏出血，即弥漫性血管内凝血，以及多器官衰竭。

（4）血流动力学监测提示心脏指数降低、左心室舒张末压升高等相应的血流动力学异常。

三、检查

（1）血气分析。

（2）弥漫性血管内凝血的有关检查。血小板计数及功能检测，出凝血时间、凝血酶原时间、凝血因子Ⅰ、各种凝血因子和纤维蛋白降解产物（fibrin degradation product，FDP）检查。

（3）必要时做微循环灌注情况检查。

（4）血流动力学监测。

（5）胸部X线片、心电图检查，必要时做动态心电图检查，条件允许时行床旁超声心动图检查。

四、治疗

（一）一般治疗

（1）绝对卧床休息，有效止痛，由急性心肌梗死所致者，以吗啡3～5 mg或哌替啶50 mg静脉注射或皮下注射，同时予地西泮、苯巴比妥。

（2）建立有效的静脉通道，必要时行深静脉插管。留置导尿管监测尿量。持续心电、血压、血氧饱和度监测。

（3）氧疗。持续吸氧，氧流量一般为4～6 L/min，必要时行气管插管或气管切开，用人工呼吸机辅助呼吸。

（二）补充血容量

首选低分子右旋糖酐250～500 mL静脉滴注，或0.9％氯化钠液、平衡液500 mL静脉滴注，最好在血流动力学监护下补液，严格控制滴速，前20分钟内快速补液100 mL，如中心静脉压上升不超过0.2 kPa（1.5 mmHg），可继续补液直至休克改善，或输液总量在500～750 mL。无血流动力学监护条件者可参照以下指标进行判断：诉口渴，外周静脉充盈不良，尿量＜30 mL/h，尿比重＞1.02，中心静脉压＜0.8 kPa（6 mmHg），则表明血容量不足。

（三）血管活性药物的应用

首选多巴胺或与间羟胺联用，从2～5 μg/（kg·min）开始渐增剂量，在此基础上根据血流动力学资料选择血管扩张剂。①肺充血而心排血量正常，肺毛细血管嵌顿压＞2.4 kPa（18 mmHg），而心脏指数＞2.2 L/（min·m^2）时，宜选用静脉扩张剂，如硝酸甘油15～30 μg/min静脉滴注或泵入，并可适当利尿。②心排血量低且周围灌注不足，但无肺充血，即心脏指数＜2.2 L/（min·m^2），肺毛细血管嵌顿压＜2.4 kPa（18 mmHg）；而肢端湿冷时，宜选用动脉扩张剂，如酚妥拉明100～300 μg/min静脉滴注或泵入，必要时增至1 000～2 000 μg/min。③心排血量低且有肺充血及外周血管痉挛，即心脏指数＜2.2 L/（min·m^2），肺毛细血管嵌顿压＜2.4 kPa（18 mmHg）而肢端湿冷时，宜选用硝普钠，以10 μg/min开始，每5分钟增加5～10 μg/min，常用量为40～160 μg/min，也有高达430 μ/min才有效。

（四）正性肌力药物的应用

1. 洋地黄制剂

一般在急性心肌梗死的24小时内，尤其是6小时内应尽量避免使用洋地黄制剂，在经上述处理休克无改善时，可酌情使用毛花苷 C 0.2～0.4 mg，静脉注射。

2. 拟交感胺类药物

当心排血量低，肺毛细血管嵌顿压不高，体循环阻力正常或低下，合并低血压时选用多巴胺，用量同前；而心排血量低，肺毛细血管嵌顿压高，体循环血管阻力和动脉压在正常范围者，宜选用多巴酚丁胺5～10 μg/（kg·min），也可选用多培沙明 0.25～1.0 μg/（kg·min）。

3. 双异吡啶类药物

常用氨力农 0.5～2 mg/kg，稀释后静脉注射或静脉滴注，或米力农 2～8 mg，静脉滴注。

（五）其他治疗

1. 纠正酸中毒

常用 5 %碳酸氢钠或摩尔乳酸钠，根据血气分析结果计算补碱量。

2. 激素应用

早期（休克 4～6 小时内）可尽早使用糖皮质激素，如地塞米松 10～20 mg 或氢化可的松100～200 mg，必要时每 4～6 小时重复 1 次，共用 1～3 日，病情改善后迅速停药。

3. 纳洛酮

首剂 0.4～0.8 mg，静脉注射，必要时在 2～4 小时后重复 0.4 mg，继以 1.2 mg 置于500 mL液体内静脉滴注。

4. 机械性辅助循环

经上述处理后休克无法纠正者，可考虑主动脉内气囊反搏（IABP）、体外反搏、左室辅助泵等机械性辅助循环。

5. 原发疾病治疗

如急性心肌梗死患者应尽早进行再灌注治疗，溶栓失败或有禁忌证者应在 IABP 支持下进行急诊冠状动脉成形术；急性心包填塞者应立即进行心包穿刺减压；乳头肌断裂或室间隔穿孔者应尽早进行外科手术修补等。

6. 心肌保护

1，6-二磷酸果糖 5～10 g/d，或磷酸肌酸（护心通）2～4 g/d，酌情使用血管紧张素转换酶抑制剂等。

（六）防治并发症

1. 呼吸衰竭

呼吸衰竭包括持续氧疗，必要时呼气末正压给氧，适当应用呼吸兴奋剂，如尼可刹米 0.375 g 或洛贝林（山梗菜碱）3～6 mg 静脉注射；保持呼吸道通畅，定期吸痰，预防感染等。

2. 急性肾衰竭

注意纠正水、电解质紊乱及酸碱失衡，及时补充血容量，酌情使用利尿剂如呋塞米（速尿）20～40 mg 静脉注射。必要时可进行血液透析、血液滤过或腹膜透析。

3. 保护脑功能

使用脱水剂及糖皮质激素，合理使用兴奋剂及镇静剂，适当补充促进脑细胞代谢药，如脑活素、胞磷胆碱、三磷酸腺苷等。

4. 防治弥散性血管内凝血（disseminated intravascular coagulation，DIC）

休克早期应积极应用低分子右旋糖酐、阿司匹林、双嘧达莫（潘生丁）等抗血小板及改善微循环药物，有DIC早期指征时应尽早使用肝素抗凝，首剂3 000～6 000 U静脉注射，后续以500～1 000 U/h静脉滴注，监测凝血时间调整用量，后期适当补充消耗的凝血因子，对有栓塞表现者可酌情使用溶栓药如小剂量尿激酶（25万～50万U）或链激酶。

五、护理

（一）急救护理

（1）护理人员熟练掌握常用仪器、抢救器材及药品。

（2）各抢救用物定点放置、定人保管、定量供应、定时核对、定期消毒，使其保持完好备用状态。

（3）患者一旦发生晕厥，应立即就地抢救并通知医师。

（4）应及时给予吸氧，建立静脉通道。

（5）按医嘱准、稳、快地使用各类药物。

（6）若患者出现心脏骤停，立即进行心、肺、脑复苏。

（二）护理要点

1. 用面罩或鼻导管给氧

面罩要严密，鼻导管吸氧时，导管插入要适宜，调节氧流量每分4～6 L，每日更换鼻导管1次，以保持导管通畅。如发生急性肺水肿，立即给患者端坐位，两腿下垂，以减少静脉回流，同时加用30％酒精吸氧，降低肺泡表面张力，特别是患者咯大量粉红色泡沫样痰时，应及时用吸引器吸引，保持呼吸道通畅，以免发生窒息。

2. 建立静脉输液通道

迅速建立静脉通道。护士应建立静脉通道1～2条。在输液时，输液速度应控制，应当根据心率、血压等情况，随时调整输液速度，特别是当液体内有血管活性药物时，更应注意输液通畅，避免管道滑脱、输液外渗。

3. 尿量观察

记录单位时间内尿量的观察，是对休克病情变化及治疗有十分重要意义的指标。如果患者6小时无尿或每小时少于20～30 mL，说明肾小球滤过量不足，如无肾实质病变说明血容量不足。相反，每小时尿量大于30 mL，表示微循环功能良好，肾血灌注好，是休克缓解的可靠指标。如果血压回升，而尿量仍很少，考虑发生急性肾功能衰竭，应及时处理。

4. 血压、脉搏、末梢循环的观察

血压变化直接标志着休克的病情变化及预后，因此在发病几小时内应严密观察血压，15～30分钟1次，待病情稳定后1～2小时观察1次。若收缩压下降到80 mmHg（10.7 kPa）以下，脉压小于20 mmHg（2.7 kPa）或患者原有高血压，血压的数值较原血压下降20～30 mmHg（2.7～4.0 kPa），要立即通知医师迅速给予处理。

脉搏的快慢取决于心率，其节律是否整齐也与心搏节律有关，脉搏强弱与心肌收缩力及排血量有关。所以休克时脉搏在某种程度上反映心脏功能，同时，临床上脉搏的变化，往往早于血压变化。

心源性休克由于心排出量减少，末梢循环灌注量减少，血流留滞，末梢发生发绀，尤其以口唇、黏膜及甲床最明显，四肢也因血运障碍而冰冷，皮肤潮湿。这时，即使血压不低，也应按休克处理。当休克逐步好转时，末梢循环得到改善，发绀减轻，四肢转温。所以末梢的变化也是休克病情变化的一个标志。

5. 心电监护

患者入院后应立即建立心电监护，通过心电监护可及时发现致命的室速或室颤。当患者入院后一般监测 24～48 小时，有条件可持续到休克缓解或心律失常纠正。常用标准Ⅱ导联心电图进行监测，必要时描记心电记录。在监测过程中，要严密观察心律、心率的变化。对于频发室性前期收缩（每分钟 5 个以上）、多源性室性前期收缩，室性前期收缩呈二联律、三联律，室性心动过速、R-on-T、R-on-P（室性前期收缩落在前一个 P 波或 T 波上）立即报告医师，积极配合抢救，准备各种抗心律失常药，随时做好除颤和起搏的准备，分秒必争，以挽救患者的生命。

最后，还必须做好患者的保温工作，防止呼吸道并发症和预防压疮等方面的基础护理工作。

第二节　心源性猝死

一、疾病概述

（一）概念和特点

心源性猝死（sudden cardiac death，SCD）是指由心脏原因引起的急性症状发作后以意识突然丧失为特征的自然死亡。世界卫生组织将发病后立即或 24 小时以内的死亡定为猝死，2007 年美国心脏病学会（American College of Cardiology，ACC）将发病1 小时内死亡定为猝死。

据统计，全世界每年有数百万人因心源性猝死丧生，占死亡人数的 15 %～20 %。美国每年有约 30 万人发生心源性猝死，占全部心血管病死亡人数的 50 %以上，而且是 20～60 岁男性的首位死因。在我国，心源性猝死也居死亡原因的首位，虽然没有大规模的临床流行病学资料报道，但心源性猝死比例在逐年增高，且随年龄增加，发病率也逐渐增高，老年人心源性猝死的概率高达 80 %～90 %。

心源性猝死的发病率男性较女性高，美国弗雷明汉（Framingham）20 年随访冠心病猝死发病率男性为女性的3.8 倍；北京市的流行病学资料显示，心源性猝死的男性年平均发病率为 10.5/10 万，女性为 3.6/10 万。

(二) 相关病理生理

冠状动脉粥样硬化是最常见的病理表现，病理研究显示心源性猝死患者急性冠状动脉内血栓形成的发生率为 15 %～64 %。陈旧性心梗也是心源性猝死的病理表现，这类患者也可见心肌肥厚、冠状动脉痉挛、心电不稳与传导障碍等病理改变。

心律失常是导致心源性猝死的重要原因，通常包括致命性快速心律失常、严重缓慢性心律失常和心室停顿。致命性快速心律失常导致冠状动脉血管事件、心肌损伤、心肌代谢异常和（或）自主神经张力改变等因素相互作用，从而引起一系列病理生理变化，引发心源性猝死，但其最终作用机制仍无定论。严重缓慢性心律失常和心室停顿的电生理机制是，当窦房结和（或）房室结功能异常时，次级自律细胞不能承担起心脏的起搏功能，常见于病变弥漫累及心内膜下浦肯野纤维的严重心脏疾病。

非心律失常导致的心源性猝死较少，常由心脏破裂、心脏流入和流出道的急性阻塞、急性心脏压塞等原因导致。心肌电机械分离是指心肌细胞有电兴奋的节律活动，而无心肌细胞的机械收缩，是心源性猝死较少见的原因之一。

(三) 病因与危险因素

1. 基本病因

绝大多数心源性猝死发生在有器质性心脏病的患者。医学专家认为心源性猝死的病因有十大类：①冠状动脉疾患；②心肌肥厚；③心肌病和心力衰竭；④心肌炎症、浸润、肿瘤及退行性变；⑤瓣膜疾病；⑥先天性心脏病；⑦心电生理异常；⑧中枢神经及神经体液影响的心电不稳；⑨婴儿猝死症候群及儿童猝死；⑩其他。

(1) 冠状动脉疾患：主要包括冠心病及其引起的冠状动脉栓塞或痉挛等。而另一些较少见的，如先天性冠状动脉异常、冠状动脉栓塞、冠状动脉炎、冠状动脉机械性阻塞等都是引起心源性猝死的原因。

(2) 心肌问题和心力衰竭：心肌的问题引起的心源性猝死常在剧烈运动时发生，其机制是心肌电生理异常的作用。慢性心力衰竭患者由于其射血分数较低常常引发猝死。

(3) 瓣膜疾病：在瓣膜病中最易引发猝死的是主动脉瓣膜狭窄，瓣膜狭窄引起心肌突发性、大面积的缺血而导致猝死。梅毒性主动脉炎、主动脉扩张引起主动脉瓣关闭不全时引起的猝死也不少见。

(4) 电生理异常及传导系统的障碍：心传导系统异常、Q-T 间期延长综合征、不明或未确定原因的室颤等都是引起心源性猝死的病因。

2. 主要危险因素

(1) 年龄：从年龄关系而言，心源性猝死有两个高峰期，即出生后至 6 个月内及 45～75 岁。成年人心源性猝死的发病率随着年龄增长而增长，而老年人是成年人心源性猝死的主要人群。随着年龄的增长，高血压、高血脂、心律失常、糖尿病、冠心病和肥胖的发生率增加，这些危险因素促进了心源性猝死的发生率。

(2) 冠心病和高血压：在西方国家，心源性猝死约 80 %是由冠心病及其并发症引起的。

冠心病患者发生心肌梗死后，左心室射血分数降低是心源性猝死的主要因素。高血压是冠心病的主要危险因素，且在临床上两种疾病常常并存。高血压患者左心室肥厚，维持血压应激能力受损，交感神经控制能力下降易出现快速心律失常而导致猝死。

（3）急性心功能不全和心律失常：急性心功能不全患者心脏机械功能恶化时，可出现心肌电活动紊乱，引发心力衰竭患者猝死。临床上多种心脏病理类型几乎都是由心律失常恶化引发心源性猝死的。

（4）抑郁：其机制可能是抑郁患者交感或副交感神经调节失衡，导致心脏的电调节失调所致。

（5）时间：美国 Framingham 38 年随访资料显示，猝死发生以 7：00～10：00 和 16：00～20：00为两个高峰期，这可能与此时生活、工作紧张，交感神经兴奋，诱发冠状动脉痉挛，导致心律失常有关。

（四）临床表现

心源性猝死可分为 4 个临床时期：前驱期、终末事件期、心搏骤停期与生物学死亡期。

1．前驱期

前驱症状表现形式多样，具有突发性和不可测性，如在猝死前数天或数月，有些患者可出现胸痛、气促、疲乏、心悸等非特异性症状，但也可无任何前驱症状，瞬间发生心脏骤停。

2．终末事件期

终末事件期是指心血管状态出现急剧变化到心搏骤停发生前的一段时间，时间从瞬间到 1 小时不等。心源性猝死所定义的时间多指该时期持续的时间。其典型表现包括严重胸痛、急性呼吸困难、突发心悸或眩晕等。在猝死前常有心电活动改变，其中以致命性快速心律失常和室性异位搏动为主因。室颤猝死者，常先有室性心动过速，少部分以循环衰竭为死亡原因。

3．心脏骤停期

心搏骤停后脑血流急剧减少，患者出现意识丧失，伴有局部或全身的抽搐。心搏骤停刚发生时可出现叹息样或短促痉挛性呼吸，随后呼吸停止伴发绀，皮肤苍白或发绀，瞳孔散大，脉搏消失，大小便失禁。

4．生物学死亡期

从心搏骤停至生物学死亡的时间长短取决于原发病的性质和复苏开始时间。心搏骤停后 4～6 分钟脑部出现不可逆性损害，随后经数分钟发展至生物学死亡。心搏骤停后立即实施心肺复苏和除颤是避免发生生物学死亡的关键。

（五）急救方法

1．识别心搏骤停

在最短时间内判断患者是否发生心搏骤停。

2．呼救

在不影响实施救治的同时，设法通知急救医疗系统。

3. 初级心肺复苏

初级心肺复苏即基础生命活动支持，包括人工胸外按压、开放气道和人工呼吸，简称“CBA 三部曲”。如果具备 AED 自动电除颤仪，应联合应用心肺复苏和电除颤。

4. 高级心肺复苏

高级心肺复苏即高级生命支持，是在基础生命支持的基础上，应用辅助设备、特殊技术等建立更为有效的通气和血运循环，主要措施包括气管插管、电除颤转复心律、建立静脉通道并给药维护循环等。在这一救治阶段应给予心电、血压、血氧饱和度及呼气末二氧化碳分压监测，必要时还需进行有创血流动力学监测，如动脉血气分析、动脉压、中心动脉压、肺动脉压、肺动脉楔压等。早期电除颤对于救治心搏骤停至关重要，如有条件越早进行越好。心肺复苏的首选药物是肾上腺素，每 3～5 分钟重复静脉推注 1 mg，可逐渐增加剂量到 5 mg。低血压时可使用去甲肾上腺素、多巴胺、多巴酚丁胺等，抗心律失常药物常用胺碘酮、利多卡因、β受体阻滞剂等。

5. 复苏后处理

处理原则是维护有效循环和呼吸功能，特别是维持脑灌注，预防再次发生心搏骤停，维护水、电解质和酸碱平衡，防治脑水肿、急性肾衰竭和继发感染等，其中重点是脑复苏，提高营养补充。

（六）预防

1. 识别高危人群、采用相应预防措施

对高危人群，针对其心脏基础疾病采用相应的预防措施能减少心源性猝死的发生率，如对冠心病患者采用减轻心肌缺血、预防心梗或缩小梗死范围等措施；对急性心梗、心梗后充血性心衰的患者应用β受体阻滞剂；对充血性心衰患者应用血管紧张素转换酶抑制剂。

2. 抗心律失常

胺碘酮在心源性猝死的二级预防中优于传统的Ⅰ类抗心律失常药物。抗心律失常的外科手术治疗对部分药物治疗效果欠佳的患者有一定的预防心源性猝死的作用。近年研究证明，埋藏式心脏复律除颤器（implantable cardiovertor defibrillator，ICD）能改善一些高危患者的预后。

3. 健康知识和心肺复苏技能的普及

高危人群尽量避免独居，对其及家属进行相关健康知识和心肺复苏技能普及。

二、护理评估

（一）一般评估

（1）识别心搏骤停。当发现无反应或突然倒地的患者时，首先观察其对刺激的反应，并判断有无呼吸和大动脉搏动。判断心搏骤停的指标包括：意识突然丧失或伴有短阵抽搐；呼吸断续，喘息，随后呼吸停止；皮肤苍白或明显发绀，瞳孔散大，大小便失禁；颈、股动脉搏动消失；心音消失。

（2）患者主诉。胸痛、气促、疲乏、心悸等前驱症状。

(3) 相关记录。记录心搏骤停和复苏成功的时间。

(4) 复苏过程中须持续监测血压、血氧饱和度，必要时进行有创血流动力学监测。

(二) 身体评估

1. 头颈部

轻拍肩部呼叫，观察患者反应、瞳孔变化情况、气道内是否有异物。手指于胸锁乳突肌内侧沟中检测颈总动脉搏动（耗时不超过 10 秒）。

2. 胸部

视诊患者胸廓起伏，感受呼吸情况，听诊呼吸音判断自主呼吸恢复情况。

3. 其他

观察全身皮肤颜色及肢体活动情况，触诊全身皮肤温度、湿度等。

(三) 心理、社会评估

复苏后应评估患者的心理反应与需求，家庭及社会支持情况，引导患者正确配合疾病的治疗与护理。

(四) 辅助检查结果评估

(1) 心电图显示心室颤动或心电停止。

(2) 各项生化检查情况和动脉血气分析结果。

(五) 常用药物治疗效果的评估

1. 血管升压药的评估要点

(1) 用药剂量和速度、用药的方法（静脉滴注、注射泵/输液泵泵入）的评估与记录。

(2) 血压的评估。患者意识是否恢复，血压是否上升到目标值，尿量、肤色和肢端温度的改变等。

2. 抗心律失常药的评估要点

(1) 持续监测心电，观察心律和心率的变化，评估药物疗效。

(2) 不良反应的评估。应观察用药后不良反应是否发生，如使用胺碘酮可能引起窦性心动过缓、低血压等现象，使用利多卡因可能引起感觉异常、窦房结抑制、房室传导阻滞等。

三、主要护理诊断/问题

(一) 循环障碍

循环障碍与心脏收缩障碍有关。

(二) 清理呼吸道无效

清理呼吸道无效与微循环障碍、缺氧和呼吸形态改变有关。

(三) 潜在并发症

脑水肿、感染、胸骨骨折等。

四、护理措施

(一) 快速识别心搏骤停，正确及时进行心肺复苏和除颤

心源性猝死抢救成功的关键是快速识别心搏骤停和启动急救系统，尽早进行心肺复苏和复律治疗。快速识别是进行心肺复苏的基础，而及时行心肺复苏和尽早除颤是避免发生生物学死亡的关键。

(二) 合理饮食

多摄入水果、蔬菜和黑鱼等易消化的清淡食物，可通过改善心律变异性预防心源性猝死。

(三) 用药护理

应严格按医嘱用药，并注意观察常用药的疗效和毒副作用，发现问题及时处理等。

(四) 心理护理

复苏后部分患者会对曾发生的猝死产生明显的恐惧和焦虑心情，应帮助患者正确评估所面对的情况，鼓励患者积极参与治疗和护理计划的制订，使之了解心源性猝死的高危因素和救治方法。帮助患者建立良好有效的社会支持系统，帮助患者克服恐惧和焦虑的情绪。

(五) 健康教育

1. 高危人群

对高危人群，如冠心病患者应教会患者及家属了解心源性猝死早期出现的症状和体征，做到早发现、早诊断、早干预。教会家属基本救治方法和技能，患者外出时随身携带急救物品和救助电话，以便得到及时救助。

2. 用药原则

按时、正确服用相关药物，让患者了解常用药物不良反应及自我观察要点。

五、急救效果的评估

(1) 患者意识清醒。

(2) 患者恢复自主呼吸和心跳。

(3) 患者瞳孔缩小。

(4) 患者大动脉搏动恢复。

第三节　心 律 失 常

正常心律起源于窦房结，并沿正常房室传导系统顺序激动心房和心室，频率为60～100次/min（成人），节律整齐。心律失常是指心脏冲动的起源、频率、节律、传导速度和激动次序等异常。

一、分类

心律失常按其发生机制分为冲动形成异常和冲动传导异常两大类。

(一) 冲动形成异常

1. 窦性心律失常

(1) 窦性心动过速。

(2) 窦性心动过缓。

(3) 窦性心律不齐。

(4) 窦性停搏。

2. 异位心律

(1) 主动性异位心律。①期前收缩（房性、房室交界区性、室性）。②阵发性心动过速（房性、房室交界区性、室性）。③心房扑动、心房颤动。④心室扑动、心室颤动。

(2) 被动性异位心律。①逸搏（房性、房室交界区性、室性）。②逸搏心律（房性、房室交界区性、室性）。

(二) 冲动传导异常

1. 生理性

生理性包括干扰及房室分离。

2. 病理性

(1) 窦房传导阻滞。

(2) 房内传导阻滞。

(3) 房室传导阻滞（一度、二度、三度）。

(4) 束支或分支阻滞（左、右束支及左束支分支传导阻滞）或室性阻滞。

3. 房室间传导途径异常

预激综合征。此外，临床上依据心律失常发作时心率的快慢分为快速性心律失常和缓慢性心律失常。

二、病因及发病机制

(一) 生理因素

健康人可发生暂时性心律失常，特别是窦性心律失常和期前收缩等。情绪激动、精神紧张、过度疲劳、大量吸烟、饮酒、喝浓茶或咖啡等常为诱发因素。

(二) 器质性心脏病

各种器质性心脏病是引发心律失常的最常见原因，以冠心病、心肌炎、风湿性心脏病多见，尤其在发生心力衰竭或心肌梗死时。

(三) 非心源性疾病

除了心脏病外，其他系统的严重疾病，均可引发心律失常，如急性脑血管病、甲状腺功能亢进、慢性阻塞性肺病等。

(四) 其他

电解质紊乱（低钾血症、低钙血症、高钾血症等）、药物作用（洋地黄、肾上腺素等）、心脏手术或心导管检查、中暑、电击伤等均可引发心律失常。

心律失常发生的基本原理是多种原因引起心肌细胞的自律性、兴奋性、传导性改变，导致心脏冲动形成异常、冲动传导异常，或两者兼而有之。

三、诊断要点

通过病史、体征可以做出初步判定。确定心律失常的类型主要依靠心电图，某些心律失常尚需做心电生理检查。

(一) 病史

心律失常的诊断应从详尽采集病史入手，让患者客观描述发生心悸等症状时的感受。症状的严重程度取决于心律失常对血流动力学的影响，轻者可无症状或出现心悸、头晕；严重者可诱发心绞痛、心力衰竭、晕厥甚至猝死，增加心血管病死亡的危险性。

（二）体格检查

体格检查包括心脏视诊、触诊、叩诊、听诊的全面检查，并注意检查患者的神志、血压、脉搏频率及节律。

（三）辅助检查

心电图是诊断心律失常最重要的一项无创性检查技术。应记录多导联心电图，并记录能清楚显示P波导联的心电图长条以备分析，通常选择Ⅱ或 V_1 导联。其他辅助诊断的检查还有动态心电图、运动试验和食管心电图等。临床心电生理检查，如食管心房调搏检查、心室内心电生理检查对明确心律失常的发病机制、治疗、预后均有很大帮助。

四、各种心律失常的概念、临床意义及心电图特点

（一）窦性心律失常

正常心脏起搏点位于窦房结，由窦房结发出冲动引起的心律称窦性心律，成人频率为60～100 次/min。正常窦性心律的心电图（图 7-1）特点如下。①P 波在Ⅰ、Ⅱ、aVF 导联直立，aVR 导联倒置。②P-R 间期0.12～0.20 秒。③P-P 间期之差＜0.12 秒。窦性心律的频率可因年龄、性别、体力活动等不同有显著差异。

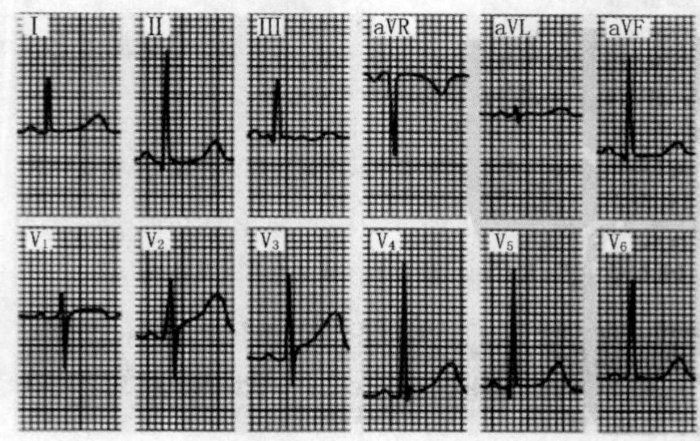

图 7-1　正常心电图

1. 窦性心动过速

（1）成人窦性心律的频率超过 100 次/min，称为窦性心动过速，其心率的增快和减慢是逐渐改变的。

（2）心电图（图 7-2）特点为窦性心律，P 波正常，P-R 间期正常，P-P 间期＜0.60 秒，成人频率大多在100～180 次/min。

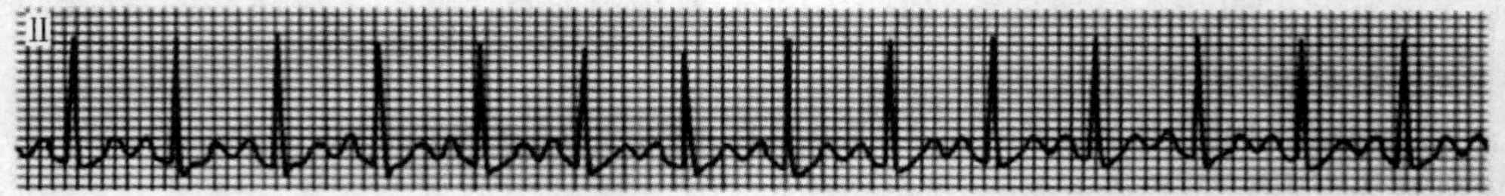

图 7-2　窦性心动过速心电图

（3）窦性心动过速一般不需特殊治疗。治疗主要针对原发病和去除诱因，必要时可应用β受体阻滞剂（如普萘洛尔）或镇静剂（如地西泮）减慢心率。

2. 窦性心动过缓

（1）成人窦性心律的频率低于 60 次/min，称为窦性心动过缓。

（2）心电图（图 7-3）特点为窦性心律，频率 40～60 次/min，P-P 间期>1.0 秒。常伴窦性心律不齐，即 P-P 间期之差>0.12 秒。

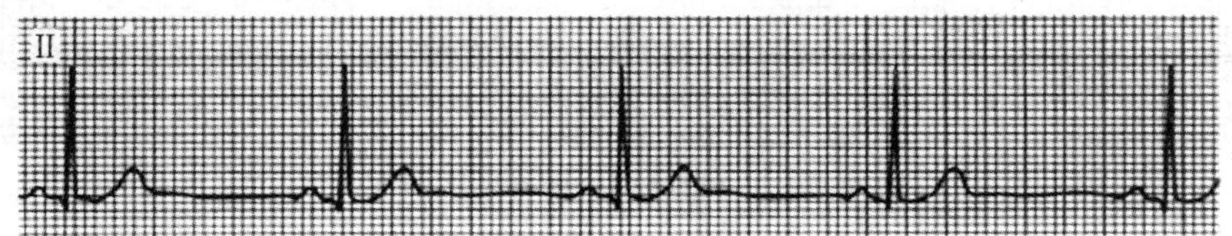

图 7-3　窦性心动过缓心电图

（3）无症状的窦性心动过缓通常无须治疗。因心率过慢出现头晕、乏力等心排血量不足症状时，可用阿托品、异丙肾上腺素等药物，必要时需安置心脏起搏治疗。

3. 窦性停搏

（1）窦性停搏是指窦房结冲动形成暂停或中断，导致心房及心室活动相应暂停的现象，又称窦性静止。

（2）心电图（图 7-4）特点为一个或多个 P-P 间期显著延长，延长的间期内无 P 波，而长 P-P 间期与窦性心律的基本 P-P 间期之间无倍数关系，其后可出现交界性或室性逸搏或逸搏心律。

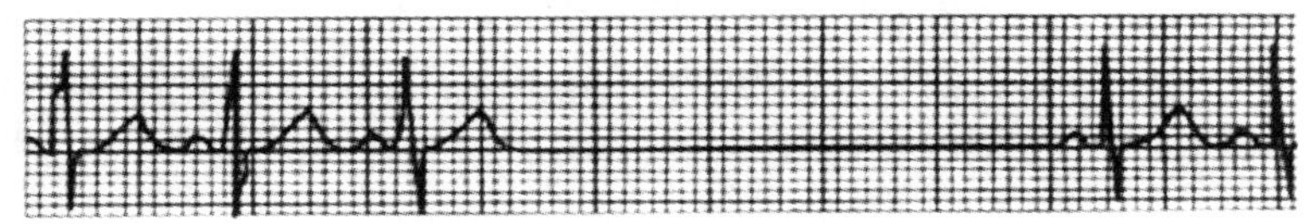

图 7-4　窦性停搏心电图

（3）窦性停搏可由迷走神经张力增高，或洋地黄、胺碘酮、钾盐、乙酰胆碱等药物，高钾血症、心肌炎、心肌病、冠心病等引起。临床症状轻重不一，轻者无症状或偶尔出现心搏暂停，重者可发生阿-斯综合征甚至死亡。

4. 病态窦房结综合征

（1）病态窦房结综合征（sick sinus syndrome，SSS），简称“病窦综合征”。由窦房结及其邻近组织病变引起的窦房结起搏功能和（或）窦房结传导功能减退，从而产生多种心律失常的综合表现。

（2）病态窦房综合征常见病因为冠心病、心肌病、心肌炎，也可见于结缔组织病、代谢性疾病及家族性遗传性疾病等，少数病因不明。主要临床表现为心动过缓所致的脑、心、肾等脏器供血不足症状，尤以脑供血不足症状为主。轻者表现为头晕、心悸、乏力、记忆力减退等，重者可发生短暂晕厥或阿-斯综合征。部分患者合并短阵室上性快速性心律失常发作（慢快综合征），进而可出现心悸、心绞痛或心力衰竭。

（3）心电图（图 7-5）特点如下。①持续而显著的窦性心动过缓（心率<50 次/min）。②窦性停搏或（和）窦房传导阻滞。③窦房传导阻滞与房室传导阻滞并存。④心动过缓-心动过速综合征，又称慢快综合征，是指心动过缓与房性快速性心律失常（如房性心动过速、心房扑动、心房颤动）交替发作，房室交界区性逸搏心律。

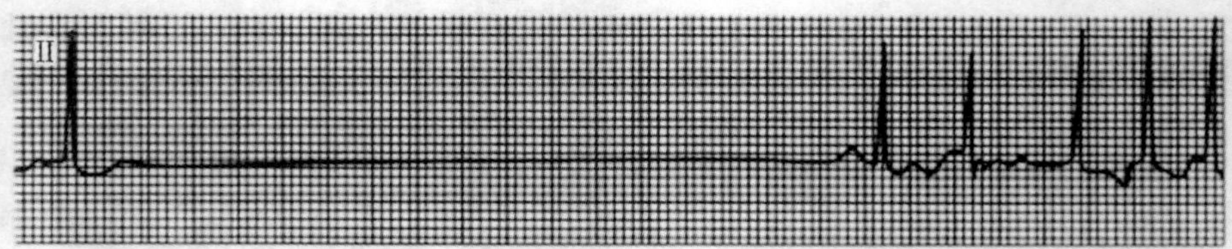

图 7-5 病态窦房结综合征心电图

(4) 积极治疗原发疾病。无症状者，不必给予治疗，仅定期随访观察；反复出现严重症状及心电图大于 3 秒长间歇者，宜首选安装人工心脏起搏器。慢快综合征应用起搏器治疗后，患者仍有心动过速发作，则可同时用药物控制快速性心律失常发作。

(二) 房性期前收缩

房性期前收缩又称过早搏动，简称“早搏”，是指窦房结以外的异位起搏点发出的过早冲动引起的心脏收缩搏动。根据异位起搏点的部位不同可分为房性、房室交界性和室性。早搏可偶发或频发，如每个窦性搏动后出现一个早搏，称为二联律；每两个窦性搏动后出现一个早搏，称三联律。在同一导联上如室性早搏的形态不同，称为多源性室性早搏。

房性期前收缩可见于健康人，其发生与情绪激动、过度疲劳、过量饮酒或吸烟、饮浓茶、饮咖啡等有关。病理性冠心病急性心肌梗死、风湿性心瓣膜病、心肌病、心肌炎等各种心脏病常可引起房性期前收缩。此外，药物毒性作用，电解质紊乱，心脏手术或心导管检查均可引起期前收缩。

1. 临床意义

偶发的房性期前收缩一般无症状，部分患者可有漏跳的感觉。频发的房性期前收缩由于影响心排血量，可引起头痛、乏力、晕厥等；原有心脏病者可诱发或加重心绞痛或心力衰竭。听诊心律不规则，期前收缩的第一心音增强，第二心音减弱或消失。脉搏触诊可发现脉搏脱漏。

2. 心电图特点

(1) 房性期前收缩（图 7-6）。提前出现的房性异位 P’波，其形态与同导联窦性 P 波不同。P’-R 间期＞0.12秒。P’波后的 QRS 波群有 3 种可能。①与窦性心律的 QRS 波群相同。②因室内差异性传导出现宽大畸形的 QRS 波群。③提前出现的 P’波后无 QRS 波群，称为未下传的房性期前收缩；多数为不完全性代偿间歇（期前收缩前后窦性 P 波之间的时限常短于 2 个窦性 P-P 间期）。

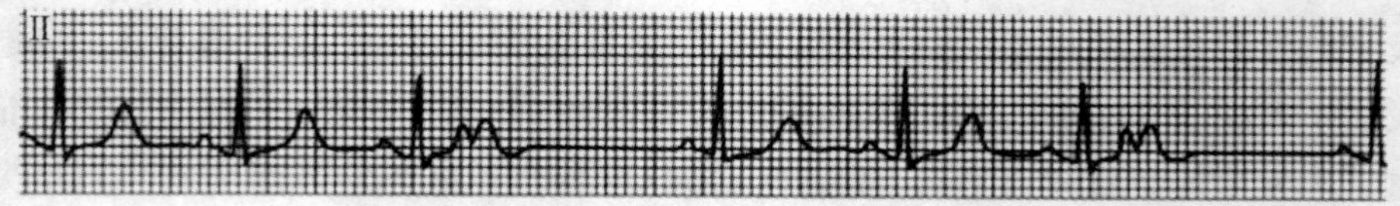

图 7-6 房性期前收缩心电图

(2) 房室交界区性期前收缩（图 7-7）。提前出现的 QRS 波群，其形态与同导联窦性心律 QRS 波群相同，或因室内差异性传导而变形。逆行 P 波（Ⅰ、Ⅱ、aVF 导联倒置，aVR 导联直立）有 3 种可能。①P’波位于 QRS 波群之前，P’R 间期＜0.12 秒。②P’波位于 QRS 波群之后，RP’间期＜0.20 秒。③P’波埋于 QRS 波群中，QRS 波群之前后均看不见

P'波；多数为完全性代偿间期（期前收缩前后窦性P波之间的时限等于2个窦性P-P间期）。

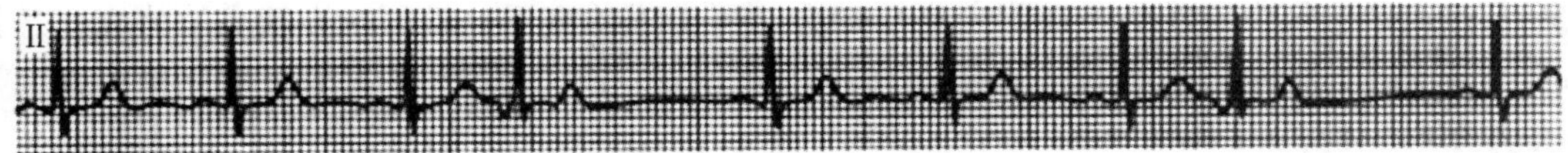

图7-7 房室交界性期前收缩心电图

（3）室性期前收缩（图7-8）。①提前出现的QRS波群宽大畸形，时限>0.12秒，其前无P波。②QRS波群前无相关的P波。③T波方向与QRS波群主波方向相反。④多数为完全性代偿间歇。

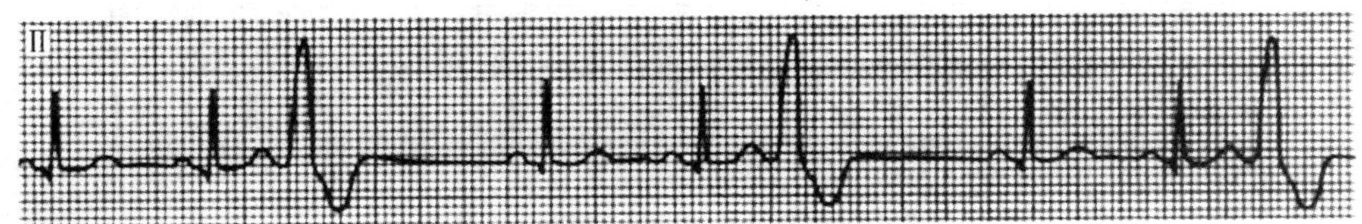

图7-8 室性期前收缩心电图

3. 治疗要点

（1）病因治疗：积极治疗原发病，解除诱因。如改善心肌供血，控制心肌炎症，纠正电解质紊乱，避免情绪激动或过度疲劳等。

（2）药物治疗：无明显自觉症状或偶发的期前收缩者，一般无须抗心律失常药物治疗，可酌情使用镇静剂，如地西泮等。如频繁发作，症状明显或有器质性心脏病者，必须积极治疗。根据期前收缩的类型选用不同的药物。房性期前收缩、交界性期前收缩可选用维拉帕米、普罗帕酮、莫雷帕酮或β受体阻滞剂等药物。室性期前收缩选用β受体阻滞剂、美西律、普罗帕酮、莫雷帕酮等药物。

（3）其他：急性心肌梗死早期发生的室性期前收缩可选用利多卡因；洋地黄中毒引起的室性期前收缩者首选苯妥英钠。

（三）阵发性心动过速

阵发性心动过速是一种阵发性快速而规律的异位心律，由3个或3个以上连续发生的期前收缩形成，根据异位起搏点的部位不同可分为房性、房室交界性和室性阵发性心动过速。由于房性、房室交界性心动过速在临床上难以区别，故统称为阵发性室上性心动过速。阵发性室上性心动过速常见于无器质性心脏病者，其发作与体位改变、情绪激动、过度疲劳、烟酒过量等有关。阵发性室性心动过速多见于心肌病变广泛而严重的患者，如冠心病发生急性心肌梗死；其次是心肌病、心肌炎、二尖瓣脱垂、心瓣膜病等。

1. 临床意义

（1）阵发性室上性心动过速突然发作、突然终止，持续时间长短不一。发作时患者常有心悸、焦虑、紧张、乏力，甚至诱发心绞痛、心功能不全、晕厥或休克。症状轻重取决于发作时的心率、持续时间和有无心脏病变等。听诊心律规则，心率150～250次/min，心尖部第一心音强度不变。

(2) 阵发性室性心动过速症状轻重取决于室速发作的频率、持续时间、有无器质性心脏病及心功能状况。非持续性室速（发作时间＜30 秒）患者通常无症状或仅有心悸；持续性室速患者常伴明显血流动力学障碍与心肌缺血，可出现低血压、晕厥、心绞痛、休克或急性肺水肿。听诊心律略不规则，心率常在100～250 次/min。如发生完全性房室分离，则第一心音强度不一致。

2. 心电图特点

(1) 阵发性室上性心动过速（图 7-9）。①3 个或 3 个以上连续而迅速的室上性早搏，频率范围达150～250 次/s，节律规则。②P 波为逆行性，常埋藏于 QRS 波群内或位于其终末部位，与 QRS 波群的关系恒定。③绝大多数患者 QRS 波群形态与时限正常。

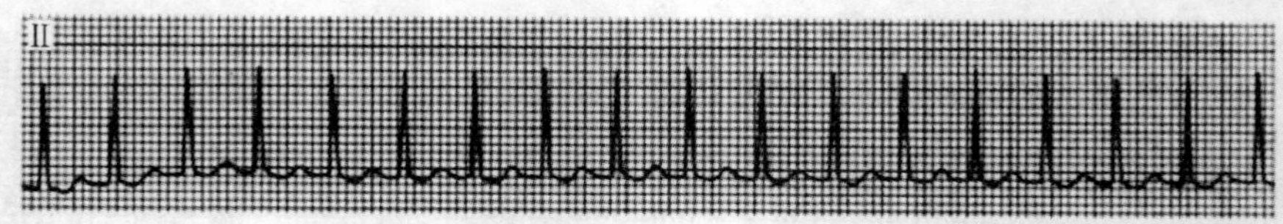

图 7-9　阵发性室上性心动过速心电图

(2) 阵发性室性心动过速（图 7-10）。①3 个或 3 个以上连续而迅速的室性早搏，频率范围达100～250 次/min，节律较规则或稍有不齐。②QRS 波群形态畸形，时限＞0.12 秒，有继发 ST-T 改变。③如有 P 波，则 P 波与 QRS 波无关，且其频率比 QRS 频率缓慢。④常可见心室夺获与室性融合波。

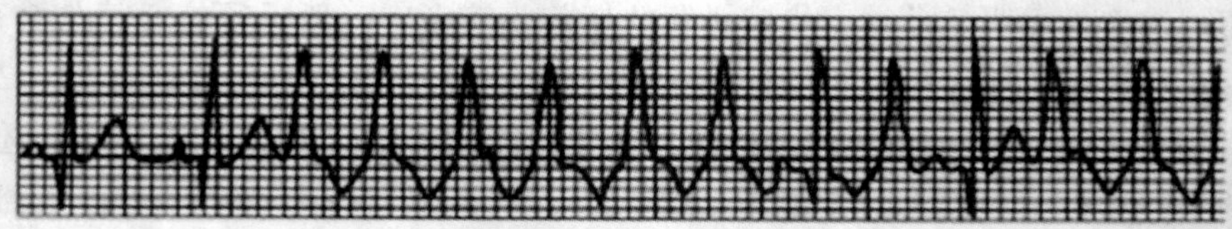

图 7-10　阵发性室性心动过速心电图

3. 治疗要点

(1) 阵发性室上性心动过速急性发作时的治疗。①兴奋迷走神经：可起到减慢心率、终止发作的作用。方法包括刺激悬雍垂诱发恶心、呕吐；深吸气后屏气，再用力做呼气动作(valsalva 动作)；颈动脉窦按摩等。上述方法可重复多次使用。②药物终止发作：当刺激迷走神经无效时，可采用维拉帕米或三磷酸腺苷静脉注射。

预防复发除避免诱因外，发作频繁者可选用地高辛、长效钙通道阻滞剂、长效普萘洛尔等药物。对于反复发作或药物治疗无效者，可考虑施行射频消融术。该方法具有安全、迅速、有效且能治愈心动过速的优点，可作为预防反复发作的首选方法。

(2) 阵发性室性心动过速的治疗多发生于器质性心脏病者，往往导致血流动力学障碍，甚至发展为室颤，应严密观察予以紧急处理，终止其发作。

一般遵循的原则：无器质性心脏病者发生的非持续性室速，如无症状，无须进行治疗；持续性室速发作，无论有无器质性心脏病，均应给予治疗；有器质性心脏病的非持续性室速亦应考虑治疗。药物首选利多卡因，静脉注射 100 mg，生效后可予静脉滴注维持。其他药物如普罗帕酮、胺碘酮也有疗效。如使用上述药物无法终止发作，且患者已出现低血压、休克、脑血流灌注不足等危险表现，应立即给予同步直流电复律。

（四）扑动与颤动

当自发性异位搏动的频率超过阵发性心动过速的范围时，形成扑动或颤动。根据异位起搏点的部位不同可分为心房扑动（简称“房扑”）与心房颤动（简称“房颤”）；心室扑动（简称“室扑”）与心室颤动（简称“室颤”）。房颤是成人最常见的心律失常之一，远较房扑多见，两者发病率之比为10∶1～20∶1，绝大多数见于各种器质性心脏病，其中以风湿性心瓣膜病最为常见。室扑与室颤是最严重的致命性心律失常，室扑多为室颤的前奏，而室颤则是导致心源性猝死的常见心律失常，也是心脏病或其他疾病临终前的常见表现。

1. 临床意义

（1）心房扑动与心房颤动。房扑和房颤的症状取决于有无器质性心脏病、基础心功能，以及心室率的快慢。如心室率不快且无器质性心脏病者可无症状；心室率快者可有心悸、胸闷、头晕、乏力等。房颤时心房有效收缩消失，心排血量减少 25 %～30 %，加之心室率增快，对血流动力学影响较大，导致心排血量、冠状循环及脑部供血明显减少，引起心力衰竭、心绞痛或晕厥；还易引起心房内附壁血栓的形成，部分血栓脱落可引起体循环动脉栓塞，以脑栓塞最常见。体检时房扑的心室律可规则或不规则。房颤时，听诊第一心音强弱不等，心室律绝对不规则；心室率较快时，脉搏短绌（脉率慢于心率）明显。

（2）心室扑动与心室颤动。室扑和室颤对血流动力学的影响均等于心室停搏，其临床表现无差别。二者具有下列特点：意识突然丧失，常伴有全身抽搐，持续时间长短不一；心音消失，脉搏触不到，血压测不出；呼吸不规则或停止；瞳孔散大，对光反射消失。

2. 心电图特点

（1）心房扑动（图 7-11）。①正常窦性 P 波消失，代之以 250～350 次/min，间隔均匀，形状相似的锯齿状心房扑动波（F 波）。②F 波与 QRS 波群成某种固定的比例，最常见的比例为2∶1房室传导，有时比例关系不固定，则引起心室律不规则。③QRS 波群形态一般正常，伴有室内差异性传导者 QRS 波群可增宽、变形。

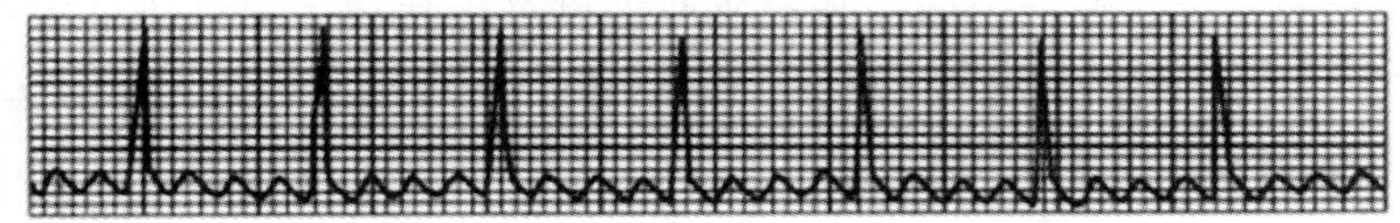

图 7-11　心房扑动（2∶1 房室传导）心电图

（2）心房颤动（图 7-12）。①P 波消失，代之以大小不等、形态不一、间期不等的心房颤动波（f 波），频率为 150～500 次/min。②R-R 间期绝对不等。③QRS 波群形态通常正常，当心室率过快，发生室内差异性传导时，QRS 波群无法分辨或消失。

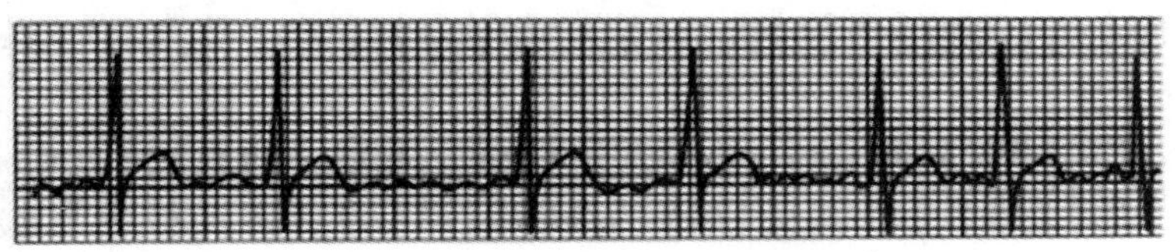

图 7-12　心房颤动心电图

（3）心室扑动（图 7-13）。P-QRS-T 波群消失，代之以 150～300 次/min 波幅大而较规则的正弦波（室扑波）图形。

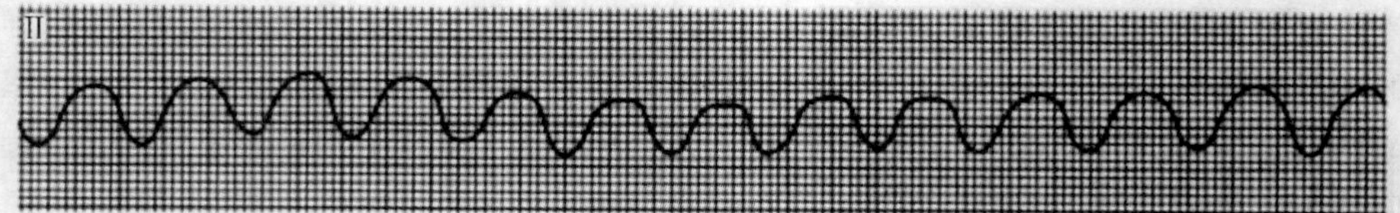

图 7-13　心室扑动心电图

（4）心室颤动（图 7-14）。P-QRS-T 波群消失，代之以形态、振幅与间隔绝对不规则的心室颤动波（室颤波），频率为 150～500 次/min。

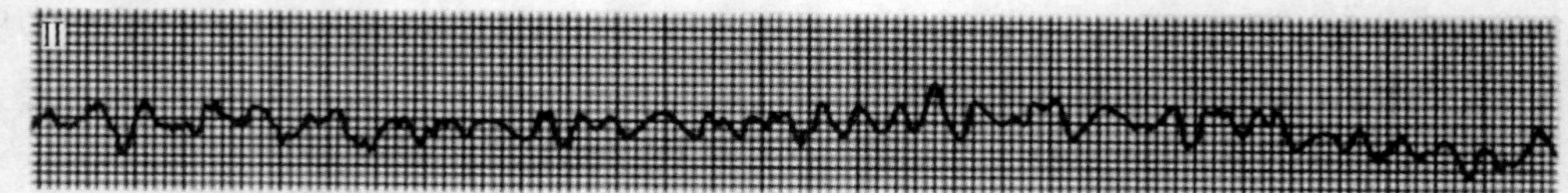

图 7-14　心室颤动心电图

3. 治疗要点

（1）心房扑动和颤动。房扑或房颤伴有较快心室率时，可使用洋地黄类药物减慢心室率，以保持血流动力学的稳定，此法可以使有些房扑或房颤转为窦性心律。其他药物如维拉帕米、地尔硫䓬等也能起到终止房扑、房颤的作用。对于持续性房颤的患者，符合条件者可采用药物如奎尼丁、胺碘酮等进行复律。无效时可使用电复律。

（2）心室扑动和颤动。室扑或室颤发生后，如果不迅速采取抢救措施，患者一般在 3～5 分钟死亡，因此必须争分夺秒，尽快恢复有效心律。一旦心电监测确定为心室扑动或颤动时，立即采用除颤器进行非同步直流电除颤，同时配合胸部按压及人工呼吸等心肺复苏术，并经静脉注射利多卡因，以及其他复苏药物如肾上腺素等。

（五）房室传导阻滞

房室传导阻滞（atrioventricular block，AVB）是指冲动从心房传到心室的过程中，冲动传导的延迟或中断。根据病因不同，其阻滞部位可发生在房室结、房室束及束支系统内，按阻滞程度可分为3 类。常见于器质性心脏病，偶尔第Ⅰ度和第Ⅱ度一型房室传导阻滞可见于健康人，与迷走神经张力过高有关。

1. 临床意义

（1）一度房室传导阻滞：传导时间延长（P-R 间期延长）；患者多无自觉症状，听诊时第一心音可略为减弱。

（2）二度房室传导阻滞：心房冲动部分不能传入心室（心搏脱漏）；心搏脱漏仅偶尔出现时，患者多无症状或偶有心悸，如心搏脱漏频繁心室率缓慢时，可有乏力、头晕甚至短暂晕厥；听诊有第一心音逐渐减弱并有心音脱漏，触诊脉搏脱漏，若为 2∶1 传导阻滞，则可听到慢而规则的心室率。

（3）三度房室传导阻滞：心房冲动全部不能传入心室；患者症状取决于心室率的快慢，如心室率过慢，心排血量减少，导致心脑供血不足，可出现头晕、疲乏、心绞痛、心力衰竭等，如心室搏动停顿超过 15 秒可引起晕厥、抽搐，即阿-斯综合征发生，严重者可猝死；听诊心律慢而规则，心室率多为 35～50 次/min，第一心音强弱不等，偶尔闻及心房音及响亮清晰的第一心音（大炮音）。

2. 心电图特点

(1) 一度房室传导阻滞（图 7-15）。①PR 间期延长，成人＞0.20 秒（老年人＞0.21 秒）；②物QRS 波群脱漏。

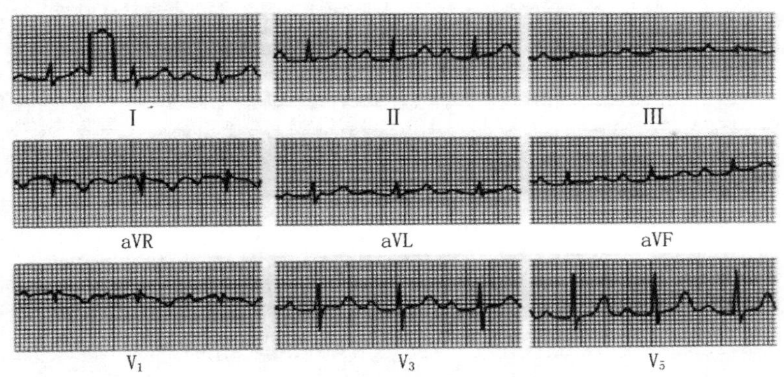

图 7-15　第一度房室传导阻滞心电图

(2) 二度房室传导阻滞。按心电图表现可分为Ⅰ型和Ⅱ型。

二度Ⅰ型房室传导阻滞（图 7-16）：①PR 间期在相继的心搏中逐渐延长，直至发生心室脱漏，直至 QRS 波群脱漏，脱漏后的第 1 个 P-R 间期缩短，如此周而复始；②相邻的 R-R 间期进行性缩短，直至 P 波后 QRS 波群脱漏。③心室脱漏造成的长 R-R 间期小于两个 P-P 间期之和。

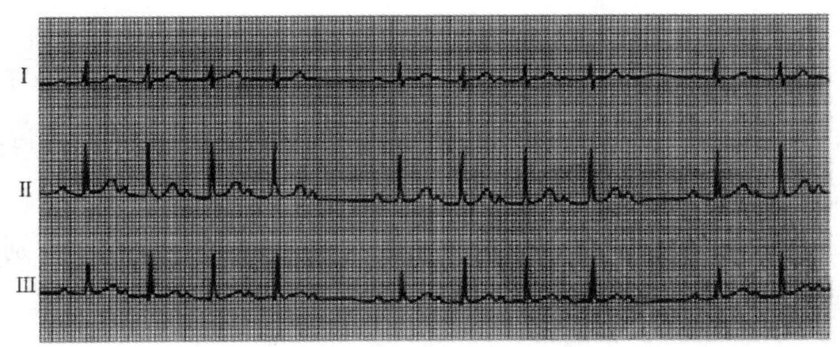

图 7-16　二度Ⅰ型房室传导阻滞心电图

二度Ⅱ型房室传导阻滞（图 7-17）：①P-R 间期固定不变（可正常或延长）；②数个 P 波之后有一个 QRS 波群脱漏，形成 2∶1、3∶1、3∶2 等不同比例房室传导阻滞；③QRS波群形态一般正常。

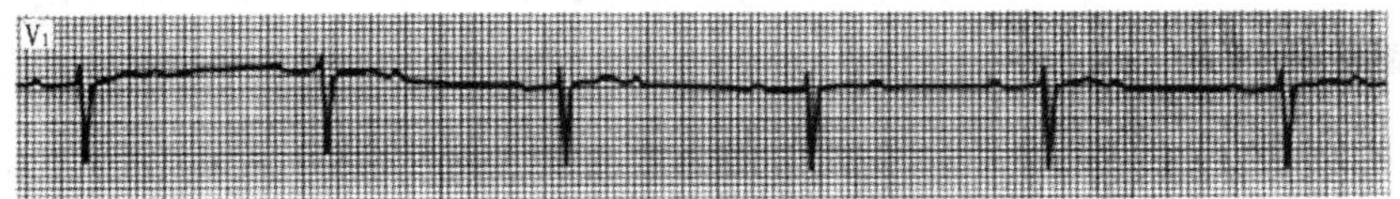

图 7-17　二度Ⅱ型房室传导阻滞心电图

如果二度Ⅱ型房室传导阻滞下传比例≥3∶1 时，称为高度房室传导阻滞。

(3) 三度房室传导阻滞（图 7-18）。①P 波与 QRS 波群各有自己的规律，互不相关无固定关系，呈完全性房室分离。②心房率>心室率。③QRS 波群形态和时限取决于阻滞部位，如阻滞位于希氏束及其附近，心室率 40～60 次/min，QRS 波群正常。④如阻滞部位在希氏束分叉以下，心室率可在40 次/min以下，QRS 波群宽大畸形。

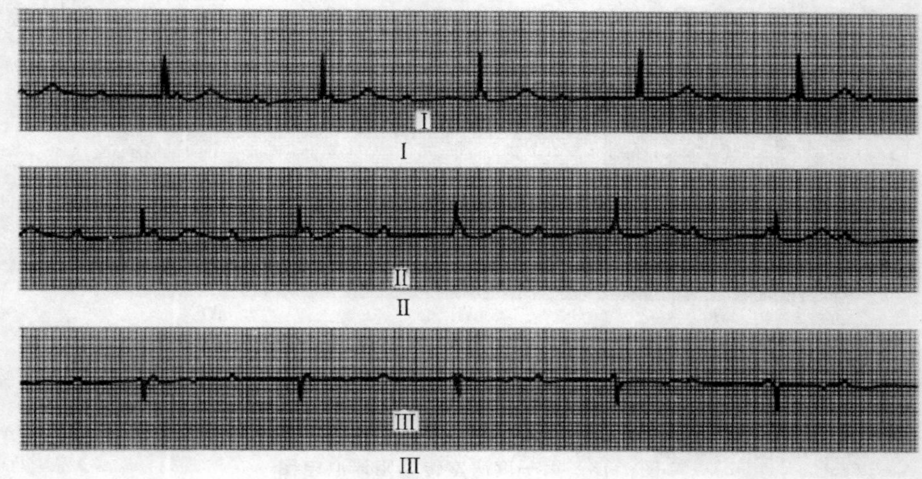

图 7-18　三度房室传导阻滞心电图

3. 治疗要点

(1) 病因治疗：积极治疗引起房室传导阻滞的各种心脏病，纠正电解质紊乱，停用有关药物，解除迷走神经过高张力等。一度或二度Ⅰ型房室传导阻滞，心室率不太慢（>50 次/min）且无症状者，仅需病因治疗，心律失常本身无须进行治疗。

(2) 药物治疗：二度Ⅱ型或三度房室传导阻滞，心室率慢并影响血流动力学，应及时提高心室率以改善症状，防止发生阿-斯综合征。常用药物如下。①异丙肾上腺素，持续静脉滴注，使心室率维持在60～70 次/min，对急性心肌梗死患者要慎用。②阿托品，静脉注射，适用于阻滞部位位于房室结的患者。

(3) 人工心脏起搏治疗：对心室率低于 40 次/min，症状严重者，特别是曾发生过阿-斯综合征者，应首选安装人工心脏起搏器。

五、常见护理诊断

(一) 活动无耐力

活动无耐力与心律失常导致心排血量减少有关。

(二) 焦虑

焦虑与心律失常致心跳不规则、停跳，以及反复发作、治疗效果不佳有关。

(三) 潜在并发症

心力衰竭、猝死。

六、护理措施

(一) 一般护理

1. 体位与休息

当心律失常发作患者出现胸闷、心悸、头晕等不适时，应采取高枕卧位、半卧位或其他舒适体位，尽量避免左侧卧位。有头晕、晕厥发作或曾有跌倒病史者应卧床休息，加强生活护理。

2. 饮食护理

给予患者清淡易消化、低脂和富于营养的饮食，且少量多餐，避免刺激性饮料及饱餐。有心力衰竭患者应限制钠盐摄入，对服用利尿剂者应鼓励多进食富含钾盐的食物，避免出现低钾血症而诱发心律失常。

（二）病情观察

（1）评估心律失常可能引起的临床症状，如心悸、乏力、胸闷、头晕、晕厥等，注意观察和询问这些症状的程度、持续时间，以及给患者日常生活带来的影响。

（2）定期测量心率和心律，判断有无心动过速、心动过缓、期前收缩、房颤等心律失常发生。对于房颤患者，两名护士应同时测量患者心率和脉率1分钟，并记录，以观察脉短绌的变化发生情况。

（3）心电图检查是判断心律失常类型及检测心律失常病情变化的最重要的手段，护士应掌握心电图机的使用方法，在患者心律失常突然发作时及时描记心电图并标明日期和时间。行24小时动态心电图检查的患者，应嘱其保持平素的生活和活动，并记录症状出现的时间及当时所从事的活动，以利于发现病情及查找病因。

（4）对持续心电监测的患者，应注意观察是否出现心律失常及心律失常的类型、发作次数、持续时间、治疗效果等情况。当患者出现频发、多源性室性早搏、R-on-T现象、阵发性室性心动过速、第二度Ⅱ型及第三度房室传导阻滞时，应及时通知医师。

（三）用药护理

严格遵医嘱按时按量应用抗心律失常药物，静脉注射抗心律失常药物时速度应缓慢，静脉滴注速度严格按医嘱执行。用药期间严密监测脉率、心律、心率、血压及患者的反应，及时发现因用药而引起的不良反应和药物中毒，做好相应的护理。

1. 奎尼丁

奎尼丁毒性反映较重，可致心力衰竭、窦性停搏、房室传导阻滞、室性心动过速等心脏毒性反应，故在给药前要测量血压、心率、心律，如有血压低于12.0/8.0 kPa（90/60 mmHg），心率慢于60次/min，或心律不规则需告知医师。

2. 普罗帕酮

普罗帕酮可引起恶心、呕吐、眩晕、视物模糊、房室传导阻滞，诱发和加重心力衰竭等。餐时或餐后服用可减少胃肠道刺激。

3. 利多卡因

利多卡因剂量过大时有中枢抑制作用和心血管系统不良反应，前者可引起震颤、抽搐，甚至呼吸抑制和心脏停搏等；后者可有窦房结抑制、房室传导阻滞，见于少数患者，应注意给药的剂量和速度。对心力衰竭者、肝肾功能不全者、酸中毒者和老年人应减少剂量。

4. 普萘洛尔

普萘洛尔在心脏方面可引起低血压、心动过缓、心力衰竭，并可加重哮喘与慢性阻塞性肺部疾病。在给药前应测量患者的心率，当心率低于50次/min时应及时停药。糖尿病患者可能引起低血糖、乏力。

5. 胺碘酮

胺碘酮可致胃肠道反应、肝功能损害、心动过缓、房室传导阻滞，久服可影响甲状腺功能和引起角膜碘沉着，少数患者可出现肺纤维化，是其最严重的不良反应。

6. 维拉帕米

已用β受体阻滞剂者或有血流动力学障碍者使用维拉帕米，可出现低血压、心动过缓、房室传导阻滞等。严重心力衰竭、高度房室传导阻滞及低血压者禁用，偶有肝毒性，增加地高辛血浆浓度。

7. 腺苷

使用腺苷可出现面部潮红、胸闷、呼吸困难、心动过缓、房室传导阻滞等，通常持续时间小于1分钟。

（四）特殊护理

当患者发生较严重心律失常时应采取如下护理措施。

（1）嘱患者卧床休息，保持情绪稳定，以减少心肌耗氧量和对交感神经的刺激。

（2）给予鼻导管吸氧，改善心律失常造成的血流动力学改变而引起的机体缺氧。立即建立静脉通道，为用药、抢救做好准备。

（3）准备好纠正心律失常的药物、其他抢救药品及除颤器、临时起搏器等。对突然发生室扑或室颤的患者，应立即施行非同步直流电除颤。

（4）遵医嘱给予抗心律失常药物，注意药物的给药途径、剂量、给药速度，观察药物的作用效果和不良反应。用药期间严密监测心电图、血压，及时发现因用药而引起的新的心律失常。

（五）健康教育

1. 疾病知识指导

向患者及家属讲解心律失常的常见病因、诱因及防治知识，使患者和家属能充分了解该疾病，从而与医护人员配合共同控制疾病。

2. 生活指导

快速心律失常患者应改变不良的生活习惯，如吸烟、饮酒、喝咖啡、饮浓茶等；避开造成精神紧张激动的环境，保持乐观稳定的情绪，分散注意力，不要过分注意心悸的感受。使患者和亲属明确无器质性心脏病的良性心律失常对人的影响主要是心理因素。帮助患者协调好活动与休息，根据心功能情况合理安排，注意劳逸结合。运动有诱发心律失常的危险，建议做较轻微的运动或最好在有家人陪同的条件下运动。心动过缓者应避免屏气用力的动作，以免兴奋迷走神经而加重心动过缓，保持大便通畅，避免排便用力而加重心律失常。

3. 用药指导

让患者认识服药的重要性，按医嘱继续服用抗心律失常药物，不可自行减量或撤换药物。教会患者观察药物疗效和不良反应，必要时提供书面材料，嘱患者有异常时及时就医。对阵发性室上性心动过速的患者和家属，教会其采用刺激迷走神经的方法，如刺激咽后壁诱发恶心；深吸气后屏气再用力呼气，上述方法可终止或缓解室上性心动过速。教会患者家属徒手心肺复苏的方法，以备紧急需要时应用。

4. 自我监测指导

教会患者及家属测量脉搏的方法，每日至少1次，每次应在1分钟以上并做好记录。告诉患者和家属何时应来医院就诊。①脉搏过缓，少于60次/min，并有头晕、目眩或黑蒙。②脉搏过快，超过100次/min，休息及放松后仍不减慢。③脉搏节律不齐，出现漏搏、期前收缩超过5次/min。④原本整齐的脉搏出现脉搏忽强忽弱、忽快忽慢的现象。⑤应用抗心律失常药物后出现不良反应。出现上述情形应及时就诊，并能按时随诊复查。

第四节　心力衰竭

心力衰竭简称“心衰”是指心肌收缩力下降使心排血量不能满足机体代谢的需要，器官组织血液灌注不足，同时出现肺循环和（或）体循环静脉淤血表现的临床综合征，故也称充血性心力衰竭。心力衰竭临床上按发展的速度可分为急性和慢性心衰，以慢性为多；按病变的性质又可分为收缩性和舒张性心衰；按其发生的部位可分为左心衰、右心衰和全心衰；按排血量多少可分为低排血量型和高排血量型心衰。

一、慢性心力衰竭

（一）病因与发病机制

1. 基本病因

（1）原发性心肌损害。冠心病、心肌缺血、心肌梗死，心肌炎、心肌病、维生素B_1缺乏和心肌淀粉样变性。

（2）心脏负荷过重。①前负荷过重，主动脉瓣关闭不全、二尖瓣关闭不全、房室间隔缺损、动脉导管未闭、慢性贫血、甲亢、动静脉瘘。②后负荷过重，高血压、主动脉瓣狭窄、肺动脉高压、肺动脉瓣狭窄。

2. 诱因

（1）感染。特别是呼吸道感染最常见，其次为感染性心内膜炎。

（2）心律失常。心房颤动是诱发心力衰竭的最重要因素。

（3）生理或心理压力过大，如过度劳累、情绪激动、精神过于紧张。

（4）心脏负担加重，如妊娠和分娩。

（5）血容量增加，如钠盐摄入过多，输液和输血过快、过多。

（6）其他如药物使用不当、环境与气候及情绪改变、合并其他疾病等。

3. 发病机制

（1）心肌损害与心室重构。

（2）神经内分泌的激活。

（3）血流动力学异常。

（二）临床表现

1. 左心功能不全的表现

病理基础主要是肺循环静脉淤血及心排血量降低。

（1）症状。①呼吸困难，劳力性呼吸困难是最早出现的症状，随病情进展可出现夜间阵发性呼吸困难，为左心功能不全的典型表现，严重心力衰竭时患者可出现端坐呼吸。②咳嗽、咳痰和咯血。③低心排血量症状，心、脑、肾及骨骼等脏器组织血液灌流不足所致乏力、头晕、嗜睡或失眠、尿少、夜尿等。

(2) 体征。两肺底可闻及湿啰音，随病情加重，可遍及全肺，有时伴有哮鸣音；心脏向左下扩大，心尖部可闻及舒张期奔马律，肺动脉瓣区第二心音亢进可出现心律失常。

2. 右心功能不全的表现

病理基础主要是体循环静脉淤血。

(1) 胃肠道症状。食欲缺乏、恶心、呕吐、腹痛、腹胀、尿少、夜尿等伴呼吸困难。

(2) 体征。颈静脉充盈或怒张，肝大和压痛、水肿。

(3) 心脏体征。右心室或全心室扩大，胸骨左缘3～4肋间闻及舒张期奔马律。

3. 全心功能不全的表现

左右心力衰竭的临床表现同时存在或以一侧表现为主。因右心衰竭、右心排血量减少常可使夜间阵发性呼吸困难减轻。

4. 心功能分级

Ⅰ级：体力活动不受限，日常活动不出现心悸、气短、乏力、心绞痛。

Ⅱ级：体力活动轻度受限，休息时无症状，一般日常活动即可出现心悸、气短、乏力、心绞痛。

Ⅲ级：体力活动明显受限，小于日常活动即可出现上述症状。

Ⅳ级：不能从事任何体力活动，休息时也出现上述症状，任何活动后明显加重。

(三) 辅助检查

1. X线检查

心脏扩大，左心衰竭时还有肺门阴影增大、肺纹理增粗等肺淤血征象，右心衰竭可有胸腔积液。

2. 心电图

左心室肥厚劳损、右心室扩大。

3. 超声心动图

测算左心室射血分数、二尖瓣前叶舒张中期关闭速度、快速充盈期和心房收缩期二尖瓣血流速度等能较好地反映左心室的收缩和舒张功能。

4. 创伤性血流动力学检查

左心衰竭时肺毛细血管楔嵌压升高，右心衰竭时中心静脉压升高。

(四) 诊断要点

肺静脉淤血、体循环静脉淤血的表现明显，心脏病的体征，辅助检查结果。诊断应包括基本心脏病的病因、病理解剖和病理生理诊断及心功能分级。

(五) 治疗要点

(1) 去除或限制基本病因。

(2) 消除诱因。

(3) 减轻心脏负荷。①休息。体力休息和精神休息。②控制钠盐摄入。③利尿剂。消除水肿，减少循环血容量，减轻心脏前负荷。常用药有氢氯噻嗪和呋塞米（排钾利尿剂）、螺内酯和氨苯蝶啶（保钾利尿剂）。④血管扩张剂。扩张静脉和肺小动脉为主的药可降低心脏前负荷，常用药有硝酸甘油、硝酸异酸梨醇酯等。以扩张小静脉为主的药可降低心脏后负荷，常用药有血管紧张素转换酶抑制剂，如卡托普利、依那普利；α受体阻滞剂，如酚妥拉明、乌拉地尔等。扩张小动脉及静脉的药可同时降低心脏的前后负荷，常用药有硝普钠等。

（4）增强心肌收缩力。①洋地黄类药物。常用制剂有毒毛花苷 K、毛花苷 C、地高辛、洋地黄毒苷等。②其他正性肌力药。常用有β受体兴奋剂，如多巴胺和多巴酚丁胺；磷酸二酯酶抑制剂，如氨力农和米力农。

二、急性心功能不全

急性心功能不全主要指急性左心衰竭，是某种病因使心排血量在短时间内急剧下降，甚至丧失排血功能，导致组织器官供血不足和急性淤血的综合征。

（一）病因与发病机制

1. 病因

（1）急性弥漫性心肌损害。

（2）严重突发的心脏排血受阻。

（3）严重心律失常。

（4）急性瓣膜反流。

（5）高血压危象。

2. 发病机制

以上病因主要导致左心室排血量急剧下降或左室充盈障碍引起肺循环压力骤然升高而出现的急性肺水肿，严重者伴心源性休克。

（二）临床表现

突发严重呼吸困难（呼吸频率可达 30～40 次/min），端坐呼吸，频繁咳嗽，咳大量粉红色泡沫样痰，面色青灰，口唇发绀，大汗淋漓，极度烦躁。严重者可因脑缺氧而神志模糊，心尖部可闻及舒张期奔马律，两肺满布湿啰音和哮鸣音。

（三）诊断要点

根据典型症状和体征不难做出诊断。

（四）治疗要点

（1）体位：两腿下垂坐位，减少静脉回流。

（2）吸氧：高流量酒精湿化吸氧，氧流量 6～8 L/min。

（3）镇静：吗啡 5 mg 皮下注射或静脉推注，必要时隔 15 分钟重复 1 次，共 2～3 次。

（4）快速利尿：呋塞米快速注射。

（5）血管扩张剂：硝普钠或硝酸甘油静脉滴注。

（6）洋地黄制剂：毛花苷 C 或毒毛花苷 C 等快速制剂静脉推注。

（7）氨茶碱：0.25 g 加入 5 %葡萄糖 20 mL 内静脉注射。

（8）其他：积极治疗原发病、去除诱因等。

第八章 呼吸内科护理

第一节 急性上呼吸道感染

急性呼吸道感染是具有一定传染性的呼吸系统疾病，本病重点在于了解其发病的常见诱因，能识别出急性上呼吸道感染和急性气管-支气管炎的临床表现，能找出主要的护理诊断及医护合作性问题并能采取有效的护理措施对患者进行护理。

急性呼吸道感染（acute respiratory tract infection）通常包括急性上呼吸道感染和急性气管-支气管炎。急性上呼吸道感染是鼻腔、咽或喉部急性炎症的总称。常见病原体为病毒，仅由少数由细菌引起。本病全年皆可发病，但冬春季节多发，具有一定的传染性，有时引起严重的并发症，应积极防治。急性气管-支气管炎（acute tracheo-bronchitis）是指感染、物理、化学、过敏等因素引起的气管-支气管黏膜的急性炎症，可由急性上呼吸道感染蔓延而来，多见于寒冷季节或气候多变时，或气候突变时多发。

一、护理评估

（一）病因及发病机制

1. 急性上呼吸道感染

急性上呼吸道感染有 70 %～80 %由病毒引起。其中主要包括流感病毒、副流感病毒、呼吸道合胞病毒、腺病毒、鼻病毒等。由于感染病毒类型较多，又无交叉免疫，人体产生的免疫力较弱且短暂，同时在健康人群中有病毒携带者，故一个人可多次发病。细菌感染占 20 %～30 %，可直接或继病毒感染之后发生，以溶血性链球菌最为多见，其次为流感嗜血杆菌、肺炎球菌和葡萄球菌等，偶见革兰氏阴性杆菌。当全身或呼吸道局部防御功能降低时，尤其是年老体弱者或有慢性呼吸道疾病者更易患病，原先存在于上呼吸道或外界侵入的病毒和细菌迅速繁殖，引起本病。通过含有病毒的飞沫或被污染的用具传播，引起发病。

2. 急性气管-支气管炎

（1）感染：由病毒、细菌直接引起感染，或由急性上呼吸道病毒（如腺病毒、流感病毒）、细菌（如流感嗜血杆菌、肺炎链球菌）感染迁延而来，也可在病毒感染后继发细菌感染。亦可为衣原体和支原体感染。

（2）物理、化学性因素：过冷空气、粉尘、刺激性气体或烟雾的吸入使气管-支气管黏膜受到急性刺激和损伤，引起本病。

（3）变态反应：花粉、有机粉尘、真菌孢子等的吸入，以及对细菌蛋白质过敏等，均可引起气管-支气管的变态反应。寄生虫（如钩虫、蛔虫的幼虫）移行至肺，也可致病。

（二）健康史

有无受凉、淋雨、过度疲劳等使机体抵抗力降低的情况，应注意询问本次起病情况、既往健康情况、有无呼吸道慢性疾病史等。

（三）身体状况

1. 急性上呼吸道感染

急性上呼吸道感染主要症状和体征个体差异大，根据病因不同可有不同类型，各型症状、体征之间无明显界定，也可互相转化。

（1）普通感冒：又称急性鼻炎或上呼吸道卡他，以鼻咽部卡他症状为主要表现，俗称“伤风”。成人多为鼻病毒所致，起病较急，初期有咽干、咽痒或咽痛，同时或数小时后有打喷嚏、鼻塞、流清水样鼻涕，2～3 日分泌物变稠，伴咽鼓管炎可引起听力减退，伴流泪、味觉迟钝、声嘶、少量咳嗽、低热不适、轻度畏寒和头痛。检查可见鼻腔黏膜充血、水肿、有分泌物，咽部轻度充血。如无并发症，一般经 5～7 日痊愈。

流行性感冒（简称“流感”）则由流感病毒引起，起病急，鼻咽部症状较轻，但全身症状较重，伴高热、全身酸痛和眼结膜炎症状。而且常有较大或大范围的流行。

流行性感冒应及早应用抗流感病毒药物。起病 1～2 天应用抗流感病毒药物治疗，才能取得最佳疗效。目前抗流感病毒药物包括离子通道 M_2 阻滞剂和神经氨酸酶抑制剂两类。离子通道 M_2 阻滞剂包括金刚烷胺和金刚乙胺，主要对甲型流感病毒有效。金刚烷胺类药物是治疗甲型流感的首选药物，有效率在 70 %～90 %。金刚烷胺的不良反应有神经质、焦虑、注意力不集中和轻微头痛等中枢神经系统不良反应，一般在用药后几小时出现，金刚乙胺的毒副作用较小。胃肠道反应主要为恶心和呕吐，停药后可迅速消失。肾功能不全的患者需要调整金刚烷胺的剂量，对于老年人或肾功能不全者需要密切监测不良反应。神经氨酸酶抑制剂包括奥司他韦（商品名达菲），作用机制是干扰病毒神经氨酸酶保守的唾液酸结合位点，从而抑制病毒的复制，对 A（包括 H5N1）和 B 不同亚型流感病毒均有效。奥司他韦成人每次口服 75 mg，每日 2 次，连服 5 天，但须在症状出现 2 天内开始用药。奥司他韦不良反应少，一般为恶心、呕吐等消化道症状，也有腹痛、头痛、头晕、失眠、咳嗽、乏力等不良反应的报道。

（2）病毒性咽炎和喉炎：临床特征为咽部发痒、不适和灼热感、声嘶、讲话困难、咳嗽、咳嗽时咽喉疼痛，无痰或痰呈黏液性，有发热和乏力，伴有咽下疼痛时，常提示有链球菌感染，体检发现咽部明显充血和水肿，局部淋巴结肿大且触痛，提示流感病毒和腺病毒感染，腺病毒咽炎可伴有眼结膜炎。

（3）疱疹性咽峡炎：主要由柯萨奇病毒 A 引起，夏季好发。有明显咽痛，常伴有发热，病程约 1 周。体检可见咽充血，软腭、腭垂、咽和扁桃体表面有灰白色疱疹及浅表溃疡，周围有红晕。多见儿童，偶见于成人。

（4）咽结膜热：常为柯萨奇病毒、腺病毒等引起。夏季好发，游泳传播为主，儿童多见。表现为发热、咽痛、畏光、流泪、咽及结膜明显充血。病程 4～6 天。

（5）细菌性咽-扁桃体炎：多由溶血性链球菌感染所致，其次为流感嗜血杆菌、肺炎球菌、葡萄球菌等引起。起病急，咽痛明显、伴畏寒、发热，体温超过 39 ℃。检查可见咽部明显充血，扁桃体充血肿大，其表面有黄色点状渗出物，颌下淋巴结肿大伴压痛，肺部无异常体征。

本病如不及时治疗可并发急性鼻窦炎、中耳炎、急性气管-支气管炎。部分患者可继发病毒性心肌炎、肾炎、风湿热等。

2. 急性气管-支气管炎

急性气管-支气管炎起病较急，常先有急性上呼吸道感染的症状，继之出现干咳或少量黏液性痰，随后可转为黏液脓性或脓性痰液，痰量增多，咳嗽加剧，偶可痰中带血。全身症状一般较轻，可有发热，38 ℃左右，多于3～5 日消退。咳嗽、咳痰为最常见的症状，常为阵发性咳嗽，咳嗽、咳痰可延续 2～3 周才消失，如迁延不愈，则可演变为慢性支气管炎。呼吸音常正常或增粗，两肺可听到散在干、湿性啰音。

(四) 实验室及其他检查

1. 血常规

病毒感染者白细胞计数正常或偏低，淋巴细胞比例升高；细菌感染者白细胞计数和中性粒细胞增高，可有核左移现象。

2. 病原学检查

可做病毒分离和病毒抗原的血清学检查，确定病毒类型，以区别病毒和细菌感染。细菌培养及药物敏感试验，可判断细菌类型，并可指导临床用药。

3. X线检查

胸部 X 线多无异常改变。

二、主要护理诊断及医护合作性问题

(一) 舒适的改变

鼻塞、流涕、咽痛、头痛与病毒和（或）细菌感染有关。

(二) 潜在并发症

鼻窦炎、中耳炎、心肌炎、肾炎、风湿性关节炎。

三、护理目标

患者躯体不适缓解，日常生活不受影响；体温恢复正常；呼吸道通畅；睡眠改善；无并发症发生或并发症被及时控制。

四、护理措施

(一) 一般护理

注意隔离患者，减少探视，避免交叉感染。患者咳嗽或打喷嚏时应避免对着他人。患者使用的餐具、痰盂等用具应按规定消毒，或用一次性器具，回收后焚烧弃去；多饮水，补充足够的热量，给予清淡易消化、高热量、丰富维生素、富含营养的食物；避免刺激性食物，戒烟、酒；患者以休息为主，特别是在发热期间。部分患者往往因剧烈咳嗽而影响正常的睡眠，可给患者提供容易入睡的休息环境，保持病室适宜温度、湿度和空气流通。保证周围环境安静，关闭门窗。指导患者运用促进睡眠的方式，如睡前泡脚、听音乐等。必要时可遵医嘱给予镇咳、祛痰或镇静药物。

(二) 病情观察

关注疾病流行情况、鼻咽部发生的症状、体征及血常规和胸部 X 线片改变。注意并发症，如耳痛、耳鸣、听力减退、外耳道流脓等提示中耳炎；如头痛剧烈、发热、伴脓涕、鼻窦有压痛等提示鼻窦炎；如在恢复期出现胸闷、心悸、眼睑水肿、腰酸和关节痛等提示心肌炎、肾炎或风湿性关节炎，应及时就诊。

（三）对症护理

1. 高热护理

体温超过 37.5 ℃，应每 4 小时测体温 1 次，观察体温过高的早期症状和体征，体温突然升高或骤降时，应随时测量和记录，并及时报告医师。体温超过 39 ℃时，要采取物理降温。降温效果不好可遵照医嘱选用适当的解热剂进行降温。患者出汗后应及时处理，保持皮肤的清洁和干燥，并注意保暖。鼓励多饮水。

2. 保持呼吸道通畅

清除气管、支气管内分泌物，减少痰液在气管、支气管内的聚积。指导患者采取舒适的体位进行有效咳嗽。观察咳痰情况，如痰液较多且黏稠，可嘱患者多饮水，或遵照医嘱给予雾化吸入治疗，以湿润气道、利于痰液排出。

（四）用药护理

1. 对症治疗

选用抗感冒复合剂或中成药减轻发热、头痛，减少鼻、咽充血和分泌物，如对乙酰氨基酚、银翘解毒片等。干咳者可选用右美沙芬、喷托维林等；咳嗽有痰可选用复方氯化铵合剂、溴己新，或雾化祛痰。咽痛者可含服喉片或草珊瑚片等。气喘者可用平喘药，如特布他林、氨茶碱等。

2. 抗病毒药物

早期应用抗病毒药有一定疗效，可选用利巴韦林、奥司他韦、金刚烷胺、吗啉胍和抗病毒中成药等。

3. 抗菌药物

如有细菌感染，最好根据药物敏感试验选择有效抗菌药物治疗，常可选用大环内酯类、青霉素类、氟喹诺酮类及头孢菌素类。

根据医嘱选用药物，告知患者药物的作用、可能发生的不良反应和服药的注意事项，按时服药；应用抗生素者，注意观察有无迟发过敏反应；对于应用解热镇痛药者注意避免大量出汗引起虚脱等，嘱患者发现异常及时就诊等。

（五）心理护理

急性呼吸道感染预后良好，多数患者于 1 周内康复，仅少数患者可因咳嗽迁延不愈而发展为慢性支气管炎，患者一般无明显心理负担。但如果咳嗽较剧烈，加之伴有发热，可能会影响患者的休息、睡眠，进而影响工作和学习，个别患者产生急于缓解咳嗽等症状的焦虑情绪。护理人员应与患者进行耐心、细致的沟通，通过对病情的客观评价，解除患者的心理顾虑，建立治疗疾病的信心。

（六）健康指导

1. 疾病知识指导

帮助患者和家属掌握急性呼吸道感染的诱发因素及本病的相关知识，避免受凉、过度疲劳，注意保暖；外出时可戴口罩，避免寒冷空气对气管、支气管的刺激。积极预防和治疗上呼吸道感染，症状改变或加重时应及时就诊。

2. 生活指导

平时应加强耐寒锻炼，增强体质，提高机体免疫力；规律生活，避免过度劳累。室内保持空气新鲜、阳光充足。少去人群密集的公共场所。戒烟、酒。

五、护理评价

患者舒适度改善；睡眠质量提高；未发生并发症或发生后被及时控制。

第二节　急性气管-支气管炎

急性气管-支气管炎是由生物、物理、化学刺激或过敏等因素引起的气管-支气管黏膜的急性炎症。临床主要症状有咳嗽和咳痰。本病常见于寒冷季节或气候突变时，可以由病毒、细菌直接感染，也可由病毒或细菌引发的急性上呼吸道感染慢性迁延不愈所致。

一、病因

(一) 生物性因素

急性气管-支气管炎生物性病因中最重要的是病毒感染，包括腺病毒、冠状病毒、流感病毒、副流感病毒、呼吸道合胞病毒、柯萨奇病毒 A21、鼻病毒等。肺炎支原体、肺炎衣原体和百日咳杆菌，也可以是本病的病原体，常见于年轻人。呼吸道感染的常见病原菌有肺炎球菌、流感嗜血杆菌，金黄色葡萄球菌和卡他莫拉菌也常怀疑为本病的致病菌，但除新生儿、人工气道患者或免疫抑制患者外，至今没有“细菌性支气管炎”的确切证据。

(二) 非生物性因素

非生物性致病因子有矿、植物粉尘，刺激性气体（强酸、氨、某些挥发性溶液、氯、硫化氢、二氧化硫和溴化物等），环境刺激物包括臭氧、二氧化氮、烟雾等。

二、诊断要点

(1) 常见症状有鼻塞、流涕、咽痛、畏寒、发热、声嘶和肌肉酸痛等。

(2) 咳嗽为主要症状。开始为干咳、胸骨下刺痒或闷痛感。1～2 日有白色黏痰，以后可变脓性，甚至伴血丝。

(3) 胸部听诊呼吸音粗糙，并有干、湿性啰音。用力咳嗽后，啰音性质可改变或消失。

(4) 外周血常规正常或偏低，细菌感染时外周血白细胞升高。痰培养如检出病原菌，则可确诊病因。

(5) 胸部 X 线检查正常或仅有肺纹理增粗。

三、鉴别要点

(1) 流行性感冒：起病急骤，发热较高，有全身酸痛、头痛、乏力的全身中毒症状，有流行病史。

(2) 急性上呼吸道感染：一般鼻部症状明显，无咳嗽、咳痰。肺部无异常体征。

(3) 其他：如支气管肺炎、肺结核、肺癌、肺脓肿、麻疹、百日咳等多种肺部疾病可伴有急性支气管的症状，通过详细询问病史、体格检查，多能做出诊断。

四、治疗

（一）一般治疗

休息、保暖、多饮水、补充足够的热量。

（二）对症治疗

一般可根据患者的症状予以对症治疗。

1. 干咳无痰者

干咳无痰者可用喷托维林 25 mg，每日 3 次，口服；或可待因 15～30 mg，每日3 次，口服。

2. 咳嗽有痰，不易咳出者

咳嗽有痰不易咳出者可选用氨溴素 30 mg，每日 3 次，口服；也可服用棕色合剂 10 mL，每日 3 次，口服。

3. 伴喘息发生支气管痉挛

伴喘息发生支气管痉挛可用平喘药，如氨茶碱 100 mg 或沙丁胺醇 2～4 mg，每日 3 次，口服。

4. 发热

发热可用解热镇痛药，如复方阿司匹林片，每次 1 片，每日 3～4 次，口服。

（三）抗感染治疗

根据感染的病原体及药物敏感试验选择抗菌药物治疗。如有明显发热或痰转为脓性者，应选用适当抗生素治疗。常用青霉素 80 万 U，每日 2 次，肌内注射，或酌情选用大环内酯类及头孢类抗生素。退热1～3 日后即可停药。

五、护理措施

（一）保持心身舒适

（1）保持室内空气新鲜，通风 1～2 次/d，室内相对湿度在 60 %～65 %，温度在 20～25 ℃。

（2）鼓励患者多饮水，高热时每日摄入量应为 3 000～4 000 mL，心、肾功能障碍时，每日饮水量应在1 500～2 000 mL。

（3）指导患者选择高维生素、清淡易消化的食物，如瘦肉、豆腐、蛋、鱼、水果、新鲜蔬菜等。

（4）急性期应绝对卧床休息，治疗和护理操作尽量集中在同一时间内，使患者有充足的时间休息。

（二）病情观察

（1）观察咳嗽、咳痰、喘息的症状及诱发因素，尤其是痰液的性质和量。

（2）有无胸闷、发绀、呼吸困难等症状。

（三）保持呼吸道通畅

（1）对痰多黏稠、较难咳出的患者，指导采取有效的咳嗽方式，协助翻身、叩背和体位引流，嘱其多饮水，遵医嘱雾化吸入。

（2）根据患者的缺氧程度、血气分析结果调节氧流量。

第三节　支气管肺炎

一、概述

肺炎（pneumonia）是指终末气道、肺泡和肺间质的炎症，可由病原微生物、理化因素、免疫损伤、过敏及药物所致。细菌性肺炎是最常见的肺炎，也是最常见的感染性疾病之一。尽管新的强效抗生素不断投入应用，但其发病率和病死率仍很高，其原因可能有社会人口老龄化、吸烟人群的低龄化，伴有基础疾病、免疫功能低下患者增多，以及病原体变迁、医院获得性肺炎发病率增加、病原学诊断困难、抗生素的不合理使用导致细菌耐药性增加等因素。

（一）分类

肺炎可按解剖、病因或患病环境加以分类。

1. 解剖分类

（1）大叶性（肺泡性）肺炎：肺实质炎症，通常并不累及支气管。病原体先在肺泡引起炎症，经肺泡间孔（Cohn）向其他肺泡扩散，导致部分或整个肺段、肺叶发生炎症改变。致病菌多为肺炎链球菌。

（2）小叶性（支气管）肺炎：病原体经支气管入侵，引起细支气管、终末细支气管和肺泡的炎症。病原体有肺炎链球菌、葡萄球菌、病毒、肺炎支原体以及军团菌等。常继发于其他疾病，如支气管炎、支气管扩张、上呼吸道病毒感染，多发于长期卧床的危重患者。

（3）间质性肺炎：以肺间质炎症为主，病变累及支气管壁及其周围组织，有肺泡壁增生及间质水肿。可由细菌、支原体、衣原体、病毒或肺孢子菌等引起。

2. 病因分类

（1）细菌性肺炎：如肺炎链球菌、金黄色葡萄球菌、甲型溶血性链球菌、肺炎克雷白杆菌、流感嗜血杆菌、铜绿假单胞菌、棒状杆菌、梭形杆菌等引起的肺炎。

（2）非典型病原体所致肺炎：如支原体、军团菌和衣原体等引起的肺炎。

（3）病毒性肺炎：如冠状病毒、腺病毒、呼吸道合胞病毒、流感病毒、麻疹病毒、巨细胞病毒、单纯疱疹病毒等引起的肺炎。

（4）真菌性肺炎：如白念珠菌、曲霉、放射菌等引起的肺炎。

（5）其他病原体所致的肺炎：如立克次体（如Q热立克次体）、弓形虫（如鼠弓形虫）、寄生虫（如肺包虫、肺吸虫、肺血吸虫）等引起的肺炎。

（6）理化因素所致的肺炎：如放射性损伤引起的放射性肺炎，胃酸吸入、药物等引起的化学性肺炎等。

3. 患病环境分类

由于病原学检查阳性率低，培养结果滞后，病因分类在临床上应用较为困难，目前多按肺炎的获得环境分成两类，有利于指导经验治疗。

（1）社区获得性肺炎（community acquired pneumonia，CAP）是指在医院外罹患的感

染性肺实质炎症，也称院外肺炎，包括具有明确潜伏期的病原体感染而在入院后平均潜伏期内发病的肺炎。常见致病菌为肺炎链球菌、流感嗜血杆菌、卡他莫拉菌和非典型病原体。

(2) 医院获得性肺炎（hospital acquired pneumonia，HAP）简称“医院内肺炎”，是指患者入院时既不存在，也不处于潜伏期，而于入院 48 小时后在医院（包括老年护理院、康复院等）内发生的肺炎，也包括出院后 48 小时内发生的肺炎。无感染高危因素患者的常见病原体依次为肺炎链球菌、流感嗜血杆菌、金黄色葡萄球菌、铜绿假单胞菌、大肠杆菌、肺炎克雷白杆菌等；有感染高危因素患者的常见病原体依次为金黄色葡萄球菌、铜绿假单胞菌、肠杆菌属、肺炎克雷白杆菌等。

(二) 病因及发病机制

正常的呼吸道免疫防御机制（支气管内黏液-纤毛运载系统、肺泡巨噬细胞防御的完整性等）使气管隆凸以下的呼吸道保持无菌。肺炎的发生主要由病原体和宿主两个因素决定。如果病原体数量多、毒力强和（或）宿主呼吸道局部和全身免疫防御系统损害，即可发生肺炎。病原体可通过空气吸入、血行播散、邻近感染部位蔓延、上呼吸道定植菌的误吸引起社区获得性肺炎。医院获得性肺炎还可由于误吸胃肠道的定植菌（胃食管反流）和人工气道吸入环境中的致病菌引起。

二、肺炎链球菌肺炎

肺炎链球菌肺炎或称肺炎球菌肺炎，是由肺炎链球菌或称肺炎球菌所引起的肺炎，占社区获得性肺炎的半数以上。通常急骤起病，以高热、寒战、咳嗽、血痰及胸痛为特征。胸部 X 线片呈肺段或肺叶急性炎性实变，近年来因抗菌药物的广泛使用，致使本病的起病方式、症状及 X 线改变均不典型。

肺炎链球菌为革兰氏染色阳性球菌，多成双排列或短链排列。有荚膜，其毒力大小与荚膜中的多糖结构及含量有关。根据荚膜多糖的抗原特性，肺炎链球菌可分为 86 个血清型。成人致病菌多属 1～9 型及12 型，以第 3 型毒力最强，儿童则多为 6 型、14 型、19 型及 23 型。肺炎链球菌在干燥痰中能存活数月，但阳光直射 1 小时，或 52 ℃环境中 10 分钟即可杀灭，对苯酚等消毒剂亦甚敏感。机体免疫功能正常时，肺炎链球菌是寄居在口腔及鼻咽部的一种正常菌群，其带菌率常随年龄、季节及免疫状态的变化而有差异。机体免疫功能受损时，有毒力的肺炎链球菌入侵人体而致病。肺炎链球菌除引起肺炎外，少数可发生菌血症或感染性休克，老年人及婴幼儿的病情尤为严重。

本病以冬季与初春多见，常与呼吸道病毒感染相伴行。患者常为原先健康的青壮年或老年与婴幼儿，男性较多见。吸烟者、痴呆者，以及慢性支气管炎、支气管扩张、充血性心力衰竭、慢性病患者，免疫抑制宿主，均易受肺炎链球菌侵袭。肺炎链球菌不产生毒素，不引起原发性组织坏死或形成空洞。其致病力是由有高分子多糖体的荚膜对组织的侵袭作用引起的，首先引起肺泡壁水肿，出现白细胞与红细胞渗出，含菌的渗出液经肺泡间孔（Cohn）向肺的中央部分扩展，甚至累及几个肺段或整个肺叶，因病变开始于肺的外周，故叶间分界清楚，易累及胸膜，引起渗出性胸膜炎。

病理改变有充血期、红肝变期、灰肝变期及消散期。表现为肺组织充血水肿，肺泡内浆液渗出及红、白细胞浸润，白细胞吞噬细菌，继而纤维蛋白渗出物溶解、吸收，肺泡重新充气。在肝变期病理阶段实际上并无确切分界，经早期应用抗菌药物治疗，此种典型的病理分期已很少见。病变消散后肺组织结构多无损坏，不留纤维瘢痕。极个别患者肺泡内纤维蛋白吸收不完全，甚至有成纤维细胞形成，形成机化性肺炎。老年人及婴幼儿感染可沿支气管分布（支气管肺炎）。若未及时使用抗菌药物，5 %～10 %的患者可并发脓胸，10 %～20 %的患者因细菌经淋巴管、胸导管进入血循环，可引起脑膜炎、心包炎、心内膜炎、关节炎和中耳炎等肺外感染。

（一）护理评估

1. 健康史

肺炎的发生与细菌的侵入和机体防御能力的下降有关。吸入口咽部的分泌物或空气中的细菌、周围组织感染的直接蔓延、菌血症等均可成为细菌入侵的途径；吸烟、酗酒、年老体弱、长期卧床、意识不清、吞咽和咳嗽反射障碍、患有慢性或重症、长期使用糖皮质激素或免疫抑制剂、接受机械通气及大手术者均可因机体防御机制降低而继发肺炎。注意询问患者起病前是否存在机体抵抗力下降、呼吸道防御功能受损的因素，了解患者既往的健康状况。

2. 身体状况

发病前常有受凉、淋雨、疲劳、醉酒、病毒感染史，多有上呼吸道感染的前驱症状。

（1）主要症状：起病多急骤，高热、寒战，全身肌肉酸痛，体温通常在数小时内升至39～40 ℃，高峰在下午或傍晚，或呈稽留热，脉率随之增速。可有患侧胸部疼痛，放射到肩部或腹部，咳嗽或深呼吸时加剧。痰少，可带血或呈铁锈色，食欲锐减，偶有恶心、呕吐、腹痛或腹泻，易被误诊为急腹症。

（2）护理体检：患者呈急性病容，面颊绯红，鼻翼扇动，皮肤灼热、干燥，口角及鼻周有单纯疱疹；病变广泛时可出现发绀。有败血症者，可出现皮肤、黏膜出血点，巩膜黄染。早期肺部体征无明显异常，仅有胸廓呼吸运动幅度减小，叩诊稍浊，听诊可有呼吸音减低及胸膜摩擦音。肺实变时叩诊浊音、触觉语颤增强并可闻及支气管呼吸音。消散期可闻及湿啰音。心率增快，有时心律不齐。重症患者有肠胀气，上腹部压痛多与炎症累及膈胸膜有关。重症感染时可伴休克、急性呼吸窘迫综合征及神经精神症状，表现为神志模糊、烦躁、呼吸困难、嗜睡、谵妄、昏迷等。累及脑膜时有颈抵抗及出现病理性反射。

本病自然病程大致1～2周。发病5～10日，体温可自行骤降或逐渐消退；使用有效的抗菌药物后可使体温在1～3日恢复正常。患者的其他症状与体征亦随之逐渐消失。

（3）并发症：肺炎链球菌肺炎的并发症近年来已很少见。严重败血症或毒血症患者易发生感染性休克，尤其是老年人。表现为血压降低、四肢厥冷、多汗、发绀、心动过速、心律失常等，而高热、胸痛、咳嗽等症状并不突出。其他并发症有胸膜炎、脓胸、心包炎、脑膜炎和关节炎等。

3. 实验室及其他检查

（1）血常规检查：血白细胞计数（10～20）$\times 10^9$/L，中性粒细胞多在80 %以上，并有核左移，细胞内可见中毒颗粒。年老体弱、酗酒、免疫功能低下者的白细胞计数可不增高，但中性粒细胞的百分比仍增高。

（2）痰直接涂片作革兰氏染色及荚膜染色镜检：发现典型的革兰氏染色阳性、带荚膜的双球菌或链球菌，即可初步做出病原诊断。

(3) 痰培养：24～48 小时可以确定病原体。痰标本送检应注意器皿洁净无菌，在抗菌药物应用之前漱口后采集，取深部咳出的脓性或铁锈色痰。

(4) 聚合酶链反应（polymerase chain reaction，PCR）检测及荧光标记抗体检测：可提高病原学诊断率。

(5) 血培养：10 %～20 %的患者合并菌血症，故重症肺炎应做血培养。

(6) 细菌培养：如合并胸腔积液，应积极抽取积液进行细菌培养。

(7) X 线检查：早期仅见肺纹理增粗，或受累的肺段、肺叶稍模糊。随着病情进展，肺泡内充满炎性渗出物，表现为大片炎症浸润阴影或实变影，在实变阴影中可见支气管充气征，肋膈角可有少量胸腔积液。在消散期，X 线显示炎性浸润逐渐吸收，可有片状区域吸收较快，呈现“假空洞”征，多数病例在起病3～4 周才完全消散。老年患者肺炎病灶消散较慢，容易出现吸收不完全而成为机化性肺炎。

4. 心理、社会评估

肺炎起病多急骤，短期内病情严重，加之高热和全身中毒症状明显，患者及家属常深感不安。当出现严重并发症时，患者会表现出忧虑和恐惧。

(二) 主要护理诊断及医护合作性问题

1. 体温过高

体温过高与肺部感染有关。

2. 气体交换受损

气体交换受损与肺部炎症、痰液黏稠等引起呼吸面积减少有关。

3. 清理呼吸道无效

清理呼吸道无效与胸痛、气管-支气管分泌物增多、黏稠及疲乏有关。

4. 疼痛

胸痛与肺部炎症累及胸膜有关。

5. 潜在并发症

感染性休克。

(三) 护理目标

体温恢复正常范围；患者呼吸平稳，发绀消失；症状减轻呼吸道通畅；疼痛减轻，感染控制未发生休克。

(四) 护理措施

1. 一般护理

(1) 休息与环境：保持室内空气清新，病室保持适宜的温度、相对湿度，环境安静、清洁、舒适。限制患者活动，限制探视，避免因谈话过多影响体力。要集中安排治疗和护理活动，保证足够的休息，减少氧耗量，缓解头痛、肌肉酸痛、胸痛等症状。

(2) 体位：协助或指导患者采取合适的体位。对有意识障碍患者，如病情允许可取半卧位，增加肺通气量；或侧卧位，以预防或减少分泌物吸入肺内。为促进肺扩张，每 2 小时变换体位 1 次，减少分泌物淤积在肺部从而引起并发症。

（3）饮食与补充水分：给予高热量、高蛋白质、高维生素、易消化的流质或半流质饮食，以补充高热引起的营养物质消耗。宜少食多餐，避免压迫膈肌。若有明显麻痹性肠梗阻或胃扩张，应暂时禁食，遵医嘱给予胃肠减压，直至肠蠕动恢复。鼓励患者多饮水（1～2 L/d），来补充发热、出汗和呼吸急促所丢失的水分，并利于痰液排出。轻症者无须静脉补液，脱水严重者可遵医嘱补液，补液有利于加快毒素排泄和热量散发，尤其是食欲差或不能进食者。心脏病或老年人应注意补液速度，过快过多易导致急性肺水肿。

2. 病情观察

监测患者神志、体温、呼吸、脉搏、血压和尿量，并做好记录。尤其应注意密切观察体温的变化。观察有无呼吸困难及发绀，及时适宜给氧。重点观察儿童、老年人、久病体弱者的病情变化，注意是否伴有感染性休克的表现。观察痰液颜色、性状和量，如肺炎球菌肺炎呈铁锈色，葡萄球菌肺炎呈粉红色乳状，厌氧菌感染者痰液多有恶臭等。

3. 对症护理

（1）咳嗽、咳痰的护理：协助和鼓励患者有效咳嗽、排痰，及时清除口腔和呼吸道内痰液、呕吐物。痰液黏稠不易咳出时，在病情允许情况下可扶患者坐起，给予拍背，协助咳痰，遵医嘱应用祛痰药及超声雾化吸入，稀释痰液，促进痰的排出。必要时吸痰，预防窒息。吸痰前，注意告知病情。

（2）气急发绀的护理：监测动脉血气分析值，给予吸氧，提高血氧饱和度，改善发绀，增加患者的舒适度。氧流量一般为每分钟 4～6 L，若为慢性阻塞性肺疾病（chronic obstructive pulmonary disease，COPD）患者，应给予低流量低浓度持续吸氧。注意观察患者呼吸频率、节律、深度等变化，皮肤色泽和意识状态有无改变，如果病情恶化，准备气管插管和呼吸机辅助通气。

（3）胸痛的护理：维持患者舒适的体位。患者胸痛时，常随呼吸、咳嗽加重，可采取患侧卧位，在咳嗽时可用枕头等物夹紧胸部，必要时用宽胶布固定胸廓，以降低胸廓活动度，减轻疼痛。疼痛剧烈者，遵医嘱应用镇痛药、止咳药，缓解疼痛和改善肺通气，如口服可卡因。此外可用物理止痛和中药止痛擦剂。物理止痛，如按摩、针灸、经皮肤电刺激止痛穴位或局部冷敷等，可降低疼痛的敏感性。中药经皮肤吸收，无创伤，且发挥药效快，对轻度疼痛效果好。中药止痛擦剂具有操作简便、安全，毒副作用小，无药物依赖现象等优点。

（4）其他：鼓励患者经常漱口，做好口腔护理。口唇疱疹者局部涂液体石蜡或抗病毒软膏，防止继发感染。烦躁不安、谵妄、失眠者酌情使用地西泮或水合氯醛，禁用抑制呼吸的镇静药。

4. 感染性休克的护理

（1）观察休克的征象：密切观察生命体征、实验室检查和病情的变化。发现患者神志模糊、烦躁、发绀、四肢湿冷、脉搏细数、脉压变小、呼吸浅快、面色苍白、尿量减少（每小时少于30 mL）等休克早期症状时，及时报告医师，采取救治措施。

（2）环境与体位：应将感染性休克的患者安置在重症监护室，注意保暖和安全。取仰卧中凹位，抬高头胸部 20°，抬高下肢约 30°，有利于呼吸和静脉回流，增加心排出量。尽量减少搬动。

（3）吸氧：应给高流量吸氧，维持动脉氧分压在 60 mmHg（7.99 kPa）以上，改善缺氧状况。

（4）补充血容量：快速建立两条静脉通路，遵医嘱给予右旋糖酐或平衡液以维持有效血容量，降低血液的黏稠度，防止弥散性血管内凝血。随时监测患者一般情况、血压、尿量、尿比重、血细胞比容等；监测中心静脉压，作为调整补液速度的指标，中心静脉压＜5 cmH_2O（0.49 kPa）可放心输液，达到10 cmH_2O（0.98 kPa）应慎重。以中心静脉压不超过 10 cmH_2O（0.98 kPa）、尿量每小时在 30 mL 以上为宜。补液不宜过多过快，以免引起心力衰竭和肺水肿。若血容量已补足而 24 小时尿量仍＜400 mL、尿比重＜1.018，应及时报告医师，注意是否合并急性肾衰竭。

（5）纠正酸中毒：有明显酸中毒可静脉滴注 5 %的碳酸氢钠，因其配伍禁忌较多，宜单独输入。随时监测和纠正电解质和酸碱失衡等。

（6）应用血管活性药物的护理：遵医嘱在应用血管活性药物，如多巴胺、间羟胺时，滴注过程中应注意防止液体溢出血管，引起局部组织坏死，影响疗效。可应用输液泵单独静脉输入血管活性药物，根据血压随时调整滴速，维持收缩压在 90～100 mmHg（11.99～13.33 kPa），保证重要器官的血液供应，改善微循环。

（7）对因治疗：应联合、足量应用强有力的广谱抗生素控制感染。

（8）病情转归观察：随时监测和评估患者意识、血压、脉搏、呼吸、体温、皮肤、黏膜、尿量的变化，判断病情转归。如患者神志逐渐清醒、皮肤及肢体变暖、脉搏有力、呼吸平稳规则、血压回升、尿量增多，预示病情已好转。

5. *用药护理*

遵医嘱及时使用有效抗感染药物，注意观察药物疗效及不良反应。

（1）抗菌药物治疗：一经诊断即应给予抗菌药物治疗，不必等待细菌培养结果。首选青霉素 G，用药途径及剂量视病情轻重及有无并发症而定。对于成年轻症患者，可每日用 240 万 U/d，分 3 次肌内注射，或用普鲁卡因青霉素每 12 小时肌内注射 60 万 U。病情稍重者，宜用青霉素 G 每日 240 万～480 万 U，分次静脉滴注，每 6～8 小时 1 次；重症及并发脑膜炎者，可增至每日 1 000 万～3 000 万 U，分 4 次静脉滴注。对青霉素过敏者或耐青霉素或多重耐药菌株感染者，可用呼吸氟喹诺酮类、头孢噻肟或头孢曲松等药物，多重耐药菌株感染者可用万古霉素、替考拉宁等。药物治疗 48～72 小时后应对病情进行评价，治疗有效表现为体温下降、症状改善、白细胞计数逐渐降低或恢复正常等。如用药 72 小时后病情仍无改善，需及时报告医师并作相应处理。

（2）支持疗法：患者应卧床休息，注意补充足够蛋白质、热量及维生素。密切监测病情变化，注意防止休克。剧烈胸痛者，可酌情用少量镇痛药，如可卡因 15 mg。不用阿司匹林或其他解热药，以免过度出汗、脱水及干扰真实热型，导致临床判断错误。鼓励饮水每日 1～2 L，轻症患者不需常规静脉输液，确有失水者可输液，保持尿比重在 1.020 以下，血清钠保持在145 mmol/L以下。中等或重症患者（PaO_2＜60 mmHg或有发绀）应给氧。若有明显麻痹性肠梗阻或胃扩张，应暂时禁食、禁饮和胃肠减压，直至肠蠕动恢复。烦躁不安、谵妄、失眠者酌用地西泮 5 mg 或水合氯醛 1～1.5 g，禁用抑制呼吸的镇静药。

（3）并发症的处理：经抗菌药物治疗后，高热常在24小时内消退，或数日内逐渐下降。若体温降而复升或3日后仍不降者，应考虑肺炎链球菌的肺外感染，如脓胸、心包炎或关节炎等。持续发热的其他原因尚有耐青霉素的肺炎链球菌（PRSP）或混合细菌感染、药物热或并存其他疾病。肿瘤或异物阻塞支气管时，经治疗后肺炎虽可消散，但阻塞因素未除，肺炎可再次出现。10 %～20 %的肺炎链球菌肺炎伴发胸腔积液者，应酌情取胸液检查及培养以确定其性质。若治疗不当，约5 %的并发脓胸，应积极排脓引流。

6. 心理护理

患病前健康状态良好的患者会因突然患病而焦虑不安；病情严重或患有慢性基础疾病的患者则可能出现消极、悲观和恐慌的心理反应。要耐心给患者讲解疾病的有关知识，解释各种症状和不适的原因，讲解各项诊疗、护理操作目的、操作程序和配合要点，使患者清楚大部分肺炎治疗、预后良好。询问和关心患者的需要，鼓励患者说出内心感受，与患者进行有效的沟通。帮助患者消除不良心理反应，树立治愈疾病的信心。

7. 健康指导

（1）疾病知识指导：让患者及家属了解肺炎的病因和诱因，有皮肤疖、痈、伤口感染、毛囊炎、蜂窝织炎时应及时治疗。避免受凉、淋雨、酗酒和过度疲劳，特别是年老体弱和免疫功能低下者，如糖尿病、慢性肺病、慢性肝病、血液病、营养不良、艾滋病等。天气变化时增减衣服，预防上呼吸道感染。可注射流感或肺炎免疫疫苗，使之产生免疫力。

（2）生活指导：劝导患者要注意休息，劳逸结合，生活有规律。保证摄取足够的营养物质，适当参加体育锻炼，增强机体抗病能力。对有意识障碍、慢性病、长期卧床者，应教会家属注意帮助患者经常改变体位、翻身、拍背，协助并鼓励患者咳出痰液，有感染征象时及时就诊。

（3）出院指导：出院后需继续用药者，应指导患者遵医嘱按时服药，向患者介绍所服药物的疗效、用法、疗程、不良反应，不能自行停药或减量。教会患者观察疾病复发症状，如出现发热、咳嗽、呼吸困难等不适表现时，应及时就诊。告知患者随诊的时间及需要准备的有关资料，如胸部X线片等。

（五）护理评价

患者体温恢复正常；能进行有效咳嗽，痰容易咳出，显示咳嗽次数减少或消失，痰量减少；休克发生时及时发现并给予及时的处理。

三、其他类型肺炎

（一）葡萄球菌肺炎

葡萄球菌肺炎是由葡萄球菌引起的急性肺部化脓性炎症。葡萄球菌的致病物质主要是毒素与酶，具有溶血、坏死、杀白细胞和致血管痉挛等作用。其致病力可用血浆凝固酶来测定，阳性者致病力较强，是化脓性感染的主要原因，但其他凝固酶阴性的葡萄球菌亦可引起感染。随着医院内感染的增多，由凝固酶阴性葡萄球菌引起的肺炎也不断增多。

医院获得性肺炎中，葡萄球菌感染占11 %～25 %。常发生于有糖尿病、血液病、艾滋病、肝病或慢性阻塞性肺疾病等原有基础疾病者。若治疗不及时或不当，病死率甚高。

1. 临床表现

起病多急骤，寒战、高热，体温高达 40 ℃，胸痛，咳大量脓性痰，带血丝或呈脓血状。全身肌肉和关节酸痛，精神萎靡，病情严重者可出现周围循环衰竭。院内感染者常起病隐袭，体温逐渐上升，咳少量脓痰。老年人症状可不明显。

早期可无体征，晚期可有双肺散在湿啰音。病变较大或融合时可出现肺实变体征。但体征与严重的中毒症状和呼吸道症状不平行。

2. 实验室及其他检查

（1）血常规：白细胞计数及中性粒细胞显著增加，核左移，有中毒颗粒。

（2）细菌学检查：痰涂片可见大量葡萄球菌和脓细胞，血、痰培养多为阳性。

（3）X 线检查：胸部 X 线显示短期内迅速多变的特征，肺段或肺叶实变，可形成空洞，或呈小叶状浸润，可有单个或多个液气囊腔，2～4周完全消失，偶可遗留少许条索状阴影或肺纹理增多等。

3. 治疗要点

为早期清除原发病灶，强有力的抗感染治疗，加强支持疗法，预防并发症。通常首选耐青霉素酶的半合成青霉素或头孢菌素，如苯唑西林、头孢呋辛等。对甲氧西林耐药株可用万古霉素、替考拉宁等治疗。疗程 2～3 周，有并发症者需 4～6 周。

（二）肺炎支原体肺炎

肺炎支原体肺炎是由肺炎支原体引起的呼吸道和肺部的急性炎症。常同时有咽炎、支气管炎和肺炎。肺炎支原体是介于细菌和病毒之间，兼性厌氧、能独立生活的最小微生物。健康人吸入患者咳嗽、打喷嚏时喷出的口鼻分泌物可感染，即通过呼吸道传播。病原体通常吸附宿主呼吸道纤毛上皮细胞表面，不侵入肺实质，抑制纤毛活动和破坏上皮细胞。其致病性可能与患者对病原体及其代谢产物的过敏反应有关。

支原体肺炎约占非细菌性肺炎的 1/3 以上，占各种原因引起的肺炎的 10 %。以秋冬季发病较多，可散发或小流行，患者以儿童和青年人居多，婴儿间质性肺炎亦应考虑本病的可能。

1. 临床表现

通常起病缓慢，潜伏期 2～3 周，症状主要为乏力、咽痛、头痛、咳嗽、发热、食欲缺乏、肌肉酸痛等。多为刺激性咳嗽，咳少量黏液痰，发热可持续 2～3 周，体温恢复正常后可仍有咳嗽。偶伴有胸骨后疼痛。

可见咽部充血、颈部淋巴结肿大等体征。肺部可无明显体征，与肺部病变的严重程度不相称。

2. 实验室及其他检查

（1）血常规：血白细胞计数正常或略增高，以中性粒细胞为主。

（2）免疫学检查：起病 2 周后，约 2/3 的患者冷凝集试验阳性，滴度效价大于 1∶32，尤以滴度逐渐升高更有价值。约半数患者对链球菌 MG 凝集试验阳性。还可评估肺炎支原体直接检测、支原体 IgM 抗体、免疫印迹法和聚合酶链反应等检查结果。

（3）X 线检查：肺部可呈多种形态的浸润影，呈节段性分布，以肺下野为多见，有的从肺门附近向外伸展。3～4 周病变可自行消失。

3. 治疗要点

肺炎支原体肺炎首选大环内酯类抗生素，如红霉素。疗程一般为 2～3 周。

(三) 病毒性肺炎

病毒性肺炎是由上呼吸道病毒感染，向下蔓延所致的肺部炎症。常见病毒为甲型流感病毒、乙型流感病毒、腺病毒、副流感病毒、呼吸道合胞病毒和冠状病毒等。患者可同时受一种以上病毒感染，气道防御功能降低，常继发细菌感染。病毒性肺炎为吸入性感染，常有气管-支气管炎。呼吸道病毒通过飞沫与直接接触而迅速传播，可暴发或散发流行。

病毒性肺炎约占需住院的社区获得性肺炎的 8 %，大多发生于冬春季节。密切接触的人群、有心肺疾病者、老年人等易受感染。

1. 临床表现

一般临床症状较轻，与支原体肺炎症状相似。起病较急，发热、头痛、全身酸痛、乏力等较突出。有咳嗽、少痰或白色黏液痰、咽痛等症状。老年人或免疫功能受损的重症患者，可表现为呼吸困难、发绀、嗜睡、精神萎靡，甚至并发休克、心力衰竭和呼吸衰竭，严重者可发生急性呼吸窘迫综合征。

本病常无显著的胸部体征，病情严重者有呼吸浅速、心率增快、发绀、肺部干湿性啰音。

2. 实验室及其他检查

(1) 血常规：白细胞计数正常、略增高或偏低。

(2) 病原体检查：呼吸道分泌物中细胞核内的包涵体可提示病毒感染，但并非一定来自肺部。需进一步评估下呼吸道分泌物或肺活检标本培养是否分离出病毒。

(3) X 线检查：可见肺纹理增多，小片状或广泛浸润。病情严重者，显示双肺呈弥漫性结节浸润，而大叶实变及胸腔积液者不多见。

3. 治疗要点

病毒性肺炎以对症治疗为主，板蓝根、黄芪、金银花、连翘等中药有一定的抗病毒作用。对某些重症病毒性肺炎应采用抗病毒药物，如选用利巴韦林、阿昔洛韦等。

(四) 真菌性肺炎

肺部真菌感染是最常见的深部真菌病。真菌感染的发生是机体与真菌相互作用的结果，最终取决于真菌的致病性、机体的免疫状态及环境条件对机体与真菌之间关系的影响。广谱抗生素、糖皮质激素、细胞毒药物及免疫抑制剂的广泛使用，人类免疫缺陷病毒 (human immunodeficiency virus，HIV) 感染和艾滋病增多使肺部真菌感染的机会增加。

真菌多在土壤中生长，孢子飞扬于空气中，极易被人体吸入而引起肺真菌感染（外源性）或使机体致敏。引起表现为支气管哮喘的过敏性肺泡炎。有些真菌为寄生菌，如念珠菌和放线菌，当机体免疫力降低时可引起感染。静脉营养疗法的中心静脉插管如留置时间过长，白念珠菌能在高浓度葡萄糖中生长，引起念珠菌感染中毒症。空气中到处有曲霉属孢子，在秋冬及阴雨季节。储藏的谷草发热霉变时更多，若大量吸入可能引起急性气管- 支气管炎或肺炎。

1. 临床表现

真菌性肺炎多继发于长期应用抗生素、糖皮质激素、免疫抑制剂、细胞毒药物，或因长期留置导管、插管等诱发，其症状和体征无特征性变化。

2. 实验室及其他检查

（1）真菌培养：其形态学辨认有助于早期诊断。

（2）X线检查：可表现为支气管肺炎、大叶性肺炎、弥漫性小结节及肿块状阴影和空洞。

3. 治疗要点

真菌性肺炎目前尚无理想的药物，两性霉素B对多数肺部真菌仍为有效药物，但由于其副反应较多，使其应用受到限制。其他药物尚有氟胞嘧啶、米康唑、酮康唑、制霉菌素等，也可选用。

（五）重症肺炎

目前重症肺炎还没有普遍认同的标准，各国诊断标准不一，但都注重肺部病变的范围、器官灌注和氧合状态。我国制定的重症肺炎标准如下。①意识障碍。②呼吸频率＞30次/min。③PaO_2＜60 mmHg（7.99 kPa），PO_2/FiO_2＜300，需行机械通气治疗。④血压＜90/60 mmHg（11.99/7.99 kPa）。⑤胸片显示双侧或多肺叶受累，或入院48小时内病变扩大≥50 %。⑥少尿，尿量每小时少于20 mL，或每4小时少于80 mL，或急性肾衰竭需要透析治疗。

第四节　支气管哮喘

支气管哮喘是一种慢性气管炎症性疾病，其支气管壁存在以肥大细胞、嗜酸性粒细胞和T淋巴细胞为主的炎性细胞浸润，可经治疗缓解或自然缓解。本病多发于青少年，儿童多于成人，城市多于农村。近年的流行病学显示，哮喘的发病率或病死率均有所增加，我国哮喘发病率在1 %～2 %。支气管哮喘的病因较为复杂，大多在遗传因素的基础上，受到体内外多种因素激发而发病，并反复发作。

一、临床表现

（一）症状和体征

典型的支气管哮喘，发作前多有鼻痒、打喷嚏、流涕、咳嗽、胸闷等先兆症状，进而出现呼气性的呼吸困难伴喘鸣，患者被迫呈端坐呼吸，咳嗽、咳痰。发作持续几十分钟至数小时后自行或经治疗缓解。此为速发性哮喘反应。迟发性哮喘反应时，患者气管呈持续高反应性状态，上述表现更为明显，较难控制。

少数患者可出现哮喘重度或危重度发作，表现为重度呼气性呼吸困难、焦虑，烦躁、端坐呼吸、大汗淋漓、嗜睡或意识模糊，经应用一般支气管扩张药物不能缓解。此类患者不及时救治，可危及生命。

（二）辅助检查

1. 血液检查

嗜酸性粒细胞、血清总免疫球蛋白 E（IgE）及特异性免疫球蛋白 E 均可增高。

2. 胸部 X 线检查

哮喘发作期由于肺脏充气过度，肺部透亮度增高，合并感染时可见肺纹理增多及炎症阴影。

3. 肺功能检查

哮喘发作期有关呼气流速的各项指标，如第一秒用力呼气量（forced expiratory volume，FEV）、最大呼气流量（maximal expiratory flow，MEF）等均降低。

二、治疗原则

本病的防治原则是去除病因，控制发作和预防发作。控制发作应根据患者发作的轻重程度，抓住解痉、抗炎两个主要环节，迅速控制症状。

（一）解痉

哮喘轻、中度发作时，常用氨茶碱稀释后静脉注射或加入液体中静脉滴注。根据病情吸入或口服β_2受体激动剂。常用的β_2受体激动剂气雾吸入剂有特布他林、喘乐宁、沙丁胺醇等。

哮喘重度发作时，应及早静脉给予足量氨茶碱及琥珀酸氢化可的松或甲泼尼龙琥珀酸钠，待病情得到控制后再逐渐减量，改为口服泼尼松龙，或根据病情吸入糖皮质激素，应注意不宜骤然停药，以免复发。

（二）抗感染

肺部感染的患者，应根据细菌培养及药敏结果选择应用有效抗生素。

（三）稳定内环境

及时纠正水、电解质及酸碱失衡。

（四）保证气管通畅

痰多而黏稠不易咳出或有严重缺氧及二氧化碳潴留者，应及时行气管插管吸出痰液，必要时行机械通气。

三、护理

（一）一般护理

（1）将患者安置在清洁、安静、空气新鲜、阳光充足的房间，避免接触变应原，如花粉、皮毛、油烟等。护理操作时防止灰尘飞扬。喷洒灭蚊蝇剂或某些消毒剂时要转移患者。

（2）患者哮喘发作呼吸困难时应给予适宜的靠背架或过床桌，让患者伏桌而坐，以帮助呼吸，减少疲劳。

（3）给予营养丰富的易消化的饮食，多食蔬菜、水果，多饮水。同时注意保持大便通畅，减少用力排便所致的疲劳。严禁食用与患者发病有关的食物，如鱼、虾、蟹等，并协助患者寻找变应原。

（4）危重期患者应保持皮肤清洁干燥，定时翻身，防止压疮发生。因大剂量使用糖皮质激素，应做好口腔护理，防止发生口腔炎。

(5) 哮喘重度发作时，由于大汗淋漓，呼吸困难甚至有窒息感，所以患者极度紧张、烦躁、疲倦。要耐心安慰患者，及时满足患者需求，缓解紧张情绪。

(二) 观察要点

1. 观察哮喘发作先兆

如患者主诉有鼻、咽、眼部发痒及咳嗽、流鼻涕等黏膜过敏症状，应及时报告医师采取措施，减轻发作症状，尽快控制病情。

2. 观察药物毒副作用

氨茶碱 0.25 g 加入 25 %～50 %葡萄糖注射液 20 mL 中静脉推注，时间至少要在 5 分钟以上，因浓度过高或推注过快可使心肌过度兴奋而产生心悸、惊厥、血压骤降等严重反应。使用时要现配现用，静脉滴注时，不宜和维生素 C、促皮质激素、去甲肾上腺素、四环素类等配伍。糖皮质激素类药物久用可引起钠潴留、血钾降低、消化道溃疡病、高血压、糖尿病、骨质疏松、停药反跳等，须加强观察。

3. 根据患者缺氧情况调整氧流量

氧流量一般为 3 ～5 L/min。保持气体充分湿化，氧气湿化瓶每日更换、消毒，防止医源性感染。

4. 观察痰液黏稠度

哮喘发作患者由于过度通气、出汗过多，因而身体丢失水分增多，致使痰液黏稠形成痰栓，阻塞小支气管，导致呼吸不畅，使感染难以控制。应通过静脉补液和饮水补足水分和电解质。

5. 严密观察有无并发症

严密观察有无如自发性气胸、肺不张、脱水、酸碱失衡、电解质紊乱、呼吸衰竭、肺性脑病等并发症。监测动脉血气、生化指标，如发现异常需及时对症处理。

6. 注意呼吸频率、深浅幅度和节律

重度发作患者喘鸣音减弱乃至消失，呼吸变浅，神志改变，常提示病情危急，应及时处理。

(三) 家庭护理

1. 增强体质，积极防治感染

平时注意增加营养，根据病情做适量体力活动，如散步、做简易操、打太极拳等，以提高机体免疫力。当感染发生时应及时就诊。

2. 注意防寒避暑

寒冷可引起支气管痉挛，分泌物增加，同时感冒易致支气管及肺部感染。因此，冬季应适当提高居室温度，秋季进行耐寒锻炼防治感冒，夏季避免大汗，防止痰液过稠不易咳出。

3. 尽量避免接触变应原

患者应戒烟，尽量避免到人员众多、空气污浊的公共场所。保持居室空气清新，室内可安装空气净化器。

4. 防止呼吸肌疲劳

坚持进行呼吸锻炼。

5. 稳定情绪

当哮喘发作时，应控制情绪，保持镇静，及时吸入支气管扩张气雾剂。

6. 家庭氧疗

家庭氧疗又称缓解期氧疗，对于患者的病情控制，存活期的延长和生活质量的提高有着重要意义。家庭氧疗时应注意氧流量的调节，严禁烟火，防止火灾。

7. 缓解期处理

哮喘缓解期的防治非常重要，对于防止哮喘发作及恶化，维持正常肺功能，提高生活质量，保持正常活动量等均具有重要意义。哮喘缓解期患者，应坚持吸入糖皮质激素，可有效控制哮喘发作，吸入色甘酸钠和口服酮替酚亦有一定的预防哮喘发作的作用。

第五节　支气管扩张症

支气管扩张（bronchiectasis）是指直径大于 2 mm 的支气管管壁的肌肉和弹性组织被破坏引起的慢性异常扩张。临床特点为慢性咳嗽、咳大量脓性痰和（或）反复咯血。患者常有童年麻疹、百日咳或支气管肺炎等病史。随着人民生活条件的改善，麻疹、百日咳疫苗的预防接种，以及抗生素的应用，本病发病率已明显降低。

一、病因及发病机制

（一）支气管-肺组织感染和支气管阻塞

这是支气管扩张的主要病因。感染和阻塞症状相互影响，促使支气管扩张的发生和发展。其中婴幼儿期支气管-肺组织感染是最常见的病因，如婴幼儿麻疹、百日咳、支气管肺炎等。

由于儿童支气管较细，易阻塞，且管壁薄弱，反复感染破坏支气管壁各层结构，尤其是平滑肌和弹性纤维的破坏削弱了对管壁的支撑作用。支气管炎使支气管黏膜充血、水肿、分泌物阻塞管腔，导致引流不畅而加重感染。支气管内膜结核、肿瘤、异物引起管腔狭窄、阻塞，也是导致支气管扩张的原因之一。由于左下叶支气管细长，且受心脏血管压迫引流不畅，容易发生感染，故支气管扩张左下叶比右下叶多见。肺结核引起的支气管扩张多发生在上叶。

（二）支气管先天性发育缺陷和遗传因素

此类支气管扩张较少见，如巨大气管-支气管症、卡塔格内综合征（支气管扩张、鼻窦炎和内脏转位）、肺囊性纤维化、先天性丙种球蛋白缺乏症等。

（三）全身性疾病

目前已发现类风湿关节炎、克罗恩病、溃疡性结肠炎、系统性红斑狼疮、支气管哮喘等疾病可同时伴有支气管扩张；有些不明原因的支气管扩张患者，其体液免疫和（或）细胞免疫功能有不同程度的异常，提示支气管扩张可能与机体免疫功能失调有关。

二、临床表现

（一）症状

1. 慢性咳嗽、大量脓痰

痰量与体位变化有关。晨起或夜间卧床改变体位时，咳嗽加剧、痰量增多。根据痰量多少可估计病情严重程度。感染急性发作时，痰量明显增多，每日可达数百毫升，外观呈黄绿色脓性痰，痰液静置后出现分层的特征：上层为泡沫；中层为脓性黏液；下层为坏死组织沉淀物。合并厌氧菌感染时痰有臭味。

2．反复咯血

50 %～70 %的患者有程度不等的反复咯血，咯血量与病情严重程度和病变范围不完全一致。大量咯血最主要的危险是窒息，应紧急处理。部分发生于上叶的支气管扩张，引流较好，痰量不多或无痰，以反复咯血为唯一症状，称为“干性支气管扩张”。

3．反复肺部感染

其特点是同一肺段反复发生肺炎并迁延不愈。

4．慢性感染中毒症状

反复感染者可出现发热、乏力、食欲减退、消瘦、贫血等，儿童可影响发育。

（二）体征

早期或干性支气管扩张多无明显体征，病变重或继发感染时在下胸部、背部常可闻及局限性、固定性湿啰音，有时可闻及哮鸣音；部分慢性患者伴有杵状指（趾）。

三、辅助检查

（一）胸部X线检查

早期无异常或仅见患侧肺纹理增多、增粗现象。典型表现是轨道征和卷发样阴影，感染时阴影内出现液平面。

（二）胸部CT检查

管壁增厚的柱状扩张或成串成簇的囊状改变。

（三）纤维支气管镜检查

纤维支气管镜检查有助于发现患者出血的部位，鉴别腔内异物、肿瘤或其他支气管阻塞原因。

四、诊断要点

根据患者有慢性咳嗽、大量脓痰、反复咯血的典型临床特征，以及肺部闻及固定而局限性的湿啰音，结合儿童时期有诱发支气管扩张的呼吸道病史，一般可做出初步临床诊断。胸部影像学检查和纤维支气管镜检查可进一步明确诊断。

五、治疗要点

治疗原则是保持呼吸道引流通畅，控制感染，处理咯血，必要时手术治疗。

（一）保持呼吸道通畅

1．药物治疗

祛痰药及支气管舒张药具有稀释痰液、促进排痰作用。

2．体位引流

体位引流对痰多且黏稠者尤其重要。

3．经纤维支气管镜吸痰

若体位引流排痰效果不理想，可经纤维支气管镜吸痰及生理盐水冲洗痰液，也可局部注入抗生素。

（二）控制感染

控制感染是支气管扩张急性感染期的主要治疗措施。应根据症状、体征、痰液性状，必要时参考细菌培养及药物敏感试验结果选用抗菌药物。

（三）手术治疗

对反复呼吸道急性感染或大咯血，病变局限在一叶或一侧肺组织，经药物治疗无效，全身状况良好的患者，可考虑手术切除病变肺段或肺叶。

六、常用护理诊断

（一）清理呼吸道无效

咳嗽、大量脓痰、肺部湿啰音与痰液黏稠和无效咳嗽有关。

（二）有窒息的危险

窒息与痰多、痰液黏稠或大咯血造成气道阻塞有关。

（三）营养失调

乏力、消瘦、贫血、发育迟缓与反复感染导致机体消耗增加，以及患者食欲缺乏、营养物质摄入不足有关。

（四）恐惧

精神紧张、面色苍白、出冷汗与突然或反复大咯血有关。

七、护理措施

（一）一般护理

1. 休息与环境

急性感染或咯血时应卧床休息，大咯血患者需绝对卧床，取患侧卧位。病室内保持空气流通，维持适宜的温度、相对湿度，注意保暖。

2. 饮食护理

提供高热量、高蛋白、高维生素饮食，发热患者给予高热量流质或半流质饮食，避免冰冷、油腻、辛辣食物诱发咳嗽。鼓励患者多饮水，每日 1 500 mL 以上，以稀释痰液。指导患者在咳痰后及进食前后用清水或漱口液漱口，保持口腔清洁，促进食欲。

（二）病情观察

观察痰液量、颜色、性质、气味和病情与体位的关系，记录 24 小时痰液排出量；定期测量生命体征，记录咯血量，观察咯血的颜色、性质及量；病情严重者需观察有无窒息前症状，发现窒息先兆，立即向医师汇报并配合处理。

（三）对症护理

1. 促进排痰

（1）指导有效咳嗽和正确的排痰方法。

（2）采取体位引流者需依据病变部位选择引流体位，使病肺居上，引流支气管开口向下，利于痰液流出。一般于饭前 1 小时进行。引流时可配合胸部叩击，提高引流效果。

（3）必要时遵医嘱选用祛痰剂或 β_2 受体激动剂喷雾吸入，扩张支气管、促进排痰。

2. 预防窒息

（1）痰液排除困难者，鼓励多饮水或雾化吸入，协助患者翻身、拍背或体位引流，以促进痰液排除，减少窒息发生的危险。

（2）密切观察患者的表情、神志、生命体征，观察并记录痰液的颜色、量与性质，及时发现和判断患者有无发生窒息的可能。如患者突然出现烦躁不安、神志不清、面色苍白或发绀、出冷汗、呼吸急促、咽喉部明显的痰鸣音，应警惕窒息的发生，并及时通知医师。

（3）对意识障碍、年老体弱、咳嗽咳痰无力、咽喉部明显的痰鸣音、神志不清、突然大量呕吐物涌出等高危患者，立即做好抢救准备，如迅速备好吸引器、气管插管或气管切开等用物，积极配合抢救工作。

（四）心理护理

病程较长，咳嗽、咳痰、咯血反复发作或逐渐加重时，患者易产生焦虑、沮丧情绪。护士应多与其交谈，讲明支气管扩张反复发作的原因及治疗进展，帮助患者树立战胜疾病的信心，缓解焦虑不安情绪。咯血时医护人员应陪伴、安慰患者，帮助情绪稳定，避免因情绪波动加重出血。

（五）健康教育

1. 疾病知识指导

帮助患者及家属了解疾病发生、发展与治疗、护理过程。与其共同制订长期防治计划。宣传防治百日咳、麻疹、支气管肺炎、肺结核等呼吸道感染的重要性；及时治疗上呼吸道慢性病灶；避免受凉，预防感冒；戒烟，减少刺激性气体吸入，防止病情恶化。

2. 生活指导

讲明加强营养对机体康复的作用，使患者能主动摄取必需的营养素，以增强机体抗病能力。鼓励患者参加体育锻炼，建立良好的生活习惯，劳逸结合，以维护心、肺功能状态。

3. 用药指导

向患者介绍常用药物的用法和注意事项，观察疗效及不良反应。指导患者及家属学习和掌握有效咳嗽、胸部叩击、雾化吸入和体位引流的方法，以利于长期坚持，控制病情的发展；了解抗生素的作用、用法和不良反应。

4. 自我监测指导

定期复查。嘱患者按医嘱服药，教患者学会观察药物的不良反应。教会患者识别病情变化的征象，观察痰液量、颜色、性质、气味和病情与体位的关系，并记录 24 小时痰液排出量。如有咯血、窒息先兆，立即前往医院就诊。

第六节　急性呼吸窘迫综合征

急性呼吸窘迫综合征（acute respiratory distress syndrome，ARDS）是指严重感染、创伤、休克等非心源性疾病过程中，肺毛细血管内皮细胞和肺泡上皮细胞损伤造成弥漫性肺间质及肺泡水肿，而导致的急性低氧性呼吸功能不全或衰竭，属于急性肺损伤（acute lung injury，ALI）的严重阶段。以肺容积减少、肺顺应性降低、严重的通气/血流比例失调为病理生理特征。临床上表现为进行性低氧血症和呼吸窘迫，肺部影像学表现为非均一性的渗出性病变。本病起病急、进展快、死亡率高。

ALI 和 ARDS 是同一疾病过程中的两个不同阶段，ALI 代表早期和病情相对较轻的阶段，而 ARDS 代表后期病情较为严重的阶段。发生 ARDS 时患者必然经历过 ALI，但并非所有的 ALI 都要发展为 ARDS。引起 ALI 和 ARDS 的原因和危险因素很多，根据肺部直接和间接损伤对危险因素进行分类，可分为肺内因素和肺外因素。肺内因素是指致病因素对肺的直接损伤，包括：①化学性因素，如吸入毒气、烟尘、胃内容物及氧中毒等；②物理性因素，如肺挫伤、放射性损伤等；③生物性因素，如重症肺炎。肺外因素是指致病因素通过神经体液因素间接引起肺损伤，包括严重休克、感染中毒症、严重非胸部创伤、大面积烧伤、大量输血、急性胰腺炎、药物或麻醉品中毒等。ALI 和 ARDS 的发生机制非常复杂，目前尚不完全清楚。多数学者认为，ALI 和 ARDS 是由多种炎性细胞、细胞因子和炎性介质共同参与而引起的广泛肺毛细血管急性炎症性损伤过程。

一、临床特点

ARDS 的临床表现可以有很大差别，取决于潜在疾病和受累器官的数目和类型。

（一）症状体征

（1）发病迅速。ARDS 多发病迅速，通常在发病因素攻击（如严重创伤、休克、败血症、误吸）后12～48 小时发病，偶尔有长达 5 天者。

（2）呼吸窘迫。ARDS 最常见的症状，主要表现为气急和呼吸频率增快，呼吸频率大多在25～50 次/min。其严重程度与基础呼吸频率和肺损伤的严重程度有关。

（3）咳嗽、咳痰、烦躁和神志变化。ARDS 可有不同程度的咳嗽、咳痰，可咳出典型的血水样痰，可出现烦躁、神志恍惚。

（4）发绀。未经治疗 ARDS 的常见体征。

（5）ARDS 患者也常出现呼吸类型的改变，主要为呼吸浅快或潮气量的变化。病变越严重，这一改变越明显，甚至伴有吸气时鼻翼扇动及三凹征。在早期自主呼吸能力强时，常表现为深快呼吸，当呼吸肌疲劳后，则表现为浅快呼吸。

（6）早期可无异常体征，或仅有少许湿啰音；后期多有水泡音，亦可出现管状呼吸音。

（二）影像学表现

1. X 线胸片

早期病变以间质性为主，胸部 X 线片常无明显异常或仅见血管纹理增多，边缘模糊，双肺散在分布的小斑片状阴影。随着病情进展，上述的斑片状阴影进一步扩展，融合成大片状，或两肺均匀一致增加的毛玻璃样改变，伴有支气管充气征，心脏边缘不清或消失，称为白肺。

2. 胸部 CT

与胸部 X 线片相比，胸部 CT 尤其是高分辨 CT（HRCT）可更为清晰地显示出肺部病变分布、范围和形态，为早期诊断提供帮助。由于肺毛细血管膜通透性一致性增高，引起血管内液体渗出，两肺斑片状阴影呈现重力依赖性现象，还可出现变换体位后的重力依赖性变化。在 CT 上表现为病变分布不均匀：①非重力依赖区（仰卧时主要在前胸部）正常或接近正常；②前部和中间区域呈毛玻璃样阴影；③重力依赖区呈现实变影。这些提示肺实质的实变出现在受重力影响最明显的区域。无肺泡毛细血管膜损伤时，两肺斑片状阴影均匀分布，既不出现重力依赖现象，也无变换体位后的重力依赖性变化。这一特点有助于与感染性疾病鉴别。

（三）实验室检查

1. 动脉血气分析

PaO_2＜8.0 kPa（60 mmHg），有进行性下降趋势，在早期 $PaCO_2$ 多不升高，甚至可因过度通气而低于正常；早期多为单纯呼吸性碱中毒；随病情进展可合并代谢性酸中毒，晚期可出现呼吸性酸中毒。氧合指数较动脉氧分压更能反映吸氧时呼吸功能的障碍，而且与肺内分流量有良好的相关性，计算简便。氧合指数参照范围为 53.2～66.5 kPa（400～500 mmHg），在 ALI 时≤300 mmHg，ARDS 时≤200 mmHg。

2. 血流动力学监测

通过漂浮导管，可同时测定并计算肺动脉压（pulmonary artery pressure，PAP）、肺动脉楔压（pulmonary arterial wedge pressure，PAWP）等，不仅对诊断、鉴别诊断有价值，而且对机械通气治疗亦为重要的监测指标。肺动脉楔压一般小于 1.6 kPa（12 mmHg），若大于2.4 kPa（18 mmHg），则支持左侧心力衰竭的诊断。

3. 肺功能检查

ARDS 发生后呼吸力学发生明显改变，包括肺顺应性降低和气道阻力增高，肺无效腔/潮气量是不断增加的，肺无效腔/潮气量增加是早期 ARDS 的一种特征。

二、诊断及鉴别诊断

1999 年，中华医学会呼吸病学分会制订的诊断标准如下。

（1）有 ALI 和（或）ARDS 的高危因素。

（2）急性起病、呼吸频数和（或）呼吸窘迫。

（3）低氧血症。ALI 时氧合指数≤300 mmHg；ARDS 时氧合指数≤200 mmHg。

（4）胸部 X 线检查显示两肺浸润阴影。

（5）肺动脉楔压≤2.4 kPa（18 mmHg）或临床上能除外心源性肺水肿。

符合以上 5 项条件者，可以诊断 ALI 或 ARDS。必须指出，ARDS 的诊断标准并不具有特异性，诊断时必须排除大片肺不张、自发性气胸、重症肺炎、急性肺栓塞和心源性肺水肿（表 8-1）。

表 8-1　ARDS 与心源性肺水肿的鉴别

类别	ARDS	心源性肺水肿
特点	高渗透性	高静水压
病史	创伤、感染等	心脏疾病
双肺浸润阴影	+	+
重力依赖性分布现象	+	+
发热	+	可能
白细胞计数增多	+	可能
胸腔积液	−	+
吸纯氧后分流	较高	可较高
肺动脉楔压	正常	高
肺泡液体蛋白	高	低

三、急诊处理

ARDS 是呼吸系统的一个急症，必须在严密监护下进行合理治疗。治疗目标是改善肺的氧合功能，纠正缺氧，维护脏器功能和防治并发症。治疗措施如下。

（一）氧疗

应采取一切有效措施尽快提高 PaO_2，纠正缺氧。可给高浓度吸氧，使 $PaO_2 \geqslant 8.0$ kPa (60 mmHg)或 $SaO_2 \geqslant 90\ \%$。轻症患者可使用面罩给氧，但多数患者需采用机械通气。

（二）去除病因

病因治疗在 ARDS 的防治中占有重要地位，主要是针对涉及的基础疾病。感染是 ALI 和 ARDS 常见原因，也是首位高危因素，而 ALI 和 ARDS 又易并发感染。如果 ARDS 的基础疾病是脓毒症，除了清除感染灶外，还应选择敏感抗生素，同时收集痰液或血液标本分离培养病原菌和进行药敏试验，指导下一步抗生素的选择。一旦建立人工气道并进行机械通气，应立即给予广谱抗生素，以预防呼吸道感染。

（三）机械通气

机械通气是最重要的支持手段。如果没有机械通气，许多 ARDS 患者会因呼吸衰竭在数小时至数天内死亡。机械通气的指征目前尚无统一标准，多数学者认为一旦诊断为 ARDS，就应进行机械通气。在 ALI 阶段可试用无创正压通气，使用无创机械通气治疗时应严密监测患者的生命体征及治疗反应。神志不清、休克、气道自洁能力障碍的 ALI 和 ARDS 患者不宜应用无创机械通气。如无创机械通气治疗无效或病情继续加重，应尽快建立人工气道，行有创机械通气。

为了防止肺泡萎陷，保持肺泡开放，改善氧合功能，避免机械通气所致的肺损伤，目前常采用肺保护性通气策略，主要措施包括以下两方面。

1. 呼气末正压

适当加用呼气末正压可使呼气末肺泡内压增大，肺泡保持开放状态，从而达到防止肺泡萎陷，减轻肺泡水肿，改善氧合功能和提高肺顺应性的目的。应用呼气末正压应首先保证有效循环血容量足够，以免因胸内正压增加而降低心排血量，而减少实际的组织氧运输；呼气末正压先从低水平 0.29～0.49 kPa（3～5 cmH_2O）开始，逐渐增加，直到 PaO_2＞8.0 kPa（60 mmHg）、SaO_2＞90 %时的呼气末正压水平，一般呼气末正压水平为 0.49～1.76 kPa（5～18 cmH_2O）。

2. 小潮气量通气和允许性高碳酸血症

ARDS 患者采用小潮气量（6～8 mL/kg）通气，使吸气平台压控制在 2.94～34.3 kPa（30～35 cmH_2O），可有效防止肺泡过度充气而引起的肺损伤。为保证小潮气量通气的进行，可允许一定程度的 CO_2 潴留［$PaCO_2$ 一般不宜高于 10.7 kPa（80 mmHg）］和呼吸性酸中毒（pH 7.25～7.30）。

（四）控制液体入量

在维持血压稳定的前提下，适当限制液体入量，配合利尿药，使出入量保持轻度负平衡（每日 500 mL 左右），使肺脏处于相对“干燥”状态，有利于肺水肿的消除。液体管理的目标是在最低（0.7～1.1 kPa 或5～8 mmHg）的肺动脉楔压下维持足够的心排血量及氧运输量。在早期可给予高渗晶体液，一般不推荐使用胶体液。存在低蛋白血症的 ARDS 患者，可通过补充清蛋白等胶体溶液和应用利尿药，有助于实现液体负平衡，并改善氧合。若限液后血压偏低，可使用多巴胺和多巴酚丁胺等血管活性药物。

（五）加强营养支持

营养支持的目的在于不但纠正患者现有的营养不良，还预防患者营养不良的恶化。营养支持可经胃肠道或胃肠外途径实施。如有可能应尽早经胃肠补充部分营养，不但可以减少补液量，而且可获得经胃肠营养的有益效果。

（六）加强护理、防治并发症

有条件时应在 ICU 中动态监测患者的呼吸、心律、血压、尿量及动脉血气分析等，及时纠正酸碱失衡和电解质紊乱。注意预防呼吸机相关性肺炎的发生，尽量缩短病程和机械通气时间，加强物理治疗，包括体位、翻身、拍背、排痰和气道湿化等。积极防治应激性溃疡和多器官功能障碍综合征。

（七）其他治疗

糖皮质激素、肺泡表面活性物质替代治疗、吸入一氧化氮在 ALI 和 ARDS 的治疗中可能有一定价值，但疗效尚不肯定。不推荐常规应用糖皮质激素预防和治疗 ARDS。糖皮质激素不能预防 ARDS 的发生，对早期 ARDS 也没有治疗作用。ARDS 发病大于 14 天应用糖皮质激素会明显增加病死率。感染性休克并发 ARDS 的患者，如合并肾上腺皮质功能不全，可考虑应用替代剂量的糖皮质激素。肺表面活性物质，有助于改善氧合，但是还不能将其作为 ARDS 的常规治疗手段。

四、急救护理

在救治 ARDS 过程中，精心护理是抢救成功的重要环节。护士应做到及早发现病情，迅速协助医师采取有力的抢救措施。密切观察患者生命体征，做好各项记录，准确完成各种治疗，备齐抢救器械和药品，防止机械通气和气管切开的并发症。

（一）护理目标

（1）及早发现 ARDS 的迹象，及早有效地协助抢救。维持生命体征稳定，挽救患者生命。

(2) 做好人工气道的管理，维持患者最佳气体交换，改善低氧血症，减少机械通气并发症。

(3) 采取俯卧位通气护理，缓解肺部压迫，改善心脏的灌注。

(4) 积极预防感染等各种并发症，提高救治成功率。

(5) 加强基础护理，增加患者舒适感。

(6) 减轻患者心理不适，使其合作、平静。

(二) 护理措施

(1) 及早发现病情变化。ARDS 通常在疾病或严重损伤的最初 24～48 小时发生。首先出现呼吸困难，通常呼吸浅快。吸气时可存在肋间隙和胸骨上窝凹陷。皮肤可出现发绀和斑纹，吸氧不能使之改善。

护士发现上述情况要高度警惕，及时报告医师，进行动脉血气和胸部 X 线等相关检查。一旦诊断考虑 ARDS，立即积极治疗。若没有机械通气的相应措施，应尽早转至有条件的医院。患者转运过程中应有专职医师和护士陪同，并准备必要的抢救设备，氧气必不可少。若有指征行机械通气治疗，可以先行气管插管后转运。

(2) 迅速连接监测仪，密切监护心率、心律、血压等生命体征，尤其是呼吸的频率、节律、深度及血氧饱和度等。观察患者意识、发绀情况、末梢温度等。注意有无呕血、黑便等消化道出血的表现。

(3) 氧疗和机械通气的护理。治疗 ARDS 最紧迫的地方在于纠正顽固性低氧，改善呼吸困难，为治疗基础疾病赢得时间。需要对患者实施氧疗甚至机械通气。

严密监测患者呼吸情况及缺氧症状。若单纯面罩吸氧不能维持满意的血氧饱和度，应予辅助通气。首先可尝试采用经面罩持续气道正压吸氧等无创通气，但大多需要机械通气吸入氧气。遵医嘱给予高浓度氧气吸入或使用呼气末正压通气（positive end expiratory pressure，PEEP）并根据动脉血气分析值的变化调节氧浓度。

使用 PEEP 时应严密观察，防止患者出现气压伤。PEEP 是在呼气终末时给予气道以一恒定正压，使之不能恢复到大气压的水平。可以增加肺泡内压和功能残气量来改善氧合，防止呼气使肺泡萎陷，增加气体分布和交换，减少肺内分流，从而提高 PaO_2。由于 PEEP 使胸腔内压升高，静脉回流受阻，致心搏减少，血压下降，严重时可引起循环衰竭，另外正压过高，肺泡过度膨胀、破裂有导致气胸的危险。所以在监护过程中，注意 PEEP 观察有无心率增快、突然胸痛、呼吸困难加重等相关症状，发现异常立即调节 PEEP 压力并报告医师处理。

帮助患者采取有利于呼吸的体位，如端坐位或高枕卧位。

人工气道的管理有以下几方面。①妥善固定气管插管，观察气道是否通畅，定时对比听诊双肺呼吸音。经口插管者要固定好牙垫，防止阻塞气道。每班检查并记录导管刻度，观察有无脱出或误入一侧主支气管。套管固定松紧适宜，以能放入一指为准。②气囊充气适量。充气过少易产生漏气，充气过多可压迫气管黏膜导致气管食管瘘，可以采用最小漏气技术，用来减少并发症发生。方法：用 10 mL 注射器将气体缓慢注入，直至在喉及气管部位听不到漏气声，向外抽出气体每次 0.25～0.5 mL，至吸气压力到达峰值时出现少量漏气为止，再注入 0.25～0.5 mL气体，此时气囊容积为最小封闭容积，气囊压力为最小封闭压力，记录注气量。观察呼吸机上气道峰压是否下降及患者能否发音说话，长期机械通气患者要观察气囊有无破损、漏气现象。③保持气道通畅。严格无菌操作，按需适时吸痰。但过多反复抽吸会刺激黏膜，使分泌物增加。先吸气道再吸口、鼻腔，吸痰前给予充分气道湿化、翻身叩背、吸纯氧 3 分钟，吸痰管最大外径不超过气管导管内径的 1/2，迅速插吸痰管至气管插管，感到阻力后撤回吸痰管 1～2 cm，打开负压边后退边旋转吸痰管，吸痰时间不应超过 15 秒。吸痰后密切观察痰液的颜色、性状、量，以及患者心率、心律、血压和血氧饱和度的变化，一旦出现心律失常和呼吸窘迫，立即停止吸痰，给予吸氧。④用加温湿化器对吸入气体进行湿化，根据病情需要加入盐酸氨溴索、异丙托溴铵等，每日 3 次雾化吸入。湿化满意标准为痰液稀薄、无泡沫、不附壁能顺利吸出。⑤呼吸机使用过程中注意电源插头要牢固，不要与其他仪器共用一个插座；机器外部要保持清洁，上端不可放置液体；开机使用期间定时倒掉管道及集水瓶内的积水，集水瓶安装要牢固；定时检查管道是否漏气、有无打折、压缩机工作是否正常。

(4) 维持有效循环，维持出入液量轻度负平衡。循环支持治疗的目的是恢复和提供充分的全身灌注，保证组织的灌流和氧供，促进受损组织的恢复。在能保持酸碱平衡和肾功能的前提下达到最低水平的血管内容量。①护士应迅速帮助完成该治疗目标。选择大血管，建立 2 个以上的静脉通道，正确补液，改善循环血容量不足。②严格记录出入量、每小时尿量。出入量管理的目标是在保证血容量、血压稳定前提下，24 小时出量大于入量 500～1 000 mL，利于肺内水肿液的消退。充分补充血容量后，护士遵医嘱给予利尿剂，消除肺水肿。观察患者对治疗的反应。

(5) 俯卧位通气护理。由仰卧位改变为俯卧位，可使 75 %ARDS 患者的氧合改善。可能与血流重新分布，改善背侧肺泡的通气，使部分萎陷肺泡再膨胀达到“开放肺”的效果有关。随着通气/血流比例的改善进而改善了氧合。但存在血流动力学不稳定、颅内压增高、脊柱外伤、急性出血、骨科手术、近期腹部手术、妊娠等禁忌实施俯卧位。①患者发病 24～36 小时取俯卧位，翻身前给予纯氧吸入 3 分钟。预留足够的管路长度，注意防止气管插管过度牵拉致脱出。②为减少特殊体位给患者带来的不适，用软枕垫高头部 15°～30°，嘱患者双手放在枕上，并在髋、膝、踝部放软枕，每 1～2 小时更换 1 次软枕的位置，每4 小时更换 1 次体位，同时考虑患者的耐受程度。③注意血压变化，因俯卧位时支撑物放置不当，可使腹压增加，下腔静脉回流受阻而引起低血压，必要时在翻身前提高吸氧浓度。④注意安全、防坠床。

(6) 预防感染的护理。①注意严格无菌操作，每日更换气管插管切口敷料，保持局部清洁干燥，预防或消除继发感染。②加强口腔及皮肤护理，以防护理不当而加重呼吸道感染及发生压疮。③密切观察体温变化，注意呼吸道分泌物的情况。

(7) 心理护理，减轻恐惧，增加心理舒适度。①评估患者的焦虑程度，指导患者学会自我调整心理状态，调控不良情绪。主动向患者介绍环境，解释治疗原则，解释机械通气、监测及呼吸机的报警系统，尽量消除患者的紧张感。②耐心向患者解释病情，对患者提出的问题要给予明确、有效和积极的回复，消除心理紧张和顾虑。③护理患者时保持冷静和耐心，表现出自信和镇静。④如果患者由于呼吸困难或人工通气不能讲话，可提供纸笔或以手势与患者交流。⑤加强巡视，了解患者的需要，帮助患者解决问题。⑥帮助并指导患者及家属应用松弛疗法、按摩等。

(8) 营养护理。ARDS患者处于高代谢状态，应及时补充热量和高蛋白、高脂肪营养物质。能量的摄取既应满足代谢的需要，又应避免糖类的摄取过多，蛋白摄取量一般为每日1.2～1.5 g/kg。

尽早采用肠内营养，协助患者取半卧位，充盈气囊，证实胃管在胃内后，用加温器和输液泵匀速泵入营养液。若有肠鸣音消失或胃潴留，暂停鼻饲，给予胃肠减压。一般留置5～7天拔除，更换到对侧鼻孔，以减少鼻窦炎的发生。

(三) 健康指导

在疾病的不同阶段，根据患者的文化程度做好有关知识的宣传和教育，让患者了解病情的变化过程。

(1) 提供舒适安静的环境以利于患者休息，指导患者正确卧位休息，讲解由仰卧位改变为俯卧位的意义，尽可能减少特殊体位给患者带来的不适。

(2) 向患者解释咳嗽、咳痰的重要性，指导患者掌握有效咳痰的方法，鼓励并协助患者咳嗽、排痰。

(3) 指导患者自己观察病情变化，如有不适及时通知医护人员。

(4) 嘱患者严格按医嘱用药，按时服药，不要随意增减药物剂量及种类。服药过程中，需密切观察患者用药后反应，以指导用药剂量。

(5) 出院指导。指导患者出院后仍以休息为主，活动量要循序渐进，注意劳逸结合。此外，患者病后生活方式的改变需要家人的积极配合和支持，应指导患者家属给患者创造一个良好的身心休养环境。出院后1个月内来院复查1～2次，出现情况随时来院复查。

第九章　消化内科护理

第一节　上消化道大出血

一、疾病概述

(一) 概念和特点

上消化道出血是指屈氏韧带以上的消化道，包括食管、胃、十二指肠、胰腺、胆管等病变引起的出血，以及胃空肠吻合术的空肠病变引起的出血。上消化道大出血是指数小时内失血量超过1 000 mL或循环血容量的20 %，主要表现为呕血和（或）黑便，常伴有血容量减少而引起急性周围循环衰竭，是临床的急症，严重者可导致失血性休克而危及生命。

近年来，本病的诊断和治疗水平有很大的提高，临床资料统计显示，80 %～85 %急性上消化道大出血患者短期内能自行停止，仅15 %～20 %患者出血不止或反复出血，最终死于出血并发症，其中急性非静脉曲张性上消化道出血的发病率在我国仍居高不下，严重威胁人民的生命健康。

(二) 相关病理生理

上消化道出血多是消化性溃疡侵蚀胃基底血管导致其破裂而引发的出血。出血后逐渐影响周围血液循环量，如因出血量多引起有效循环血量减少，进而引发血液循环系统代偿，以致血压降低，心悸、出汗，需即刻处理。出血处可能因血块形成而自动止血，但也可能再次出血。

(三) 上消化道出血的病因

上消化道出血的病因包括溃疡性疾病、炎症、门脉高压、肿瘤、全身性疾病等。临床上最常见的病因是消化性溃疡，其他依次为急性糜烂出血性胃炎、食管胃底静脉曲张破裂和胃癌。现将病因归纳列述如下。

1. 上消化道疾病

（1）食管疾病、食管物理性损伤、食管化学性损伤。

（2）胃、十二指肠疾病，如消化性溃疡、佐林格-埃利森综合征、胃癌等。

（3）空肠疾病，如胃肠吻合术后空肠溃疡、空肠克罗恩病。

2. 门静脉高压引起的食管胃底静脉曲张破裂出血

（1）各种病因引起的肝硬化。

（2）门静脉阻塞。门静脉炎、门静脉血栓形成、门静脉受邻近肿块压迫。

（3）肝静脉阻塞。如巴德-基亚里综合征。

3. 上消化道邻近器官或组织的疾病

（1）胆管出血。胆囊或胆管结石、胆管蛔虫、胆管癌、肝癌、肝脓肿或肝血管瘤破入胆管等。

（2）胰腺疾病。急慢性胰腺炎、胰腺癌、胰腺假性囊肿、胰腺脓肿等。

（3）其他。纵隔肿瘤或囊肿破入食管、主动脉瘤、肝或脾动脉瘤破入食管等。

4. 全身性疾病

（1）血液病。白血病、血友病、再生障碍性贫血、DIC 等。

（2）急性感染。脓毒症、肾综合征出血热、钩端螺旋体病、重症肝炎等。

（3）脏器衰竭。尿毒症、呼吸衰竭、肝功能衰竭等。

（4）结缔组织病。系统性红斑狼疮、结节性多动脉炎、皮肌炎等。

5. 诱因

（1）服用水杨酸类或其他非类固醇消炎药物，或大量饮酒。

（2）应激相关胃黏膜损伤。严重感染、休克、大面积烧伤、大手术、脑血管意外等应激状态下，会引起应激相关胃黏膜损伤。应激性溃疡可引起大出血。

（四）临床表现

上消化道大量出血的临床表现主要取决于出血量及出血速度。

1. 呕血与黑便

呕血与黑便是上消化道出血的特征性表现。上消化道出血之后，均有黑便。出血部位在幽门以上者常有呕血。若出血量较少、速度慢也可无呕血。反之，幽门以下出血如出血量大、速度快，可由血反流入胃腔引起恶心、呕吐而表现为呕血。

呕血多棕褐色呈咖啡渣样，如出血量大，未经胃酸充分混合即呕出，则为鲜红色或有血块。黑便呈柏油样，黏稠而发亮，当出血量大，血液在肠内推进快，粪便可呈暗红甚至鲜红色。

2. 失血性周围循环衰竭

急性大量失血致循环血容量迅速减少而导致周围循环衰竭。一般表现为头昏、心慌、乏力，突然起立发生晕厥、肢体冷感、心率加快、血压偏低等。严重者呈休克状态。

3. 发热

大量出血后，多数患者在 24 小时内出现低热，持续 3～5 天降至正常。发热原因可能与循环血量减少和周围循环衰竭导致体温调节中枢功能紊乱等因素有关。

4. 氮质血症

上消化道大量出血后，由于大量血液蛋白质的消化产物在肠道被吸收，血中尿素氮浓度可暂时增高，称为肠源性氮质血症。一般于一次出血后数小时血尿素氮开始上升，24～48 小时达到高峰，一般不超过 14.3 mmol/L（40 mg/dL），3～4 天降至正常。

5. 贫血和血象

急性大量出血后均有失血性贫血。但在出血的早期，血红蛋白浓度、红细胞计数与血细胞比容可无明显变化。在出血后，组织液渗入血管内，使血液稀释，一般经 3～4 小时才出现贫血，出血后 24～72 小时血液稀释到最大限度。贫血程度除取决于失血量外，还和出血前有无贫血、出血后液体平衡状态等因素相关。

急性出血患者为正细胞正色素性贫血，在出血后骨髓有明显代偿性增生，可暂时出现大细胞性贫血，慢性失血则呈小细胞低色素性贫血。出血 24 小时内网织红细胞即见增高，出血停止后逐渐降至正常。白细胞计数在出血后 2～5 小时轻至中度升高，血止后 2～3 日才恢复正常。但在肝硬化患者中，如同时有脾功能亢进，则白细胞计数可不升高。

（五）辅助检查

1. 实验室检查

测定红细胞、白细胞和血小板计数，进行血红蛋白浓度、血细胞比容、肝肾功能、大便隐血检查等（以了解其病因、诱因及潜在的护理问题）。

2. 内镜检查

出血后 24～48 小时行急诊内镜检查，可以直接观察出血部位，明确出血的病因，同时对出血灶进行止血治疗是上消化道出血病因诊断的首选检查方法。

3. X 线钡餐检查

X 线钡餐检查对明确病因也有价值。主要适用于不宜或不愿进行内镜检查者或胃镜检查未能发现出血原因，需排除十二指肠降段以下的小肠段有无出血病灶者。

4. 其他

放射性核素扫描或选择性动脉造影，如腹腔动脉、肠系膜上动脉造影帮助确定出血部位，适用于内镜及 X 线钡剂造影未能确诊而又反复出血者。不能耐受 X 线、内镜或动脉造影检查的患者，可做吞线试验，根据棉线有无沾染血迹及其部位，可以估计活动性出血部位。

（六）治疗原则

上消化道大量出血为临床急症，应采取积极措施进行抢救。迅速补充血容量，纠正水、电解质失衡，预防和治疗失血性休克，给予止血治疗，同时积极进行病因诊断和治疗。

药物治疗包括局部用药和全身用药两部分。

1. 局部用药

经口或胃管注入消化道内，对病灶局部进行止血，主要如下。

（1）8～16 mg 去甲肾上腺素溶于 100～200 mL 冰盐水口服，强烈收缩出血的小动脉而止血，适用于胃、十二指肠出血。

（2）口服凝血酶，经接触性止血，促使纤维蛋白原转变为纤维蛋白，加速血液凝固，近年来被广泛应用于局部止血。

2. 全身用药

经静脉进入体内，发挥止血作用。

（1）抑制胃酸分泌药。对消化性溃疡和急性胃黏膜损伤引起的出血，常规给予 H_2 受体拮抗剂或质子泵抑制剂，以提高和保持胃内较高的 pH，有利于血小板聚集及血浆凝血功能所诱导的止血过程。常用药物有：西咪替丁 200～400 mg，每 6 小时 1 次；雷尼替丁50 mg，每 6 小时 1 次；法莫替丁 20 mg，12 小时1 次；奥美拉唑 40 mg，每 12 小时 1 次。急性出血期均为静脉用药。

（2）降低门静脉压力药。①血管升压素及其拟似物：常用药物，其机制是收缩内脏血管，从而减少门静脉血流量，降低门静脉及其侧支循环的压力。用法为血管升压素 0.2 U/min 持续静脉滴注，视治疗反应，可逐渐加至0.4 U/min。同时用硝酸甘油静脉滴注或含服，以减轻大剂量用血管升压素的不良反应，并且硝酸甘油有协同降低门静脉压力的作用。②生长抑素及其拟似物：止血效果好，可明显减少内脏血流量，并减少奇静脉血流量，而奇静脉血流量是食管静脉血流量的标志。14肽天然生长抑素，用法为首剂250 μg缓慢静脉注射，继以250 μg/h持续静脉滴注。人工合成剂奥曲肽，常用首剂100 μg缓慢静脉注射，继以25～50 μg/h持续静脉滴注。

（3）促进凝血和抗纤溶药物。补充凝血因子，如静脉注入纤维蛋白原和凝血酶原复合物对凝血功能异常引起出血者有明显疗效。抗血纤溶芳酸和6-氨基己酸有对抗或抑制纤维蛋白溶解的作用。

二、护理评估

（一）一般评估

1. 生命体征

大量出血患者因血容量不足，外周血管收缩，体温可能偏低，出血后2天内多有发热，一般不超过38.5 ℃，持续3～5天；脉搏增快（＞120次/min）或细速；呼吸急促、浅快；血压降低，收缩压降至80 mmHg（10.66 kPa）以下，甚至可持续下降至测不出，脉压减少，小于25 mmHg（3.33 kPa）。

2. 患者主诉

患者主诉有无头晕、乏力、心慌、气促、冷、口干、口渴等症状。

3. 相关记录

呕血颜色、量，皮肤、尿量、出入量、黑便颜色和量等记录结果。

（二）身体评估

1. 头颈部

上消化道大量出血，有效循环血容量急剧减少，患者可出现精神萎靡、嗜睡、表情淡漠、烦躁不安、意识模糊甚至昏迷。

2. 腹部

（1）有无肝脾肿大，如果脾大，蜘蛛痣、腹壁静脉曲张或有腹腔积液者，提示肝硬化门脉高压食管静脉破裂出血；肝大、质地硬、表面凹凸不平或有结节，提示肝癌。

（2）腹部肿块的质地软硬度。如果质地硬、表面凹凸不平或有结节，应考虑胃、胰腺、肝胆肿瘤。

（3）中等量以上的腹腔积液可有移动性浊音。

（4）肠鸣音活跃，肠蠕动增强，肠鸣音达10次/min以上，但音调不特别高亢，提示有活动性出血。

（5）直肠和肛门有无结节、触痛和肿块、狭窄等异常情况。

3. 其他

（1）出血部位与出血性质的评估。上消化道出血不包括口、鼻、咽喉等部位出血及咯血，应注意鉴别。出血部位在幽门以上，呕血及黑便可同时发生，而幽门以下部位出血，多以黑便为主。下消化道出血较少时，易被误认为是上消化道出血。下消化道出血仅有便血，无呕血，粪便鲜红、暗红或有血块，患者常感下腹部疼痛等不适感。进食动物血、肝，服用骨炭、铁剂、铋剂或中药也可使粪便发黑，但黑而无光泽。

（2）出血量的评估。粪便隐血试验呈阳性，表示每日出血量大于 5 mL；出现黑便时表示每日出血量在50～70 mL，胃内积血量达 250～300 mL，可引起呕血；急性出血量＜400 mL时，组织液及脾脏储血补充失血量，可无临床表现，若大量出血数小时内失血量超过1 000 mL或循环血容量的 20 %，则引起急性周围循环衰竭，导致急性失血性休克而危及患者生命。

（3）失血程度的评估。失血程度除按出血量评估外，还应根据全身状况来判断。失血的表现多伴有全身症状，表现如下。①轻度失血，失血量达全身总血量 10 %～15 %，患者表现为皮肤苍白、头晕、怕冷，血压可正常但有波动，脉搏稍快，尿量减少。②中度失血，失血量达全身总血量 20 %以上，患者表现为口干、眩晕、心悸、血压波动、脉压变小、脉搏细数、尿量减少。③重度失血，失血量达全身总血量 30 %以上，患者表现为烦躁不安、意识模糊、出冷汗、四肢厥冷、血压显著下降、脉搏细数超过 120 次/min，尿少或尿闭，重者失血性休克。

（4）出血是否停止的评估。①反复呕血，呕吐物由咖啡色转为鲜红色，黑便次数增多且粪便稀薄，色泽转为暗红色，伴肠鸣音亢进。②周围循环衰竭的表现经充分补液、输血仍未见明显改善，或暂时好转后又恶化，血压不稳，中心静脉压不稳定。③红细胞计数、血细胞比容、血红蛋白测定不断下降，网织红细胞计数持续增高。④在补液足够、尿量正常时，血尿素氮升高。⑤门脉高压患者的脾脏大，因出血而暂时缩小，如不见脾脏恢复肿大，提示出血未止。

（三）心理、社会评估

患者发生呕血与黑便时都可导致患者紧张、烦躁不安、恐惧、焦虑等。病情危重者，患者可出现濒死感，而此时其家属表现伤心状态，使患者出现较强烈的紧张及恐惧感。慢性疾病或全身性疾病致反复呕血与黑便，易使患者对治疗和护理失去信心，表现为护理工作上不合作。患者及其家庭对疾病的认识态度影响患者的生活质量，影响其工作、学习、社交等活动。

（四）辅助检查结果评估

1. 血常规

上消化道出血后均有急性失血性贫血；出血后 6～12 小时红细胞计数、血红蛋白浓度及血细胞比容下降；在出血后 2～5 小时白细胞计数开始增高，血止后 2～3 天降至正常。

2. 血尿素氮测定

呕血的同时因部分血液进入肠道，血红蛋白的分解产物在肠道被吸收，故在出血数小时后尿素氮开始不升，24～48 小时可达高峰，持续时间不等，与出血时间长短有关。

3. 粪便检查

隐血试验（occult blood test，OBT）阳性，但检查前需禁止食动物血、肝、绿色蔬菜等3～4 天。

4. 内镜检查

直接观察出血的原因和部位，黏膜皱襞迂曲可提示胃底静脉曲张。

(五) 常用药物治疗效果的评估

1. 输血

输血前评估患者的肝功能，肝功能受损宜输新鲜血，因库存血含氨量高易诱发肝性脑病。同时要评估患者年龄、病情、周围循环动力学及贫血状况，注意防止输液、输血过快、过多而导致肺水肿，原有心脏病者或老年患者必要时可根据中心静脉压调节输液量。

2. 血管升压素

滴注速度应准确，并严密观察是否出现腹痛、血压升高、心律失常、心肌缺血，甚至发生心肌梗死等不良反应。评估是否药液外溢，一旦外溢用 50 %硫酸镁湿敷，因该药有抗利尿作用，突然停用血管升压素会引起反射性尿液增多，故应观察尿量并向家属做好解释工作。同时，孕妇、冠心病患者、高血压患者禁用血管升压素。

3. 凝血酶

口服凝血酶时评估有无有恶心、头昏等不良反应，并指导患者更换体位。此药不能与酸碱及重金属等药物配伍，应现用现配，若出现过敏现象应立即停药。

4. 镇静剂

评估患者的肝功能，肝病患者忌用吗啡、巴比妥类等强镇静药物。

三、主要护理诊断/问题

(一) 体液不足

体液不足与上消化道大量出血有关。

(二) 活动无耐力

活动无耐力与上消化道出血所致的周围循环衰竭有关。

(三) 营养失调

营养失调低于机体需要量与急性期禁食及贫血有关。

(四) 恐惧

恐惧与急性上消化道大量出血有关。

(五) 知识缺乏

缺乏有关出血的知识及防治的知识。

(六) 潜在并发症

休克、急性肾衰竭。

四、护理措施

(一) 一般护理

1. 休息与体位

少量出血者应卧床休息，大出血时绝对卧床休息，取平卧位并将下肢略抬高，以保证脑部供血。呕吐时头偏向一侧，防止窒息或误吸。指导患者坐起、站起时动作要缓慢，出现头晕、心慌、出汗时立即卧床休息并告知护士。病情稳定后，逐渐增加活动量。

2. 饮食护理

急性大出血伴恶心、呕吐者应禁食。少量出血无呕吐者，可进食温凉、清淡流质食物。出血停止后改为营养丰富、易消化、无刺激性半流质软食，由少量多餐逐渐过渡到正常饮食。食管胃底静脉曲张破裂出血者避免进食粗糙、坚硬、刺激性食物，且应细嚼慢咽，防止损伤曲张静脉而再次出血。

3. 安全护理

轻症患者可起身稍做活动，可上厕所大小便。但应注意有活动性出血时，患者常因有便意而至厕所，在排便时或便后起立时晕厥，因此必要时由护士陪同如厕或暂时改为在床上排泄。重症患者应多巡视，用床栏加以保护。

（二）病情观察

上消化道大量出血时，有效循环血容量急剧减少，可导致休克或死亡，所以要严密监测以下几方面。①精神和意识状态。是否精神萎靡、嗜睡、表情淡漠、烦躁不安、意识模糊甚至昏迷。②生命体征。体温不升或发热，呼吸急促，脉搏细弱、血压降低、脉压变小，必要时行心电监护。③周围循环状况。观察皮肤和甲床色泽，肢体温暖或是湿冷，周围静脉特别是颈静脉充盈情况。④准确记录 24 小时出入量，测每小时尿量，应保持尿量大于每小时 30 mL，并记录呕吐物和粪便的性质、颜色及量。⑤定期复查红细胞计数、血细胞比容、血红蛋白、网织红细胞计数、血尿素氮、粪潜血，以了解贫血程度、出血是否停止。

（三）用药护理

立即建立静脉通道，遵医嘱迅速、准确地实施输血、输液、各种止血治疗及用药等抢救措施，并观察治疗效果及不良反应。血管升压素可引起腹痛、血压升高、心律失常、心肌缺血，甚至发生心肌梗死，故滴注速度应准确，并严密观察不良反应。同时，孕妇和冠心病、高血压者禁用血管升压素。肝病患者忌用吗啡、巴比妥类药物，宜输新鲜血，因库存血含氨量高，易诱发肝性脑病。

（四）三腔两囊管护理

插管前应仔细检查，确保三腔气囊管通畅，无漏气，并分别做好标记，以防混淆，备用。插管后检查管道是否在胃内，抽取胃液，确定管道在胃内分别向胃囊和食管囊注气，将食管引流管、胃管连接负压吸引器，定时抽吸，观察出血是否停止，并记录引流液的性状及量。做好留置于腔气囊管期间的护理和拔管出血停止后的观察及拔管。

（五）心理护理

护理人员应关心、安慰患者，尤其是反复出血者。解释各项检查、治疗措施，耐心细致地解答患者或家属的提问，消除他们的疑虑。同时，经常巡视，大出血时陪伴患者，以减轻患者的紧张情绪。抢救工作应迅速而不忙乱，使其产生安全感、信任感，保持稳定的情绪，帮助患者消除紧张恐惧心理，更好地配合治疗及护理。

（六）健康教育

1. 疾病知识指导

应帮助患者和家属掌握有关疾病的病因和诱因，以及预防、治疗和护理知识，以减少再度出血的危险，并且指导患者及家属学会早期识别出血征象及应急措施。

2. 饮食指导

合理饮食是避免诱发上消化道出血的重要措施。注意饮食卫生和规律饮食；进食营养丰富、易消化的食物，避免进食粗糙、刺激性食物，或过冷、过热、产气多的食物、饮料，禁烟、浓茶、咖啡等对胃有刺激的食物。

3. 生活指导

生活起居要有规律，劳逸结合，情绪乐观，保证身心愉悦，避免长期精神紧张。应在医师指导下用药，同时慢性病者应定期门诊随访。

4. 自我观察

教会患者出院后早期识别出血征象及应急措施：出现头晕、心悸等不适，或呕血、黑便时，立即卧床休息，保持安静，减少身体活动；呕吐时取侧卧位以免误吸；立即到医院治疗。

5. 及时就诊的指标

（1）有呕血和黑便。

（2）出现血压降低、头晕、心悸等不适。

五、护理效果评估

（1）患者呕血和黑便停止，生命体征正常。

（2）患者活动耐受力增加，活动时无晕厥、跌倒危险。

（3）患者置管期间患者无窒息和意外吸入，食管胃底黏膜无溃烂、坏死。

（4）患者体重逐渐恢复正常，营养状态良好。

第二节　反流性食管炎

反流性食管炎（reflux esophagitis，RE）是指胃、十二指肠内容物反流入食管所引起的食管黏膜炎症、糜烂、溃疡和纤维化等病变，甚至引起咽喉、气道等食管以外的组织损害。其发病男性多于女性，男女比例为（2～3）：1，发病率为 1.92 %。随着年龄的增长，食管下段括约肌收缩力下降，胃、十二指肠内容物自发性反流，而使老年人反流性食管炎的发病率有所增加。

一、病因与发病机制

（一）抗反流屏障削弱

食管下括约肌是指食管末端 3～4 cm 长的环形肌束。正常人静息时压力为 10～30 mmHg（1.3～4.0 kPa），为一高压带，防止胃内容物反流入食管。年龄增长、机体老化，导致食管下括约肌的收缩力下降引起食物反流。一过性食管下括约肌松弛也是反流性食管炎的主要发病机制。

（二）食管清除作用减弱

正常情况下，一旦发生食物的反流，大部分反流物通过 1～2 次食管自发和继发性的蠕动性收缩将食管内容物排入胃内，即容量清除，剩余的部分则由唾液缓慢地中和。老年人食管蠕动缓慢和唾液产生减少，影响了食管的清除作用。

（三）食管黏膜屏障作用下降

反流物进入食管后，可以凭借食管上皮表面黏液、不移动水层和表面 HCO_3^-、复层鳞状上皮等构成上皮屏障，以及黏膜下丰富的血液供应构成的后上皮屏障，发挥其抗反流物对食管黏膜损伤的作用。随着机体老化，食管黏膜逐渐萎缩，黏膜屏障作用下降。

二、护理评估

（一）健康史

询问患者的饮食结构及习惯、有无长期服用药物史。

（二）身体评估

1. 反流症状

反酸、反食、反胃（指胃内容物在无恶心和不用力的情况下涌入口腔）、嗳气等，多在餐后明显或加重，平卧或躯体前屈时易出现。

2. 反流物引起的刺激症状

胸骨后或剑突下烧灼感、胸痛、吞咽困难等。常由胸骨下段向上伸延，常在餐后 1 小时出现，平卧、弯腰或腹压增高时可加重。反流物刺激食管痉挛而导致胸痛，常发生在胸骨后或剑突下。严重时可为剧烈刺痛，可放射到后背、胸部、肩部、颈部、耳后，有的酷似心绞痛的特点。

3. 其他症状

咽部不适，有异物感、棉团感或堵塞感，可能与酸反流引起食管上段括约肌压力升高有关。

4. 并发症

（1）上消化道出血。食管黏膜炎症、糜烂及溃疡可以导致上消化道出血。

（2）食管狭窄。食管炎反复发作致使纤维组织增生，最终导致瘢痕性狭窄。

（3）Barrett 食管。在食管黏膜的修复过程中，食管-贲门交界处 2 cm 以上的食管鳞状上皮被特殊的柱状上皮取代，称为 Barrett 食管。Barrett 食管发生溃疡时，称 Barrett 溃疡。Barrett食管是食管癌的主要癌前病变，其腺癌的发生率较正常人高 30～50 倍。

（三）辅助检查

1. 内镜检查

内镜检查是反流性食管炎最准确、最可靠的诊断方法，能判断其严重程度和有无并发症，结合活检可与其他疾病相鉴别。

2. 24 小时食管 pH 监测

应用便携式 pH 记录仪在生理状态下对患者进行 24 小时食管 pH 连续监测，可提供食管是否存在过度酸反流的客观依据。在进行该项检查前 3 日，应停用抑酸药与促胃肠动力的药物。

3. 食管吞钡 X 线检查

对不愿意接受或不能耐受内镜检查者行该检查。严重患者可发现阳性 X 线征。

（四）心理、社会状况

反流性食管炎长期持续存在，病情反复、病程迁延，因此患者会出现食欲减退、体重下降，导致患者心情烦躁、焦虑；合并消化道出血时会使患者紧张、恐惧。应注意评估患者的情绪状态及对本病的认知程度。

三、常见护理诊断及问题

（一）疼痛

疼痛与胃食管黏膜炎性病变有关。

（二）营养失调

营养失调与害怕进食、消化吸收不良等有关。

（三）有体液不足的危险

体液不足与合并消化道出血引起活动性体液丢失、呕吐及液体摄入量不足有关。

（四）焦虑

焦虑与病情反复、病程迁延有关。

（五）知识缺乏

缺乏对反流性食管炎病因和预防知识的了解。

四、诊断要点与治疗原则

（一）诊断要点

临床上有明显的反流症状，内镜下有反流性食管炎的表现，据食管过度酸反流的客观依据即可做出诊断。

（二）治疗原则

以药物治疗为主，对药物治疗无效或发生并发症者可做手术治疗。

1. 药物治疗

目前多主张采用递减法，即开始使用质子泵抑制剂加促胃肠动力的药，迅速控制症状，待症状控制后再减量维持。

（1）促胃肠动力药。目前主要常用的药物是西沙必利。常用量为每次 5～15 mg，每日3～4 次，疗程8～12 周。

（2）抑酸药。①H_2受体拮抗剂（H_2RA）：西咪替丁 400 mg、雷尼替丁 150 mg、法莫替丁20 mg，每日2 次，疗程 8～12 周。②质子泵抑制剂（proton pump inhibitor，PPI）：奥美拉唑 20 mg、兰索拉唑 30 mg、泮托拉唑40 mg、雷贝拉唑 10 mg 和埃索美拉唑 20 mg，每日 1 次，疗程 4～8 周。③抗酸药：仅用于症状轻、间歇发作的患者，作为临时缓解症状用。反流性食管炎有并发症或停药后很快复发者，需要长期维持治疗。H_2RA、西沙必利、PPI 均可用于维持治疗，其中以 PPI 效果最好。维持治疗的剂量因患者而异，以调整至患者无症状的最低剂量为合适剂量。

2. 手术治疗

手术为不同术式的胃底折叠术。手术指征如下。①严格内科治疗无效。②虽经内科治疗有效，但患者不能忍受长期服药。③经反复扩张治疗后仍反复发作的食管狭窄。④确证由反流性食管炎引起的严重呼吸道疾病。

3. 并发症的治疗

（1）食管狭窄。大部分狭窄可行内镜下食管扩张术治疗。扩张后予以长程PPI维持治疗可防止狭窄复发。少数严重瘢痕性狭窄需行手术切除。

（2）Barrett食管。药物治疗是预防Barrett食管发生和发展的重要措施，必须使用PPI治疗及长期维持。

五、护理措施

（一）一般护理

为减少平卧时及夜间的反流，可将床头抬高15～20 cm。避免睡前2小时内进食，白天进餐后亦不宜立即卧床。应避免食用使食管下括约肌压力降低的食物和药物，如高脂肪食物、巧克力、咖啡、浓茶及硝酸甘油、钙拮抗剂等。应戒烟及禁酒。减少一切影响腹压增高的因素，如肥胖、便秘、紧束腰带等。

（二）用药护理

遵医嘱给予药物治疗，注意观察药物的疗效及不良反应。

1. H_2受体拮抗剂

药物应在餐中或餐后即刻服用，若需同时服用抗酸药，则两药应间隔1小时以上。若静脉给药应注意控制速度，过快可引起低血压和心律失常。西咪替丁对雄性激素受体有亲和力，可导致男性乳腺发育、阳痿及性功能紊乱，应做好解释工作。该药物主要通过肾排泄，用药期间应监测肾功能。

2. 质子泵抑制剂

奥美拉唑可引起头晕，应嘱患者用药期间避免开车或做其他必须高度集中注意力的工作。兰索拉唑的不良反应包括荨麻疹、皮疹、瘙痒、头痛、口苦、肝功能异常等，轻度不良反应不影响继续用药，较严重时应及时停药。泮托拉唑的不良反应较少，偶可引起头痛和腹泻。

3. 抗酸药

该药在饭后1小时和睡前服用。服用片剂时应嚼服，乳剂给药前应充分摇匀。抗酸剂应避免与奶制品、酸性饮料及食物同时服用。

（三）饮食护理

（1）指导患者有规律地定时进餐，饮食不宜过饱，选择营养丰富、易消化的食物。避免摄入过咸、过甜、过辣的刺激性食物。

（2）制订饮食计划。与患者共同制订饮食计划，指导患者及家属改进烹饪技巧，增加食物的色、香、味，刺激患者食欲。

（3）观察并记录患者每日进餐次数、量、种类，以了解其摄入营养素的情况。

六、健康指导

（一）疾病知识的指导

向患者及家属介绍本病的有关病因，避免诱发因素。嘱患者保持良好的心理状态，平时生活要有规律，合理安排工作和休息时间，注意劳逸结合，积极配合治疗。

（二）饮食指导

指导患者加强饮食卫生和饮食营养，养成有规律的饮食习惯；避免食用过冷、过热、辛辣等刺激性食物，以及浓茶、咖啡等饮料；嗜酒者应戒酒。

(三) 用药指导

根据病因及病情对患者进行指导，嘱患者长期维持治疗，介绍药物的不良反应，如有异常及时复诊。

第三节 慢性胃炎

慢性胃炎是由不同原因引起的胃黏膜慢性炎症。病变可局限于胃的一部分（常见于胃窦部），也可累及整个胃部。慢性胃炎一般可分为慢性浅表性胃炎、慢性萎缩性胃炎两大类，前者是慢性胃炎中最常见的一种，占 60 %～80 %，后者则由于易发生癌变而受到人们的关注。慢性胃炎的发病率随年龄增长而增加。

一、护理要点

合理应用药物，及时对症处理；嘱患者戒除烟酒嗜好，养成良好的饮食习惯；做好健康指导，保持良好心理状态；重视疾病变化，定期检查随访。

二、护理措施

(1) 慢性胃炎的患者应立即解除疲劳的工作状态而加强休息，必要时卧床休息。患者应撇开烦恼，保持乐观的人生态度。周围环境应保持清洁、卫生和安静。可以听一点轻音乐，将有助于慢性胃炎的康复。

(2) 改变不规律进食、过快进食或暴饮暴食等不良习惯，养成定时、定量规律进食的好习惯。进食宜细嚼慢咽，使食物与唾液充分混合，减少对胃黏膜的刺激。

(3) 停止进食过冷、过烫、辛辣、高钠、粗糙的食物。患者最好以多细纤维素、易消化的面食为主食。

(4) 慢性胃炎的患者必须彻底戒除烟酒，最好也不要饮用浓茶。

(5) 停止服用水杨酸类药物。胃酸减少或缺乏者，可适当喝米醋。

三、用药及注意事项

(一) 保护胃黏膜

1. 硫糖铝

硫糖铝能与胃黏膜中的黏蛋白结合，形成一层保护膜，是一种很好的胃黏膜保护药。同时，它还可以促进胃黏膜的新陈代谢。每次10 g，每日 3 次。

2. 甘珀酸

甘珀酸能促使胃黏液分泌增加和胃黏膜上皮细胞寿命延长，从而形成保护黏膜的屏障，增强胃黏膜的抵抗力。每次 50～100 mg，每日3 次，对高血压患者不宜应用。

3. 胃膜素

胃膜素为猪胃黏膜中提取的抗胃酸多糖质，遇水变为具有附着力的黏浆，附贴于胃黏膜而起保护作用，并有制酸作用。每次 2～3 g，每日 3 次。

4. 麦滋林-S 颗粒

此药具有对胃黏膜的保护功能，最大的优点是不被肠道吸收入血，故几乎无任何不良反应。每次 0.67 g，每日 3 次。

（二）调整胃运动功能

1. 甲氧氯复安

甲氧氯复安能抑制延脑的催吐化学感受器，有明显的镇吐作用；同时能调整胃窦功能，增强幽门括约肌的张力，防止和减少碱性反流。每次5～10 mg，每日 3 次。

2. 吗丁啉

吗丁啉作用较甲氧氯复安强而不良反应少，且不透过血-脑屏障，不会引起锥体外系反应，是目前较理想的促进胃蠕动的药物。每次 10～20 mg，每日 3 次。

3. 西沙比利（普瑞博斯）

西沙比利作用类似吗丁啉，但不良反应更小，疗效更好。每次 5 mg，每日 3 次。

（三）抗酸或中和胃酸

西咪替丁作用比较温和，而且能符合胃的生理功能，是比较理想的治疗胃酸增多的慢性浅表性胃炎的药物。每次 400 mg，每日 3 次。

（四）促胃酸分泌

1. 卡尼汀

卡尼汀能促进胃肠功能，使唾液、胃液、胆液、胰液及肠液等的分泌增加，从而加强消化功能，有利于低酸的恢复。

2. 多酶片

每片多酶片内含淀粉酶 0.12 g、胃蛋白酶 0.04 g、胰酶 0.12 g，作用也是加强消化功能。每次 2 片，每日 3 次。

（五）抗感染

1. 庆大霉素

庆大霉素口服每次 4 万 U，每日 3 次；对于治疗诸如上呼吸道炎症、牙龈炎、鼻炎等慢性炎症，有较快较好的疗效。

2. 枸橼酸铋钾

枸橼酸铋钾具有杀灭幽门螺杆菌的作用。每次 240 mg，每日 2 次。服药时间最长不得超过 3 个月，因为久服有引起锥体外系中毒的危险。

3. 三联疗法

三联疗法即枸橼酸铋钾＋甲硝唑＋四环素或阿莫西林，是当前根治幽门螺杆菌的最佳方案，根治率可达 96 %。用法为：枸橼酸铋钾每次240 mg，每日 2 次；甲硝唑每次 0.4 g，每日 3 次；四环素每次500 mg，每日 4 次；阿莫西林每次 1.0 g，每日 4 次。此方案连服 14 天为 1 个疗程。

四、健康指导

慢性胃炎由于病程较长，治疗进展缓慢，而且可能反复发作，所以患者常有严重焦虑，而焦虑不安、精神紧张，又是慢性胃炎病情加重的重要因素之一。如此恶性循环，必将严重影响慢性胃炎的治疗。因此，对患者进行心理疏导治疗，往往能收到良好的效果。告诫患者生活要有规律，保持乐观情绪；饮食应少食多餐，戒烟酒，以清淡、无刺激性、易消化饮食为宜；禁用或慎用阿司匹林等可致溃疡的药物；定期复诊，如上腹疼痛节律发生变化或出现呕血、黑便时应立即就医。

第四节 消化性溃疡

消化性溃疡是一种常见的胃肠道疾病，简称“溃疡病”，通常指发生在胃或十二指肠球部的溃疡，并分别称为胃溃疡和十二指肠溃疡。事实上，本病可以发生在与酸性胃液相接触的其他胃肠道部位，包括食管下端、胃肠吻合术后的吻合口及其附近的肠襻，以及含有异位胃黏膜的 Meckel 憩室。

消化性溃疡是一组常见病、多发病，人群中患病率高达10 %，严重危害人们的健康。本病可见于任何年龄，以20～50 岁之间为多，占 80 %，10 岁以下或 60 岁以上者较少。胃溃疡（gastric ulcer，GU）常见于中年人和老年人，男性多于女性，二者之比约为 3：1。十二指肠球部溃疡（duodenal ulcer，DU）多于胃溃疡，患病率是胃溃疡的 5 倍。

一、病因及发病机制

消化性溃疡病因和发病机制尚不十分明确，学说甚多，归纳起来有 3 个方面：损害因素的作用，即化学性、药物性等因素的直接破坏作用；保护因素的减弱；易感及诱发因素（遗传、性激素、工作负荷等）的作用。目前认为胃溃疡以保护因素减弱为主，而十二指肠球部溃疡则以损害因素的作用为主。

（一）损害因素作用

1. 胃酸及胃蛋白酶分泌异常

31 %～46 %的 DU 患者胃酸分泌率高于正常高限（正常男11.6～60.6 mmol/h，女 8.0～40.1 mmol/h）。因胃蛋白酶原随胃酸分泌，故患者中胃蛋白酶原分泌增加的百分比大致与胃酸分泌增加的百分比相同。

多数 GU 患者胃酸分泌率正常或低于正常，仅少数患者（如卓-艾综合征）胃酸分泌率高于正常。虽然如此，并不能排除胃酸及胃蛋白酶是某些 GU 的病因。通常认为在胃酸分泌高的溃疡患者中，胃酸和胃蛋白酶是导致发病的重要因素。

基础胃酸分泌增加可由下列因素所致。①胃泌素分泌增加（卓-艾综合征等）。②乙酰胆碱刺激增加（迷走神经功能亢进）。③组织胺刺激增加（系统性肥大细胞病或嗜碱性粒细胞白血病）。

2. 药物性因素

阿司匹林、糖皮质激素、非甾体抗炎药等可直接破坏胃黏膜屏障，被认为与消化性溃疡的发病有关。

3. 胆汁及胰液反流

胆酸、溶血卵磷脂及胰酶是引起一些消化性溃疡的致病因素，尤其见于某些 GU。这些 GU 患者幽门括约肌功能不全，胆汁和（或）胰酶反流入胃造成胃炎，继发 GU。

胆汁及胰液损伤胃黏膜的机制可能是改变覆盖上皮细胞表面的黏液，损伤胃黏膜屏障，使黏膜更易受胃酸和胃蛋白酶的损害。

(二) 保护因素减弱

1. 黏膜防护异常

胃黏膜屏障由黏膜上皮细胞顶端的一层脂蛋白膜组成，使黏膜免受胃内容损伤或在损伤后迅速地修复。黏液的分泌减少或结构异常均能使凝胶层黏液抵抗力减弱。胃黏膜血流减少导致细胞损伤与溃疡。胃黏膜缺血是严重内、外科疾病患者发生急性胃黏膜损伤的直接原因。胃小弯处易发溃疡可能与其侧支血管较少有关。黏膜碳酸氢盐和前列腺素分泌减少亦可使黏膜防御功能降低。

2. 胃肠道激素

胃肠道黏膜与胰腺的内分泌细胞分泌多种肽类和胺类胃肠道激素（胰泌素、胆囊收缩素、血管活性肠肽、高血糖素、肠抑胃肽、生长抑素、前列腺素等）。它们具有一定生理作用，主要参与食物消化过程，调节胃酸/胃蛋白酶分泌，并能保护胃肠黏膜，为其补充营养，一旦这些激素分泌和调节失衡，即易产生溃疡。

(三) 易感及诱发因素

1. 遗传倾向

消化性溃疡有相当高的家族发病率。曾有报告20 %～50 %的患者有家族史，而一般人群的发病率仅为5 %～10 %。许多临床调查研究表明，DU患者的血型以O型多见，消化性溃疡伴并发症者也以O型多见，这与50 %的DU患者和40 %的GU患者不分泌ABH血型物质有关。DU与GU的遗传易感基因不同，提示GU与DU是两种不同的疾病。GU患者的子女患GU风险为一般人群的3倍，而DU患者的子女的风险则并不比一般人群高。曾有报道62 %的儿童DU患者有家族史。消化性溃疡的遗传因素还直接表现为某些少见的遗传综合征。

2. 性腺激素因素

国内报道消化性溃疡的男女性别比为（3.9～8.5）：1，这种差异被认为与性激素作用有关。女性激素对消化道黏膜具有保护作用。生育期妇女罹患消化性溃疡明显少于绝经期后妇女，妊娠期妇女的发病率亦明显低于非妊娠期。现认为女性性腺激素，特别是黄体酮，能阻止溃疡病的发生。

3. 心理、社会因素

研究认为，消化性溃疡属于心理生理疾患的范畴，特别是DU与心理、社会因素的关系尤为密切。与溃疡病的发生有关的心理、社会因素主要有以下几种。

(1) 长期的精神紧张。不良的工作环境和劳动条件，长期的脑力活动造成的精神疲劳，加之睡眠不足，缺乏应有的休息和调节，导致精神过度紧张。

(2) 强烈的精神刺激。重大的生活事件，生活情景的突然改变，社会环境的变迁，如丧偶、离婚、自然灾害、战争动乱等造成的心理应激。

(3) 不良的情绪反应。不协调的人际关系，工作生活中的挫折，无所依靠而产生的心理上的失落感和愤怒、抑郁、忧虑、沮丧等不良情绪。消化系统是情绪反应的敏感器官系统，所以这些心理、社会因素就会在其他一些内外致病因素的综合作用下，促使溃疡病的发生。

4. 个性和行为方式

个性特点和行为方式与本病的发生也有一定关系，它既可作为本病的发病基础，又可改变疾病的过程，影响疾病的转归。溃疡病患者的个性和行为方式有以下几个特点。

(1) 竞争性强，雄心勃勃。有的人在事业上虽取得了一定成就，但其精神生活往往过于紧张，即使在休息时，也不能取得良好的精神松弛效果。

(2) 独立和依赖之间的矛盾。生活中希望独立，但行动上又不愿吃苦，因循守旧、被动、顺从、缺乏创造性、依赖性强，因而引起心理冲突。

(3) 情绪不稳定。遇到刺激，内心情感反应强烈，易产生挫折感。

(4) 惯于自我克制。情绪虽易波动，但往往喜怒不形于色，即使在愤怒时，也常常是怒而不发，情绪反应被阻抑，导致更为强烈的自主神经系统功能紊乱。

(5) 其他。性格内向、孤僻，过分关注自己、不好交往，自负、焦虑、抑郁，事无巨细、追求井井有条等。

5. 吸烟

吸烟与溃疡发病是否有关，尚不明确。但流行病学研究发现溃疡患者中吸烟比例较对照组高；吸烟量与溃疡病流行率呈正相关；吸烟者死于溃疡病者比不吸烟者多；吸烟者的DU较不吸烟者难愈合；吸烟者的DU复发率比不吸烟者高。吸烟与GU的发病关系则不清楚。

6. 酒精及咖啡饮料

两者都能刺激胃酸分泌，但缺乏引起胃、十二指肠溃疡的确定依据。

二、症状和体征

(一) 疼痛

溃疡疼痛的确切机制尚不明确。较早曾提出胃酸刺激是溃疡疼痛的直接原因。因溃疡疼痛发生于进餐后一段时期，此时胃内胃酸浓度达到最高水平。然而，以酸灌注溃疡病患者却不能诱发疼痛；“酸理论”亦不能解释十二指肠溃疡疼痛。由于溃疡痛与胃内压力的升高同步，故胃壁肌紧张度增高与十二指肠球部痉挛均被认为是溃疡痛的原因。溃疡周围水肿与炎症区域的肌痉挛，或溃疡基底部与胃酸接触可引起持续烧灼样痛。给溃疡病患者服用安慰剂，发现其具有与抗酸剂同样的缓解疼痛疗效，进食在有些患者反而会加重疼痛，因此溃疡疼痛的另一种机制可能与胃、十二指肠运动功能异常有关。

1. 疼痛的性质与强度

溃疡痛常为绞痛、针刺样痛、烧灼样痛和钻痛，也可仅为烧灼样感或类似饥饿性胃收缩感以至难与饥饿感相区别。疼痛的程度因人而异，多数呈钝痛，可忍受，无须立即停止工作。老年人感觉迟钝，疼痛往往较轻。少数则剧痛，需使用止痛剂才可缓解。约10%的患者在病程中不觉疼痛，直至出现并发症时才被诊断，故被称为无痛性溃疡。

2. 疼痛的部位和放射

无并发症的GU的疼痛部位常在剑突下或上腹中线偏左；DU多在剑突下偏右，范围较局限。疼痛常不放射。一旦发生穿透性溃疡或溃疡穿孔，则疼痛向背部、腹部的其他部位，甚至肩部放射。有报道一些吸烟的溃疡病患者，疼痛可向左下胸放射，类似心绞痛，称为胃心综合征。患者戒烟和溃疡治愈后，左下胸痛即消失。

3. 疼痛的节律性

消化性溃疡病中一项最特别的表现是疼痛的出现与消失呈节律性，这与胃的充盈和排空有关。疼痛常与进食有明显关系。GU 疼痛多在餐后 0.5～2 小时出现，至下餐前消失，即有“进食—疼痛—舒适”的规律。DU 疼痛多在餐后 3～4 小时出现，进食后可缓解，即有“进食—舒适—疼痛”的规律。疼痛还可出现在晚间睡前或半夜，称为夜间痛。

4. 疼痛的周期性

消化性溃疡的疼痛发作可延续数天或数周后自行缓解，称为溃疡痛小周期。每逢深秋至冬春季节交替时疼痛发作，构成溃疡痛的大周期。溃疡病病程的周期性原因不明，可能与机体全身反应，特别是与神经系统兴奋性的改变有关，也与气候变化和饮食失调有关。一般饮食不当、情绪波动、气候突变等可加重疼痛；进食、饮牛奶、休息、局部热敷、服制酸药物可缓解疼痛。

（二）胃肠道症状

1. 恶心、呕吐

溃疡病的呕吐为胃性呕吐，属反射性呕吐。呕吐前常有恶心且与进食有关。但恶心与呕吐并非单纯性胃、十二指肠溃疡的症状。消化性溃疡患者发生呕吐很可能伴有胃潴留或与幽门附近溃疡刺激有关。刺激性呕吐于进食后迅速发生，患者在呕吐大量胃内容物后感觉轻松。幽门梗阻胃潴留所致呕吐很可能发生于清晨，呕吐物中含有隔宿的食物，并带有酸馊气味。

2. 嗳气与胃灼热

（1）嗳气可见于溃疡病患者，此症状无特殊意义。多见于年轻的 DU 患者，可伴有幽门痉挛。

（2）胃灼热（亦称烧心）是位于心窝部或剑突后的发热感，见于 60 %～80 %溃疡病患者，患者多有高酸分泌。可在消化性溃疡发病之前多年发生。胃灼热与溃疡痛相似，有在饥饿时与夜间发生的特点，且同样具有节律性与周期性。胃灼热发病机制仍有争论，目前多认为是由反流的酸性胃内容物刺激下段食管的黏膜引起。

3. 其他消化系统症状

消化性溃疡患者食欲一般无明显改变，少数有食欲亢进。由于疼痛常与进食有关，往往不敢多食。有些患者因长期疼痛或并发慢性胃炎、十二指肠炎，胃分泌与运动功能减退，导致食欲减退，这较多见于慢性 GU。有些 DU 患者有周期性唾液分泌增多，可能与迷走神经功能亢进有关。

痉挛性便秘是消化性溃疡的常见症状之一，但其原因与溃疡病无关，而与迷走神经功能亢进、严重偏食使纤维食物摄取过少及药物（铝盐、铋盐、钙盐、抗胆碱能药）的不良反应有关。

（三）全身性症状

除胃肠道症状外，患者可有自主神经功能紊乱的症状，如缓脉、多汗等。久病更易出现焦虑、抑郁和失眠等精神症状。疼痛剧烈影响进食者可有消瘦及贫血。

三、并发症

约 1/3 的消化性溃疡患者病程中出现出血、穿孔或梗阻等并发症。

（一）出血

出血是消化性溃疡最常见的并发症，见于 15 %～20 %的 DU 患者和 10 %～15 %的 GU 患者。出血标志着溃疡病变处于高度活动期。发生出血的危险率与病期长短无关，1/4～1/3 的患者发生出血时无溃疡病史。出血多见于寒冷季节。

出血由溃疡腐蚀血管所致。急性出血最常见现象为黑便和呕血。仅 50～75 mL 的少量出血即可表现为黑便。GU 者大量出血时有呕血伴黑便。DU 则多为黑便，量多时反流入胃亦可表现为呕血。如大量血流快速通过胃肠道，粪色则为暗红或酱色。大量出血导致急性循环血量下降，出现体位性心动过速、血压脉压减小和直立性低血压，严重者发生休克。

（二）穿孔

溃疡严重，穿破浆膜层可致十二指肠内容物经过溃疡穿孔进入腹膜腔，即游离穿孔；溃疡侵蚀穿透胃、十二指肠壁，但被胰、肝、脾等实质器官所封闭而不形成游离穿孔；溃疡扩展至空腔脏器如胆总管、胰管、胆囊或肠腔，形成瘘管。

6 %～11 %的 DU 患者和 2 %～5 %的 GU 患者发生游离穿孔，甚至以游离穿孔为起病方式。老年男性及服用非类固醇抗炎药者较易发生游离穿孔。十二指肠前壁溃疡容易穿孔，偶有十二指肠后壁溃疡穿孔至小网膜囊引起背痛而非弥漫性腹膜炎症。GU 穿孔多位于小弯处。

游离穿孔的特点为突然出现、发展很快，有持续的剧烈疼痛。痛始于上腹部，很快发展为全腹痛，活动可加剧，患者多取仰卧不动的体位。腹部触诊压痛明显，腹肌广泛板样强直。由于体液向腹膜腔内渗入，常有血压降低、心率加快、血液浓缩及白细胞计数增高，而少有发热。16 %患者血清淀粉酶轻度升高。75 %患者的直立位胸腹部 X 线检查可见游离气体。经鼻胃管注入 400～500 mL空气或碘造影剂后摄片，更易发现穿孔。

有时，游离穿孔的临床表现可不典型。如穿孔很快闭合，腹腔细菌污染很轻，临床症状可很快自动改善；老年或有神经精神障碍者，腹痛及腹部体征不明显，仅表现为原因不明的休克；体液缓慢渗漏入腹膜腔而集积于右结肠旁沟，临床表现似急性阑尾炎。

溃疡穿孔至胰腺者通常有难治性溃疡疼痛。十二指肠后壁穿透者血清淀粉酶及脂酶水平可升高。偶尔，穿孔可引起瘘管，如十二指肠穿孔至胆总管瘘管，胃溃疡穿通至结肠或十二指肠瘘管。

穿孔死亡率为 5 %～15 %，而靠近贲门的高位胃溃疡的死亡率更高。

（三）幽门梗阻

约 5 %DU 和幽门溃疡患者出现幽门梗阻。梗阻由水肿、平滑肌痉挛、纤维化或诸种因素合并所致，梗阻多为溃疡病后期表现。消化性溃疡并发梗阻的死亡率为 7 %～26 %。

由于梗阻使胃排空延缓，患者常出现恶心、呕吐、上腹部饱满、胀气、食欲减退、早饱、畏食和体重明显下降。上腹痛经呕吐后可暂时缓解。呕吐多在进食后 1 小时或更长时间后出现，吐出量大，为不含胆汁的未消化食物，此种症状可持续数周至数月。体格检查可见血容量不足征象（低血压、心动过速、皮肤黏膜干燥），上腹部蠕动波及胃部振水音。

实验室检查常有血液浓缩、肾前性氮质血症等血容量不足征象及呕吐引起的低钾低氯代谢性碱中毒。若体重丧失明显，可出现低蛋白血症。

(四) 癌变

少数GU会发生癌变，发生率不详。凡45岁以上者，内科积极治疗无效者，以及营养状态差、贫血、粪便隐血试验持续阳性者均应做钡餐、纤维胃镜检查及活组织病理检查，以尽早发现癌变。

四、检查

(一) 血清胃泌素含量

放免法检测胃泌素可检出卓-艾综合征及其他高胃酸分泌性消化性溃疡。未服过大剂量的抗酸剂、H_2受体拮抗剂或质子泵抑制剂等药者，如空腹血清胃泌素水平大于200 pg/mL，应测定胃酸分泌量，以明确是否由于恶性贫血、萎缩性胃炎、胃癌或迷走神经切除等因素，而影响胃泌素反馈性。血清胃泌素含量及基础酸排量均增加仅见于少数疾病。测定静脉注射胰泌素后的血清胃泌素浓度，有助于确诊诊断不明的卓-艾综合征。

(二) 胃酸分泌试验方法

这是在透视下将胃管置入胃内，管端位于胃窦，以吸引器吸取胃液，测定每次吸取的胃液量及酸浓度。健康人胃酸分泌量见表9-1。GU的酸排量与正常人相似，而DU则空腹和夜间均维持较高水平。胃酸分泌幅度在正常人和消化性溃疡患者之间重叠，GU与DU之间亦有重叠，故胃酸分泌检查对溃疡病的定性诊断意义不大。对缺乏胃酸的溃疡病，应疑有癌变；胃酸很高，基础酸排量和最高酸排量明显增高，则提示有胃泌素瘤可能。

表9-1　健康男女性正常胃酸分泌的高限及低限值

单位：mmol/h

	基础	最高	最大	基础/最大
男性（N=172）高限值	10.5	60.6	47.7	0.31
男性（N=172）低限值	0	11.6	9.3	0
女性（N=76）高限值	5.6	40.1	31.2	0.29
女性（N=76）低限值	0	8.0	5.6	0

(三) X线钡餐检查

X线钡餐检查是确定诊断的有效方法，尤其对临床表现不典型者。消化性溃疡在X线征象上出现形态和功能的改变，即直接征象与间接征象。由钡剂充填溃疡形成龛影为直接征象，是最可靠的诊断依据。溃疡病周围组织的炎性病变与局部痉挛产生钡餐检查时的局部压痛或激惹现象及溃疡愈合，形成瘢痕收缩使局部变形均属于间接征象。

(四) 纤维胃镜检查

胃镜检查对消化性溃疡的诊断和鉴别诊断有很大价值。该检查可以发现X线检查难以发现的浅小溃疡，确切地判断溃疡的部位、数目、大小、深浅、形态及病期（活动期、愈合期、瘢痕期），对随访溃疡的过程和判定治疗的效果有价值。胃镜检查还可在直视下做胃黏膜活组织检查等，故对溃疡良性、恶性的鉴别价值较大。

（五）粪便隐血试验

溃疡活动期，溃疡面有微量出血，粪隐血试验大多呈阳性，治疗1～2周多转为阴性。如持续阳性，则疑有癌变。

（六）幽门螺杆菌（helicobacter pylori，HP）感染检查

近来 HP 在消化性溃疡发病中的重要作用备受重视。我国人群中 HP 感染率为 40 %～60 %。HP 在 GU 和 DU 中的检出率更是分别高达 80 %和 100 %。诊断 HP 方法如下。①直接从活检胃黏膜中细菌培养、组织涂片或切片染色查 HP。②用尿素酶试验、^{14}C 尿素呼吸试验、胃液尿素氮检测等方法测定胃内尿素酶活性。③血清学查抗 HP 抗体。④聚合酶链式反应技术查 HP。

五、护理

（一）护理观察

1. 腹痛

观察腹痛的部位、性质、强度，有无放射痛，与进食、服药的关系，腹痛有无周期性。

2. 呕吐

观察呕吐物性质、气味、量、颜色，以及呕吐次数及与进食的关系，注意有无因呕吐而致脱水和低钾、低钠血症及低氯性碱中毒。

3. 呕血和黑便

观察呕血、便血的量、次数和性质。注意出血前有无恶心、呕吐、上腹不适，血中是否混有食物，以便与咯血相区别。半数以上溃疡出血者有 38.5 ℃以下的低热，持续时间与出血时间一致，可作为出血活动的一个标志，故应每日多次测体温。

4. 穿孔

由于老年人常有其他慢性病，穿孔时腹痛、腹肌紧张不明显，可无显著压痛和反跳痛，常易误诊，死亡率高，应予密切观察生命体征和腹部情况。

5. 幽门梗阻观察以下情况可了解胃潴留程度

餐后 4 小时胃液量（正常＜300 mL），禁食 12 小时后胃液量（正常＜200 mL），空腹胃注入750 mL生理盐水 30 分钟后的胃液量（正常＜400 mL）。

6. 其他

注意观察患者有无影响溃疡愈合的焦虑和忧郁、饮食不节、熬夜、过度劳累、服药不正规范，是否服用过阿司匹林和肾上腺皮质激素，吸烟等。

（二）常规护理

1. 休息

消化性溃疡属于典型的身心疾病，心理、社会因素对发病起着重要作用。因此，规律的生活和劳逸结合的工作安排，无论在本病的发作期还是缓解期都十分重要。休息是消化性溃疡基本的和重要的护理方式。休息包括精神休息和躯体休息。病情轻者可边工作边治疗，较重者应卧床数天至 2 周，继之休息 1～2 月。平卧休息时胆汁反流明显减少，有利于胃溃疡患者休息。另外应保证充足的睡眠，服用适量镇静剂。

2. 戒烟、酒及其他嗜好品

吸烟者消化性溃疡的发病率较不吸烟者多。吸烟可使溃疡恶化或延迟溃疡愈合。吸烟会削弱十二指肠液中和胃酸的能力，还能引起十二指肠液反流入胃。患者戒烟后溃疡症状明显改善。有研究认为对DU患者而言，戒烟比服西咪替丁更重要。

酒精能损坏胃黏膜屏障引起胃炎而加重症状，延迟愈合。此外，酒精还能减弱胰泌素对胰外分泌腺分泌水和碳酸氢根的作用，降低了胰液中和胃酸的能力。临床观察也显示消化性溃疡患者停止饮酒后症状减轻，故应劝患者戒酒。

咖啡等物质能刺激胃酸与胃蛋白酶分泌，还可使胃黏膜充血，加剧溃疡病症状。故应不饮或少饮咖啡、可乐、茶、啤酒等。

3. 饮食

饮食护理是消化性溃疡病治疗的重要组成部分。饮食护理的目的是减轻机械性和化学性刺激，缓解和减轻疼痛。合理营养有利于改善营养状况、纠正贫血，促进溃疡愈合，避免发生并发症。

（三）饮食护理原则

1. 宜少量多餐，定时、定量进餐

每日5～7餐，每餐量不宜过饱，约为正常量的2/3。因少量多餐可中和胃酸，减少胃酸对溃疡面的刺激，又可供给足够营养。少量多餐对急性消化性溃疡患者更为适宜。

2. 宜选食营养价值高、质软而易于消化的食物

如牛奶、鸡蛋、豆浆、鱼、嫩瘦猪肉等食物，经加工烹调变得细软易消化，对胃肠无刺激。同时注意补充足够的热量及蛋白质和维生素。

3. 蛋白质、脂肪、碳水化合物的供给要求

蛋白质按每日每千克体重1～1.5 g供给；脂肪按每日70～90 g供给，选择易消化吸收的乳融状脂肪（如奶油、牛奶、蛋黄、黄油、奶酪等），也可用适量的植物油，碳水化合物按每日300～350 g供给。选择易消化的碳水化合物类如粥、面条、馄饨等，蔗糖不宜供给过多，否则可使胃酸增加，且易胀气。

4. 避免化学性和机械性刺激的食物

化学刺激性的食物有咖啡、浓茶、可可、巧克力等，这些食物可刺激胃酸分泌增加；机械性刺激的食物有油炸猪排、花生米、粗粮、芹菜、韭菜、黄豆芽等，这些食物可刺激胃黏膜表面血管和溃疡面。总之，溃疡病患者不宜吃过咸、过甜、过酸、过鲜、过冷、过热及过硬的食物。

5. 食物烹调必须切碎制烂

可选用蒸、煮、氽、烧、烩、焖等烹调方法。不宜采用爆炒、滑溜、干炸、油炸、生拌、烟熏、腌腊等烹调方法。

6. 必须预防便秘

溃疡病饮食中含粗纤维少，食物细软，易引起便秘，宜经常吃些润肠通便的食物，如果子冻、果汁、菜汁等，可预防便秘。

溃疡病急性发作或出血刚停止后，进流质饮食，每日 6～7 餐。无消化道出血且疼痛较轻者宜进食厚流质或少渣半流饮食，每日 6 餐。病情稳定、自觉症状明显减轻或基本消失者，每日 6 餐细软半流质食物。基本愈合者每日 3 餐普食加 2 餐点心，不宜进食煎、炸食物和粗纤维多的食物。出现呕血、幽门梗阻严重或急性穿孔均应禁食。

（四）心理护理

在治疗护理过程中应注重教育，应把防病治病的基本知识介绍给患者，如让患者注意避免精神紧张和不良情绪的刺激，注意精神卫生，注意锻炼身体、增强体质、培养良好的生活习惯，生活有规律，注意劳逸结合，节制烟酒，慎用对胃黏膜有损害的药物等。使患者了解本病的规律、治疗原则和方法，从而坚定战胜疾病的信心，自觉配合治疗和护理。在心理护理过程中，护士应当了解患者在疾病的不同时期所出现的心理反应，如自我否认、焦虑、抑郁、孤独感、依赖心理等心理反应，护理上重点要给患者以心理支持，特别帮助他们克服紧张、焦虑、抑郁等常见的心理问题，帮助他们进行认识重建，即认识个人、认识社会，调整和处理好人与人、个人与社会之间的关系，找到自己新的起点，减少疾病造成的痛苦和不安。心理护理中，护士应当实施针对性、个性化的心理护理。例如对那些明显心理素质上有弱点的患者，有易暴怒、抑郁、孤僻及多疑倾向者应及早通过心理指导加强其个性的培养；对那些有明显行为问题者，如酗酒、吸烟、多食、缺少运动及 A 型行为等的人了，应用心理学技术指导其进行矫正；对那些工作和生活环境里存在明显应激源的人，应及时帮助其进行适当的调整，减少不必要的心理刺激。

（五）药物治疗护理

1. 制酸剂

胃酸、胃蛋白酶对消化性溃疡的发病有重要作用。制酸药能中和胃酸从而缓解疼痛并降低胃蛋白酶的活性。常用的制酸药分可溶性和不溶性两种。可溶性抗酸药主要为碳酸氢钠，该药止痛效果快，但自肠道吸收迅速，大量及长期应用可引起钠潴留和代谢性碱中毒，且与胃酸相遇可产生 CO_2，引起腹胀和继发胃酸增高，故不宜单独使用，而应小剂量与其他抗酸药混合服用。不溶性抗酸药有氢氧化铝、碳酸铝、氧化铝、三硅酸镁等，作用缓慢而持久，肠道不吸收，可单独或联合用药。各种抗酸剂均有其特点，临床上常联合应用，以提高疗效，减少不良反应。抗酸药对缓解溃疡疼痛十分有效，是否能促进溃疡愈合，尚无肯定结论。

使用抗酸药应注意以下几点。①在饭后 1～2 小时服用，可延长中和作用时间，而不可在餐前或就餐时服药。睡前加服 1 次，可中和夜间所分泌的大量酸。②片剂嚼碎后服用效果会较好，因药物颗粒愈小溶解愈快，中和酸的作用愈大，因此凝胶或溶液的效果最好，粉剂次之。③抗酸药除可引起便秘、腹泻外，尚可引起一些其他不良反应，特别是当患者有肾功能不全或心力衰竭时，如碳酸氢钠可造成钠潴留和碱中毒；碳酸钙剂量过大时，高血钙可刺激 G 细胞分泌大量胃泌素，引起胃酸分泌反跳而加重上腹痛；长期大量服用氢氧化铝后，因铝结合饮食中的磷，使肠道对磷的吸收减少，严重缺磷可引起食欲缺乏、软弱无力等，甚至导致软骨病或骨质疏松。

2. 抗胆碱能药

这类药物可抑制迷走神经功能，因而具有减少胃酸分泌、解除平滑肌和血管痉挛、改善局部营养和延缓胃排空等作用，有利于延长抗酸药和食物对胃酸的中和，达到止痛的目的。但其延缓胃排空引起胃窦部潴留，可促使胃酸分泌，所以认为不宜用于胃溃疡。抗胆碱能药服后 2 小时出现最大药理作用，故常于餐后 6 小时及睡前服用。抗胆碱能药物最大缺点是不但能抑制胃酸分泌，还抑制乙酰胆碱在全身的生理作用，有口干、视力模糊、心动过速、汗闭、便秘和尿潴留等不良反应，故溃疡出血、幽门梗阻、反流性食管炎、青光眼、前列腺肥大等患者均不宜使用。常用的药物有普鲁苯辛、溴甲阿托品、贝那替秦、山莨菪碱、阿托品等。

3. H_2 受体阻滞剂

组织胺通过两种受体而产生效应，其中与胃酸分泌有关的是 H_2 受体。阻滞 H_2 受体能抑制胃酸的分泌。代表药是西咪替丁，它对胃酸的分泌具有强大抑制作用。口服后很快被小肠所吸收，在1～2 小时血液浓度达高峰，可完全抑制由饮食或胃泌素引起的胃酸分泌 6～7 小时。该药常于进餐时与食物同服。年龄大、伴有肾功能和其他疾病者易发生不良反应。常见的不良反应有头痛、腹泻、嗜睡、疲劳、肌痛、便秘等。其他常用的药物还有雷尼替丁、法莫替丁等。西咪替丁会影响华法林、茶碱或苯妥英的药物代谢，与抗酸剂合用时，间隔时间不小于 2 小时。

4. 丙谷胺及其他减少胃酸分泌药

丙谷胺的分子结构与胃泌素的末端相似，能抑制基础酸排量和最大酸排量，竞争性抑制胃泌素受体，并对胃黏膜有保护和促进愈合作用，其抑酸和缓解症状的作用较西咪替丁弱。该药常于饭前15 分钟服，无明显不良反应。哌仑西平能选择性地拮抗乙酰胆碱的促胃分泌效应而不拮抗其他效应，很少有不良反应，宜餐前 90 分钟服用。甲氧氯复安为胃运动促进剂，能增强胃窦蠕动加速胃排空，减少食糜等对胃窦部的刺激而使胃酸分泌减少，还可减少胆汁反流，减轻胆汁对胃黏膜的损害。一般用药后 60～90 分钟可达作用高峰，故宜在餐前 30 分钟服用，严重的不良反应为锥体外系反应。

5. 细胞保护剂

临床常用的细胞保护剂有多种。甘珀酸钠能加强胃黏液分泌，强固胃黏膜屏障，促进胃黏膜再生；但具有醛固酮样效应，可引起高血压、水肿、水钠潴留、低血钾等不良反应，故高血压、心脏病、肾脏病和肝脏病患者慎用。服药的最佳时间为餐前 15～30 分钟和睡前。胶态次枸橼酸铋可在酸性胃液中与溃疡坏死组织螯合，形成保护性铋蛋白凝固物，使溃疡面与胃酸、胃蛋白酶隔离，宜在餐前 1 小时和睡前服用；严重肾功能不全者忌用，少数人服药后会便秘、转氨酶升高。硫糖铝可与胃蛋白酶直接络合或结合，使酶失去活性而发挥作用，宜餐前 30 分钟及睡前服用，偶见口干、便秘、恶心等不良反应。前列腺素 E_1 抑制胃酸分泌，保护黏膜屏障，主要用于非类固醇抗炎药合用者，最常见不良反应是腹泻和腹痛，孕妇忌用。

6. 质子泵抑制剂

奥美拉唑直接抑制质子泵，有强烈的抑酸能力，疗效明显，起效快，不良反应少而轻，无严重不良反应。

(六) 急性大量出血的护理

1. 急诊处理

首先按医嘱插入鼻胃管，建立静脉通道，输液开始宜快，可选用等渗盐水、林格液、右旋糖酐或其他血浆代用品，一般不用高渗溶液。观察患者意识、血压、脉搏、体温、面色、鼻胃管引出胃液量和颜色、皮肤（干、湿、温度）、肠鸣、上腹压痛情况、出入量。

2. 重症监护

急诊处理后，患者应予重症监护。除密切观察生命体征和出血情况外，应抽血查血红蛋白、血球压积（出血 4～6 小时才开始变化）、血型和交叉反应、凝血酶原时间、部分凝血酶原时间或激活部分凝血酶原时间、血钠（开始代偿性升高，补液后降低）、血钾（大量呕吐后降低，多次输液后可增高）、尿素氮（急性出血后 24～48 小时升高，一般丢失 1 000 mL 血，尿素氮升高为正常值的 2～5 倍）、肌酐（肾灌注不足致肌酐升高）。向患者介绍为了确诊可能需做的钡餐、纤维胃镜、胃液分析等检查的过程，使患者受检时更好地合作。告知患者检查时的体位、术前服镇静药可能会产生昏睡感，喉部喷局麻药会引起不适。及时了解胃镜检查结果，如无严重再出血应拔除鼻胃管以减少机械刺激。在恶心反射出现前，仍予禁食。

3. 再出血

首先观察鼻胃管引出血量、颜色，以及患者生命体征。其次确定鼻胃管位置正确、引流瓶处于低位持续吸引、压力为 80 mmHg。如明确再次出血，安慰患者不必紧张，让患者相信医护人员可以很好地处理再次出血。

4. 胃管灌注

为使血管收缩，减少黏膜血流量，达到一过性止血效果，护理人员应常给予患者经胃管灌注冰生理盐水或冷开水。灌注时抬高头位 30°～45°，关闭吸引管。灌注时应加快滴注速度，观察血压、体温、脉搏、寒战情况。发生寒战可多盖被，向患者解释不必紧张。注意寒战易诱发心律失常。灌注后注意有无输液过多的症状（呼吸困难）和体征（脉搏快，颈静脉怒张，肺部捻发音）。

(七) 急性穿孔的护理

任何消化性溃疡均可发生穿孔，穿孔前常无明显诱因，有些可能由服肾上腺皮质激素、阿司匹林，以及饮酒和过度劳累诱发。上腹部难以忍受的剧痛及恶心呕吐，常是穿孔引起腹膜炎的症状。患者两腿卷曲，腹肌强直伴反跳痛，甚至出现面色苍白、出冷汗、脉搏细速、血压下降、休克。一般在穿孔后 6 小时内及时治疗，疗效较佳，若不及时抢救可危及生命。一经确诊，患者就应绝对卧床休息，禁食并留置胃管抽吸胃内容物进行胃肠减压；补液、应用抗生素控制腹腔感染；密切观察生命体征，及时发现和纠正休克，迅速做好各种术前准备。

(八) 幽门梗阻的护理

功能性或器质性幽门梗阻的早期处理基本相同。①纠正体液和电解质紊乱，严格正确记录每日出入量，抽血测定血清钾、钠、氯，进行血气分析，了解电解质及酸碱失衡情况，及时补充液体和电解质。②胃肠减压。幽门梗阻者每日清晨和睡前用 3 %盐水或苏打水洗胃，保留1小时后排出。必要时行胃肠减压，连续72小时吸引胃内容物，可解除胃扩张和恢复胃张力，抽出胃液也可减轻溃疡周围的炎症和水肿。若对梗阻的性质不明，应做上消化道内镜或钡餐检查，同时也可估计治疗效果。病情好转给流质饮食，每晚餐后4小时洗胃1次，测胃内潴留量，准确记录颜色、气味、性质。临床操作过程中常遇胃管不畅的情况，通常原因是：胃管扭曲在口腔或咽部；胃管置入深度不够；胃管置入过深至幽门部或十二指肠内；胃管侧孔紧贴胃壁；食物残渣或凝血块阻塞。有报道胃肠减压过程中发生少见的并发症，如下胃管困难致环杓关节脱位，减压器故障大量气体入胃致腹膜炎，蛔虫堵塞致无效减压，胃管结扎致拔管困难等。③能进流质时，同时服用抗酸剂、西咪替丁等药物治疗。禁用抗胆碱能药物。

对并发症观察经处理后病情是否好转，若未见改善，做好手术准备，考虑外科手术。

第五节　急性阑尾炎

急性阑尾炎是外科常见的急腹症之一，多发生于青年人，男性发病率高于女性。

一、病因、病理

（一）病因

（1）阑尾管腔梗阻。引起急性阑尾炎最常见的病因。阑尾管腔细长，开口较小，容易被食物残渣、粪石、蛔虫等阻塞而引起管腔梗阻。

（2）细菌入侵。阑尾内存有大量大肠杆菌和厌氧菌，当阑尾管腔阻塞后，细菌繁殖并产生毒素，损伤阑尾黏膜上皮，细菌经溃疡面侵入阑尾，引起感染。

（3）胃肠道疾病的影响。急性肠炎、血吸虫病等可直接蔓延至阑尾或引起阑尾管壁肌肉痉挛，使管壁血运障碍而致炎症。

（二）病理

根据急性阑尾炎发病过程的病理解剖学变化，可分为急性单纯性阑尾炎、急性化脓性阑尾炎、坏疽性及穿孔性阑尾炎、阑尾周围脓肿四种病理类型。

急性阑尾炎的转归取决于机体的抵抗力和治疗是否及时，可有炎症消退、炎症局限化、炎症扩散三种转归。

二、临床表现

（一）症状

1. 腹痛

典型症状是转移性右下腹痛。因初期炎症仅限于阑尾黏膜或黏膜下层，由内脏神经反射引起上腹或脐部周围疼痛，范围较弥散。当炎症波及浆膜层和壁腹膜时，刺激了躯体神经，疼痛固定于右下腹。单纯性阑尾炎的腹痛程度较轻，化脓性及坏疽性阑尾炎的腹痛程度较重；当阑尾穿孔时，因阑尾管腔内的压力骤减，腹痛可减轻；但随着腹膜炎的出现，腹痛可继续加重。

2．胃肠道症状

早期可有轻度恶心、呕吐，部分患者可发生腹泻或便秘。盆腔阑尾炎时，炎症刺激直肠和膀胱，引起里急后重和排尿痛。

3．全身症状

早期有乏力、腹痛症状，炎症发展时，可出现脉快、发热等，体温在 38 ℃左右。有坏疽性阑尾炎时，出现寒战、体温明显升高。若发生门静脉炎，可出现寒战、高热和轻度黄疸。

（二）体征

1．右下腹固定压痛，仅跳痛

右下腹固定压痛，仅跳痛是急性阑尾炎最重要的特征。腹部压痛点常位于麦氏点。

2．腹肌紧张

腹肌紧张提示阑尾已化脓、坏死或即将穿孔。

三、辅助检查

（1）腰大肌试验。若为阳性，提示阑尾位于盲肠后位，贴近腰大肌。

（2）结肠充气试验。若为阳性，表示阑尾已有急性炎症。

（3）闭孔内肌试验。若为阳性，提示阑尾位置靠近闭孔内肌。

（4）直肠指诊。直肠右前方有触痛者，提示盆腔位置阑尾炎。若触及痛性肿块，提示盆腔脓肿。

四、治疗原则

急性阑尾炎诊断明确后，应尽早进行阑尾切除术。部分急性单纯性阑尾炎，可经非手术治疗而获得痊愈；阑尾周围脓肿，先进行非手术治疗，待肿块缩小、体温正常，3 个月后再进行阑尾切除术。

五、护理诊断/问题

（1）疼痛。与阑尾炎症、手术创伤有关。

（2）体温过高。与阑尾炎症或化脓性感染有关。

（3）潜在并发症。急性腹膜炎、感染性休克、腹腔脓肿、门静脉炎。

（4）潜在术后并发症。腹腔出血、切口感染、腹腔脓肿、粘连性肠梗阻。

六、护理措施

（一）非手术治疗的护理

（1）取半卧位。

（2）饮食和输液。流质饮食或禁食，禁食期间做好静脉输液的护理。

（3）控制感染。应用抗生素。

（4）严密观察病情。观察患者的生命体征、精神状态、腹部症状和体征、白细胞计数及中性粒细胞比例的变化。

（二）术后护理

（1）体位。血压平稳后取半卧位。

（2）饮食。术后 1～2 日胃肠蠕动恢复、肛门排气后可进流食，如无不适可改半流食，术后3～4日可进软质普食。

（3）早期活动。轻症患者术后当天麻醉反应消失后，即可下床活动，以促进肠蠕动的恢复，防止肠粘连的发生。重症患者应在床上多翻身、活动四肢，待病情稳定后，及早下床活动。

（4）并发症的观察和护理。①腹腔内出血：常发生在术后24小时内。表现为腹痛、腹胀、面色苍白、脉搏细速、血压下降等内出血表现，或腹腔引流管有血性液引出。应立即将患者平卧，快速静脉输液、输血，并做好紧急手术止血的准备。②切口感染：术后最常见的并发症。表现为术后2～3日体温升高，切口胀痛、红肿、压痛等。可给予抗生素、理疗等，如已化脓应拆线引流脓液。③腹腔脓肿：多见于化脓性或坏疽性阑尾炎术后。表现为术后5～7日体温升高或下降后又升高，有腹痛、腹胀、腹部压痛、腹肌紧张或腹部包块，常发生于盆腔、膈下、肠间隙等处，可出现直肠膀胱刺激症状及全身中毒症状。④粘连性肠梗阻：常为不完全性肠梗阻，以非手术治疗为主；完全性肠梗阻者应手术治疗。⑤粪瘘：少见，一般经手术修补治疗后粪瘘可闭合。

七、特殊类型阑尾炎

（一）小儿急性阑尾炎

小儿大网膜发育不全，难以包裹发炎的阑尾。其临床特点如下。①病情发展快且重，早期出现高热、呕吐等胃肠道症状。②右下腹体征不明显。③小儿阑尾管壁薄，极易发生穿孔，并发症出现率和病死率较高。处理原则：及早手术。

（二）妊娠期急性阑尾炎

较常见，发病多在妊娠前6个月。临床特点如下。①妊娠期盲肠和阑尾被增大的子宫推压上移，压痛点也随之上移。②腹膜刺激征不明显。③大网膜不易包裹发炎的阑尾，炎症易扩散。④炎症刺激子宫收缩，易引起流产或早产，威胁母子安全。处理原则：及早手术。

（三）老年人急性阑尾炎

老年人对疼痛反应迟钝，防御功能减退。其临床特点如下。①主诉不强烈，体征不典型，易延误诊断和治疗。②阑尾动脉多硬化，易致阑尾缺血坏死或穿孔。③常伴有心血管病、糖尿病等，使病情复杂严重。处理原则：及早手术。

第六节　急性胰腺炎

急性胰腺炎是常见的急腹症之一，是胰酶对胰脏本身自身消化所引起的化学性炎症。胰腺病变轻重不等，轻者以水肿为主，临床经过属自限性，一次发作数日后即可完全恢复，少数呈复发性急性胰腺炎；重者胰腺出血坏死，易并发休克、胰假性囊肿和脓肿等，死亡率高达40％。

关于急性胰腺炎的发生率，目前尚无精确统计。国内报告急性胰腺炎患者占住院患者的0.32％～2.04％。本病患者一般女多于男，患者的年龄多在50～60岁。职业以工人多见。

一、病因及发病机制

胰腺是一个有内、外分泌功能的实质性器官，胰腺的腺泡分泌胰液（外分泌），对食物的消化起重要作用；而散在地分布在胰腺内的胰岛，其功能细胞主要分泌胰岛素和胰高糖素（内分泌）。正常情况下，当胰液中无活力的胰蛋白酶原等进入十二指肠时，在碱性环境中被胆汁和十二指肠液中的肠激酶激活，成为具有消化能力的胰蛋白酶。在胆总管、胰管、壶腹部炎症、梗阻等病理情况下，多种胰酶在胰腺内被激活，并大量溢出管壁及腺泡壁外，导致胰腺自身消化，引起水肿、出血、坏死等，而产生急性胰腺炎。

引起急性胰腺炎的病因甚多。常见病因为胆道疾病、酗酒。急性胰腺炎的各种致病相关因素如下（表 9-2）。

表 9-2 急性胰腺炎致病相关因素

梗阻因素	①胆管结石。②乏特氏壶腹或胰腺肿瘤。③寄生虫或肿瘤使乳头阻塞。④胰腺分离现象并伴副胰管梗阻。⑤胆总管囊肿。⑥壶腹周围的十二指肠憩室。⑦奥狄氏括约肌压力增高。⑧十二指肠襻梗阻
毒素	①乙醇。②甲醇。③蝎毒。④有机磷杀虫剂
药物	①肯定有关（有重要试验报告）：硫唑嘌呤/6-巯基嘌呤、丙戊酸、雌激素、四环素、甲硝唑、呋喃妥因、呋塞米、磺胺、甲基多巴、阿糖胞苷、西咪替丁。②不一定有关（无重要试验报告）：噻嗪利尿剂、依他尼酸、苯乙双胍、普鲁卡因酰胺、氯噻酮、*L*-门冬酰胺酶、对乙酰氨基酚
代谢因素	①高甘油三酯血症。②高钙血症
外伤因素	①创伤——腹部钝性伤。②医源性——手术后、内镜下括约肌切开术、奥狄氏括约肌测压术
先天性因素	
感染因素	①寄生虫——蛔虫、华支睾吸虫。②病毒——流行性腮腺炎、甲型肝炎、乙型肝炎、柯萨奇 B 病毒、EB 病毒。③细菌——支原体、空肠弯曲菌
血管因素	①局部缺血——低灌性（如心脏手术）。②动脉粥样硬化性栓子。③血管炎——系统性红斑狼疮、结节性多发性动脉炎、恶性高血压
其他因素	①穿透性消化性溃疡。②十二指肠克罗恩病。③妊娠有关因素。④儿科有关因素，瑞氏综合征、囊性纤维化特发性

（一）梗阻因素

胆石症常是老年人急性胰腺炎首次发作的原因，老年女性特别常见。一般认为是在胆石一过性阻塞胰管开口处或紧邻此开口处的胆总管发生。如在胆石性胰腺炎发作后立即仔细收集和检查粪便，常常可以找到胆结石。胆石症引起胰腺炎的机制尚不清楚，可能是乏特氏壶腹被胆石阻塞，引起胆汁反流入胰管，损伤胰腺实质。也有认为是胰管一过性梗阻而无胆汁反流。

有人认为副乳头的先天畸形和狭窄必然引起胰腺炎。奥狄氏括约肌压力增高是急性胰腺炎反复发作的原因之一，据此内镜下括约肌切开术治疗已获得良好效果。胰小管或壶腹周围的小肿瘤也能引起胰腺炎。

（二）毒素和药物因素

乙醇、甲醇、蝎毒和有机磷杀虫剂等均可引起急性胰腺炎。

药物诱发的胰腺炎通常与对药物的超敏有关而与剂量无关。其特点是在接触药物的第一个月内发生，通常病情轻且有自限性。与成人胰腺炎发病有关的药物最常见的是硫唑嘌呤及其类似物6-巯基嘌呤，应用这类药物的个体中有3％～5％发生胰腺炎；引起儿童胰腺炎最常见的药物是丙戊酸。

（三）代谢因素

三酰甘油水平超过11.3 mmol/L时，易发中至重度的急性胰腺炎。如其水平降至5.65 mmol/L以下，反复发作次数可明显减少。各种原因引起的高钙血症亦易发生急性胰腺炎。

（四）外伤因素

胰腺的创伤或手术都可引起胰腺炎。内窥镜逆行胰胆管造影所致创伤也可引起胰腺炎，发生率为1％～5％。

（五）先天性因素

胰腺炎的易感性常呈染色体显性遗传。临床特点是儿童或青年期起病，逐渐演变成慢性胰腺炎和胰功能不全。胰腺结石可显著。少数家族还合并有氨基酸尿症。

（六）感染因素

血管功能不全（低容量灌注、动脉粥样硬化）和血管炎可能因减少胰腺血流而引起或加重胰腺炎。

二、临床表现

急性胰腺炎的临床表现和病程取决于其病因、病理类型和治疗是否及时。水肿型胰腺炎一般3～5天症状即可消失，但常反复发作。如症状持续1周以上，应警惕已演变为出血坏死型胰腺炎。出血坏死型胰腺炎亦可在一开始时即发生，呈暴发性经过。

（一）腹痛

腹痛为本病最主要表现，约见于95％急性胰腺炎病例，多数突然发作，常在饱餐和饮酒后发生。轻重不一，轻者上腹钝痛，患者常能忍受，重者呈腹绞痛、钻痛或刀割痛。疼痛常呈持续性伴阵发性加剧。疼痛的部位可因病变的部位不同而异，通常在上中腹部。如炎症以胰头部为主，疼痛常在右上腹及中上腹部；如炎症以胰体、尾部为主，常为中上腹及左上腹疼痛，并向腰背放射。疼痛在弯腰或起坐前倾时可减轻。病情轻者腹痛3～5天缓解；出血坏死型的病情发展较快，腹痛延续较长。由于渗出液扩散至腹腔，腹痛可弥漫至全腹。极少数患者尤其年老体弱者可无腹痛或有极轻微痛。

腹肌常紧张，并可有反跳痛。但不像消化道穿孔时表现的肌强硬，如检查者将手紧贴于患者腹部，仍可能按压下去。有时按压腹部反可使腹痛减轻。腹痛发生的原因：胰管扩张；胰腺炎症、水肿；渗出物、出血或胰酶消化产物进入后腹膜腔，刺激腹腔神经丛；化学性腹膜炎；胆管和十二指肠痉挛及梗阻。

（二）恶心、呕吐

84％的患者有频繁恶心和呕吐，常在进食后发生。呕吐物多为胃内容物，重者含胆汁甚至血样物。呕吐是机体对腹痛或胰腺炎症刺激的一种防御性反射。呕吐后，进入十二指肠的胃酸减少，从而减少胰泌素及缩胆素的释放，减少了胰液胰酶的分泌。

（三）发热

大多数患者有中度以上发热，少数可超过 39.0 ℃，一般持续3～5 天。发热系胰腺炎症或坏死产物进入血循环，作用于中枢神经系统体温调节中枢所致。多数发热患者中找不到感染的证据，但如果高热不退强烈提示合并感染或并发胰腺脓肿。

（四）黄疸

黄疸可于发病后 1～2 天出现，常为暂时性阻塞性黄疸。黄疸的发生主要由肿大的胰头部压迫了胆总管所致。合并存在的胆道病变如胆石症和胆道炎症亦是黄疸的常见原因。少数患者后期可因并发肝损害而引起肝细胞性黄疸。

（五）低血压及休克

出血坏死型胰腺炎常发生低血压和休克。患者烦躁不安，皮肤苍白、湿冷、呈花斑状，脉细弱，血压下降，少数可在发病后短期内猝死。发生休克的机制主要有以下几方面。

（1）胰血管舒缓素原释放，被胰蛋白酶激活后致血浆中缓激肽生成增多。缓激肽可引起血管扩张，毛细血管通透性增加，使血压下降。

（2）血液和血浆渗出到腹腔或后腹膜腔，引起血容量不足，这种体液丧失量可达血容量的 30 ％。

（3）腹膜炎时大量体液流入腹腔或积聚于麻痹的肠腔内。

（4）呕吐丢失体液和电解质。

（5）坏死的胰腺释放心肌抑制因子使心肌收缩不良。

（6）少数患者并发肺栓塞、胃肠道出血。

（六）肠麻痹

肠麻痹是重型或出血坏死型胰腺炎的主要表现。初期，邻近胰腺的上腹部可见扩张的充气肠襻，后期则整个肠道均发生肠麻痹性梗阻。临床上以高度腹胀、肠鸣音消失为主要表现。肠麻痹可能是肠管对腹膜炎的一种反应。另外，炎症的直接作用，血管和循环的异常、低钠血症、低钾血症、肠壁神经丛的损害也是肠麻痹的重要促发因素。

（七）腹腔积液

胰腺炎时常有少量腹腔积液，由胰腺和腹膜在炎症过程中液体渗出或漏出所致。淋巴管受阻塞或不畅可能也起作用。偶尔出现大量的顽固性腹腔积液，多由假性囊肿中液体外漏引起。胰性腹腔积液中淀粉酶含量甚高，以此可以与其他原因的腹腔积液相区别。

（八）胸膜炎

胸膜炎常见于严重病例，系腹腔内炎性渗出透过横膈微孔进入胸腔所引起的炎性反应。

（九）电解质紊乱

胰腺炎时，机体处于代谢紊乱状态，可以发生电解质平衡失调，血清钠、镁、钾常降低。特别是血钙降低，约见于 25 ％的病例，常低于 2.25 mmol/L（9 mg/dL），如低于 1.75 mmol/L（7 mg/dL）提示预后不良。血钙下降的原因是大量钙沉积于脂肪坏死区，同时胰高糖素分泌增加刺激，降钙素分泌，抑制了肾小管对钙的重吸收。

（十）皮下瘀血斑

出血坏死型胰腺炎，因血性渗出物透过腹膜后渗入皮下，可在肋腹部形成蓝绿-棕色血斑，称为格雷·特纳征；如在脐周围出现蓝色斑，称为卡伦征。此两种征象无早期诊断价值，但有确诊意义。

三、并发症

急性水肿型胰腺炎很少有并发症发生，而急性出血坏死型则常出现多种并发症。

（一）局部并发症

1. 胰脓肿形成

出血坏死型胰腺炎起病 2～3 周，如继发细菌感染，于胰腺内及其周围可有脓肿形成。检查局部有包块，全身感染中毒症状。

2. 胰假性囊肿

胰假性囊肿系由胰液和坏死组织在胰腺本身或其周围被包裹而成。常发生于出血坏死型胰腺炎起病后 3～4 周，多位于胰体尾部。囊肿可累及邻近组织，引起相应的压迫症状，如黄疸、门脉高压、肠梗阻、肾盂积水等。囊肿穿破可造成胰源性腹腔积液。

3. 胰性腹膜炎

含有活性胰酶的渗出物进入腹腔，可引起化学性腹膜炎。腹腔内出现渗出性腹腔积液。如继发感染，则可引起细菌性腹膜炎。

4. 其他

胰局部炎症和纤维素性渗出可累及周围脏器，引起脾周围炎、脾梗阻、脾粘连、结肠粘连（常见为脾曲综合征）、小肠坏死出血及肾周围炎。

（二）全身并发症

1. 败血症

败血症常见于胰腺炎并发胰腺脓肿时，死亡率甚高。病原体大多数为革兰氏阴性杆菌，如大肠杆菌、产碱杆菌、产气杆菌、铜绿假单胞菌等。患者表现为持续高热，白细胞计数升高，以及明显的全身毒性症状。

2. 呼吸功能不全

因腹胀、腹痛，患者的膈运动受限，加之磷脂酶 A 和在该酶作用下生成的溶血卵磷脂对肺泡的损害，可发生肺炎、肺淤血、肺水肿、肺不张和肺梗死，患者出现呼吸困难，血氧饱和度降低，严重者发生急性呼吸窘迫综合征。

3. 心律失常和心功能不全

有效血容量减少和心肌抑制因子的释放，导致心肌缺血和损害，临床上表现为心律失常和急性心力衰竭。

4. 急性肾衰竭

出血坏死型胰腺炎晚期，可因休克、严重感染、电解质紊乱和播散性血管内凝血而发生急性肾衰竭。

5. 胰性脑病

出血坏死型胰腺炎时，大量活性蛋白水解酶、磷脂酶 A 进入脑内，损伤脑组织和血管，引起中枢神经系统损害综合征，称为胰性脑病。偶可引起脱髓鞘病变。患者可出现谵妄、意识模糊、昏迷、烦躁不安、抑郁、恐惧、妄想、幻觉、语言障碍、共济失调、震颤、反射亢进或消失及偏瘫等。脑电图可见异常。某些患者昏迷系并发糖尿病所致。

6. 消化道出血

消化道出血可为上消化道或下消化道出血。上消化道出血主要为胃黏膜炎性糜烂或应激性溃疡，或脾静脉阻塞引起食道静脉破裂。下消化道出血则由结肠本身或结肠血管受累所致。近年来发现胰腺炎时可发生胃肠型微动脉瘤，瘤破裂后可引起大出血。

7. 糖尿病

有 5 %～35 %的患者在病程中出现糖尿病，常见于暴发性坏死型胰腺炎患者，系由 B 细胞遭到破坏，胰岛素分泌下降，A 细胞受刺激，胰高糖素分泌增加所致。严重病例可发生糖尿病酮症酸中毒和糖尿病昏迷。

8. 慢性胰腺炎

重症胰腺炎病例可因胰腺泡大量破坏而并发胰外分泌功能不全，演变成慢性胰腺炎。

9. 猝死

猝死见于极少数病例，由胰腺-心脏性反应所致。

四、检查

实验室检查对胰腺炎的诊断具有决定性意义，一般对水肿型胰腺炎，检测血清淀粉酶和尿淀粉酶已足够，对出血坏死型胰腺炎，则需检查更多项目。

（一）淀粉酶测定

血清淀粉酶常于起病后 2～6 小时开始上升，12～24 小时达高峰。一般大于 500 U。轻者24～72 小时即可恢复正常，最迟不超过 5 日。如血清淀粉酶持续增高达 1 周以上，常提示有胰管阻塞或假性囊肿等并发症。病情严重度与淀粉酶升高程度之间并不一致，出血坏死型胰腺炎，因胰腺泡广泛破坏，血清淀粉酶值可正常甚至低于正常。若无肾功能不良，则尿淀粉酶常明显增高，一般在血清淀粉酶增高后2 小时开始增高，维持时间较长，在血清淀粉酶恢复正常后仍可增高。尿淀粉酶下降缓慢，为时可达1～2 周，故适用于起病后较晚入院的患者。

胰淀粉酶分子量约 55 000 D，易通过肾小球。急性胰腺炎时胰腺释放胰血管舒缓素，体内产生大量激肽类物质，引起肾小球通透性增加，肾脏对胰淀粉酶清除率增加，而对肌酐清除率无改变。故淀粉酶，肌酐清除率比率（Cam/Ccr）测定可提高急性胰腺炎的诊断特异性。正常人 Cam/Ccr 为 1.5 %～5.5 %，平均为(3.1±1.1) %，急性胰腺炎为（9.8±1.1)%，胆总管结石时为(3.2±0.3) %。Cam/Ccr ＞5.5 %即可诊断急性胰腺炎。

（二）血清胰蛋白酶测定

应用放射免疫法测定，正常人及非胰病患者平均为400 ng/mL。急性胰腺炎时增高10～40 倍。因胰蛋白酶仅来自胰腺，故具特异性。

（三）血清脂肪酶测定

血清脂肪酶正常范围为 0.2～1.5 U。急性胰腺炎时脂肪酶血中活性升高，常人于 1.7 U。该酶在病程中升高较晚，且持续时间较长，在 7～10 日。在淀粉酶恢复正常时，脂肪酶仍升高，故对起病后就诊较晚的急性胰腺炎病例有诊断价值。特别有助于与腮腺炎加以鉴别，后者无脂肪酶升高。

（四）血清正铁清蛋白（methemalbumin，MHA）测定

腹腔内出血后，红细胞破坏释放的血红蛋白经脂肪酸和弹性蛋白酶作用，转变为正铁血红蛋白。正铁血红蛋白与清蛋白结合形成 MHA。出血坏死型胰腺炎起病 12 小时后血中 MHA 即出现，而水肿型胰腺炎呈阴性，故可作该两型胰腺炎的鉴别。

（五）血清电解质测定

急性胰腺炎时血钙通常不低于 2.12 mmol/L。血钙＜1.75 mmol/L，仅见于重症胰腺炎患者。低钙血症可持续至临床恢复后 4 周。如胰腺炎由高钙血症引起，则出现血钙升高。对任何胰腺炎发作期血钙正常的患者，在恢复期均应检查有无高钙血症存在。

（六）其他

测定 α_2-巨球蛋白、α_1-抗胰蛋白酶、磷脂酶 A_2、C 反应蛋白、胰蛋白酶原激活肽及粒细胞弹性蛋白酶等均有助于鉴别轻、重型急性胰腺炎，并能帮助病情判断。

五、护理

（一）休息

发作期绝对卧床休息，或取屈膝侧卧位等舒适体位，避免衣服过紧，剧痛而辗转不安者要防止坠床，保证睡眠，保持安静。

（二）输液

急性出血坏死型胰腺炎的抗休克和纠正酸碱平衡紊乱自入院始贯穿于整个病程，护理上需经常、准确记录 24 小时出入量，依据病情灵活调节补液速度，保证液体在规定的时间内输完，每日尿量应大于500 mL。必要时建立两条静脉通道。

（三）饮食

饮食治疗是综合治疗中的重要环节。近来临床中发现，少数胰腺炎患者往往在有效的治疗后，因饮食不当而加重病情，甚至危及生命。采用分期饮食法可取得较满意的效果。胰腺炎的分期饮食分为禁食、胰腺炎Ⅰ号饮食、胰腺炎Ⅱ号饮食、胰腺炎Ⅲ号饮食、低脂饮食五期。

1. 禁食

绝对禁食可使胰腺安静休息，胰腺分泌减少至最低限度。患者需限制饮水，口渴者可含漱或湿润口唇。此期患者需静脉补充足够液体及电解质。禁食适用于胰腺炎的急性期，一般患者2～3 日，重症患者5～7 日。

2. 胰腺炎Ⅰ号饮食

该饮食内不含脂肪和蛋白质。主要食物有米汤、果子水、藕粉，每日 6 餐，每次约 100 mL，每日热量约为 1.4 kJ，用于病情好转初期的试餐阶段。此期仍需给患者补充足够液体及电解质。Ⅰ号饮食适用于急性胰腺炎患者的康复初期，一般在病后 5～7 日。

3. 胰腺炎Ⅱ号饮食

该饮食内含少量蛋白质，但不含脂肪。主要食物有小豆汤、果子水、藕粉、龙须面和少量鸡蛋清，每日 6 餐，每次约 200 mL，每日热量约为 1.84 kJ。此期可给患者补充少量液体及电解质。Ⅱ号饮食适用于急性胰腺炎患者的康复中期（病后 8～10 日）及慢性胰腺炎患者。

4. 胰腺炎Ⅲ号饮食

该饮食内含有蛋白质和极少量脂肪。主要食物有米粥、小豆汤、龙须面、菜末、鸡蛋清和豆油（5～10 g/d），每日5餐，每次约400 mL，总热量约为4.5 kJ。Ⅲ号饮食适用于急、慢性胰腺炎患者康复后期，一般在病后15日。

5. 低脂饮食

该饮食内含有蛋白质和少量脂肪（约30 g），每日4～5餐，用于基本痊愈患者。

(四) 营养

急性胰腺炎时，机体处于高分解代谢状态，代谢率可高于正常水平的20 %～25 %，同时由于感染使大量血浆渗出。因此，如无合理的营养支持，必将使患者的营养状况进一步恶化，降低机体抵抗力、延缓康复。

1. 全肠外营养（total parenteral nutrition，TPN）支持的护理

急性胰腺炎特别是急性出血坏死型胰腺炎患者的营养任务主要由TPN来承担。TPN具有使消化道休息、减少胰腺分泌、减轻疼痛、补充体内营养不良、刺激免疫机制、促进胰外漏自发愈合等优点。近来更有代谢调理学说认为通过营养支持供给机体所需的能源和氮源，同时使用药物或生物制剂调理体内代谢反应，可降低分解代谢，共同达到减少机体蛋白质的分解，保存器官结构和功能的目的。应用TPN时需严密监护，最初数日每6小时检查血糖、尿糖，每1～2日检测血钾、钠、氯、钙、磷；定期检测肝、肾功能；准确记录24小时出入量；经常巡视，保持输液速度恒定，不突然更换无糖溶液；每日或隔日检查导管、给插管处皮肤消毒，更换无菌敷料，防止发生感染。一旦发生感染要立即拔管，尖端部分常规送细菌培养。TPN支持一般经过2周左右的时间，逐渐过渡到肠内营养（enteral nutrition，EN）支持。

2. EN支持的护理

EN即从空肠造口管中滴入要素饮食，混合奶、鱼汤、菜汤、果汁等多种营养。EN护理上要求如下。

(1) 应用不能过早，一定待胃肠功能恢复、肛门排气后使用。

(2) EN开始前3日，每6小时监测尿糖1次，每日监测血糖、电解质、酸碱度、血红蛋白、肝功能，病情稳定后改为每周2次。

(3) 营养液浓度从5 %开始渐增加到25 %，多以20 %以下的浓度为宜。现配现用，4 ℃下保存。

(4) 营养液滴速由慢到快，从40 mL/h（15～20滴/min）逐渐增加到100～120 mL/h。由于小肠有规律性蠕动，当蠕动波近造瘘管时可使局部压力增高，甚至发生滴入液体逆流，因此在滴入过程中要随时调节滴速。

(5) 滴入空肠的溶液温度要保持在40 ℃左右，因肠管对温度非常敏感，故需将滴入管用温水槽或热水袋加温，如果应用不当很容易发生腹胀、恶心、呕吐、腹痛、腹泻等症状。

(6) 灌注时取半卧位，滴注时床头升高45°，注意电解质补充，不足的部分可用温盐水代替。

3. 口服饮食的护理

经过 3～4 周的 EN 支持，此时患者进入恢复阶段，食欲增加，护理上要指导患者制订好食谱，少吃多餐，食物要多样化，告诫患者切不可暴饮暴食增加胰腺负担，防止再次诱发急性胰腺炎。

（五）胃肠减压

抽吸胃内容和胃内气体可减少胰腺分泌，防止呕吐。虽本疗法对轻、中度急性胰腺炎无明显疗效，但对并发麻痹性肠梗阻的严重病例，胃肠减压是不可缺少的治疗措施。减压的同时可向胃管内间歇注入氢氧化铝凝胶等碱性药物中和胃酸，间接抑制胰腺分泌。腹痛基本缓解后即可停止胃肠减压。

（六）药物治疗的护理

1. 镇痛解痉

予阿托品、山莨菪碱、普鲁苯辛、可待因、水杨酸、异丙嗪、哌替啶等及时对症处理减轻患者痛苦。据报道静脉滴注硫酸镁有一定镇痛效果。禁单用吗啡止痛，因其可引起奥狄括约肌痉挛加重疼痛。抗胆碱能药亦不宜长期使用。

2. 预防感染

轻症急性水肿型胰腺炎通常无须使用抗生素。出血坏死型易并发感染，应使用足量有效抗生素。处理时应按医嘱正确使用抗生素，合理安排输注顺序，保证体内有效浓度，保持患者体表清洁，尤其应注意口腔及会阴部清洁，出汗多时应尽快擦干并及时更换衣裤等。

3. 抑制胰腺分泌

抗胆碱能药物、制酸剂、H_2 受体拮抗剂、胰岛素与胰高糖素、生长抑素、降钙素、缩胆囊素受体拮抗剂（丙谷胺）等均有抑制胰腺分泌作用。使用时注意抗胆碱能药不能用于有肠麻痹者及老年人，H_2 受体拮抗剂可有皮肤过敏。

4. 抗胰酶药物

早期应用抗胰酶药物可防止向重型转化，并缩短病程。常用药物有胞磷胆碱、6-氨基己酸等。使用二者时应控制速度，药液不可溢出血管外，注意测血压，观察有无皮疹发生。对有精神障碍者慎用胞磷胆碱。

5. 胰酶替代治疗

慢性胰功能不全者需长期用胰浸膏。每餐前服用效佳。注意观察，少数患者可出现过敏和叶酸水平下降。

（七）心理护理

对急性发作患者应予以充分的安慰，帮助患者减轻或去除疼痛加重的因素。由于疼痛持续时间长，患者常有不安和郁闷而主诉增多，护理时应以耐心的态度对待患者的痛苦和不安情绪，耐心听其诉说，尽量理解其心理状态。采用松弛疗法、皮肤刺激疗法等方法减轻疼痛。对禁食等各项治疗处理方法及其重要意义向患者充分解释，关心、支持和照顾患者，使其情绪稳定、配合治疗，促进病情好转。

第七节 慢性胰腺炎

慢性胰腺炎是一种伴有胰实质进行性毁损的慢性炎症，我国以胆石症为常见病因，国外则以慢性酒精中毒为主要病因。慢性胰腺炎可伴急性发作，称为慢性复发性胰腺炎。由于本病临床表现缺乏特异性，可为腹痛、腹泻、消瘦、黄疸、腹部肿块、糖尿病等，因此易被误诊为消化性溃疡、慢性胃炎、胆管疾病、肠炎、消化不良、胃肠神经官能症等。本病虽发病率不高，但近年来有逐步增高的趋势。

一、病因

慢性胰腺炎的发病因素与急性胰腺炎相似，主要有胆管系统疾病、腹部外伤、代谢和内分泌障碍、营养不良、高钙血症、高脂血症、血管病变、血色病、先天性遗传性疾病、肝脏疾病及免疫功能异常等。

二、临床表现

慢性胰腺炎的症状繁多且无特异性。典型病例可出现五联症，即上腹疼痛、胰腺钙化、胰腺假性囊肿、糖尿病及脂肪泻。但是同时具备上述五联症的患者较少，临床上常以某一或某些症状为主要特征。

（一）腹痛

腹痛为最常见症状，见于 60 %～100 %的病例，疼痛常剧烈，并持续较长时间。一般呈钻痛或钝痛，绞痛少见。多局限于上腹部，放射至季肋下，半数以上病例放射至背部。疼痛发作的频度和持续时间不一，一般随着病变的进展，疼痛期逐渐延长，间歇期逐渐变短，最后整天腹痛。在无痛期，常有轻度上腹部持续隐痛或不适。痛时患者取坐位，膝屈曲，压迫腹部可使疼痛部分缓解，躺下或进食则加重（这种体位称为胰体位）。

（二）体重减轻

体重减轻是慢性胰腺炎常见的表现，见于 3/4 以上病例。主要由患者担心进食后疼痛而减少进食所致。少数患者因胰功能不全、消化吸收不良或糖尿病而有严重消瘦，经过补充营养及助消化剂后，体重减轻往往可暂时好转。

（三）食欲减退

常食欲欠佳，特别是厌油类或肉食。有时食后腹胀、恶心和呕吐。

（四）吸收不良

吸收不良表现在疾病后期，胰脏丧失 90 %以上的分泌能力，可引起脂肪泻。患者有腹泻，大便量多、带油滴、恶臭。由于脂肪吸收不良，临床上也可出现脂溶性维生素缺乏症状。碳水化合物的消化吸收一般不受影响。

（五）黄疸

少数病例可出现明显黄疸（血清胆红素高达 20 mg/dL），由胰腺纤维化压迫胆总管所致，但更常见的由假性囊肿或肿瘤的压迫所致。

（六）糖尿病症状

约 2/3 的慢性胰腺炎病例有葡萄糖耐量减少，半数有显性糖尿病，常出现于反复发作腹痛持续几年以后。当糖尿病出现时，一般均有某种程度的吸收不良存在。糖尿病症状一般较轻，易用胰岛素控制。偶可发生低血糖、糖尿病酸中毒、微血管病变和肾病变。

（七）其他

少数病例腹部可扪及包块，易误诊为胰腺肿瘤。个别患者呈抑郁状态或有幻觉、定向力障碍等。

三、并发症

慢性胰腺炎的并发症甚多，一些与胰腺炎有直接关系，另一些则可能是病因（如酒精）作用的后果。

（一）假性囊肿

假性囊肿见于 9 %～48 %的慢性胰腺炎患者。多数为单个囊肿，囊肿大小不一，表现多样。假性囊肿内胰液泄漏至腹腔，可引起胰性无痛性腹腔积液，呈隐匿起病，腹腔积液量甚大，内含高活性淀粉酶。

巨大假性囊肿，压迫胃肠道，可引起幽门或十二指肠近端狭窄，甚至压迫十二指肠空肠交接处和横结肠，引起不全性或完全性梗阻。假性囊肿破入邻近脏器可引起内瘘。囊肿内胰酶腐蚀囊肿壁内小血管可引起囊肿内出血，如腐蚀邻近大血管，可引起消化道出血或腹腔内出血。

（二）胆管梗阻

8 %～55 %的慢性胰腺炎患者发生胆总管的胰内段梗阻，临床上有无黄疸不定。有黄疸者中罕有需手术治疗者。

（三）其他

酒精性慢性胰腺炎可合并存在酒精性肝硬化。慢性胰腺炎患者好发口腔、咽、肺、胃和结肠癌肿。

四、实验室检查

（一）血清和尿淀粉酶测定

慢性胰腺炎急性发作时血尿淀粉酶浓度和 Cam/Ccr 比值可一过性地增高。随着病变的进展和较多的胰实质毁损，在急性炎症发作时可不合并淀粉酶升高。测定血清胰型淀粉酶同工酶可作为反映慢性胰腺炎时胰功能不全的试验。

（二）葡萄糖耐量试验

葡萄糖耐量试验可出现糖尿病曲线。有报告慢性胰腺炎患者中 78.7 %试验阳性。

（三）胰腺外分泌功能试验

在慢性胰腺炎时有 80 %～90 %病例胰外分泌功能异常。

（四）吸收功能试验

最简便的是做粪便脂肪和肌纤维检查。

（五）血清转铁蛋白放射免疫测定

慢性胰腺炎血清转铁蛋白明显增高，特别对酒精性钙化性胰腺炎有特异价值。

五、护理

（一）体位

协助患者卧床休息，选择舒适的卧位。有腹膜炎者宜取半卧位，利于引流和使炎症局限。

（二）饮食

脂肪对胰腺分泌具有强烈的刺激作用并可使腹痛加剧。因此，一般以适量的优质蛋白、丰富的维生素、低脂无刺激性半流质或软饭为宜，如米粥、藕粉、脱脂牛奶、新鲜蔬菜及水果等。每日脂肪供给量应控制在 20～30 g，避免粗糙、干硬、胀气及刺激性食物或调味品。少食多餐、禁止饮酒。对伴糖尿病患者，应按糖尿病饮食进餐。

（三）疼痛护理

绝对禁酒，避免进食大量肉类，服用大剂量胰酶制剂等可使胰液与胰酶的分泌减少，缓解疼痛。护理中应注意观察疼痛的性质、部位、程度及持续时间，有无腹膜刺激征。协助取舒适卧位以减轻疼痛。适当应用非麻醉性镇痛剂，如阿司匹林、吲哚美辛、布洛芬、对乙酰氨基酚等非类固醇类抗炎药。对腹痛严重、确实影响生活质量者，可酌情使用麻醉性镇痛剂，但应避免长期使用，以免导致患者对药物产生依赖性。给药20～30 分钟须评估并记录镇痛药物的效果及不良反应。

（四）维持营养需要量

蛋白-热量营养不良在慢性胰腺炎患者是非常普遍的。进餐前 30 分钟为患者镇痛，以防止餐后腹痛加剧，使患者惧怕进食。进餐时胰酶制剂同食物一起服用，可以保证酶和食物适当混合，取得满意效果。同时，根据医嘱及时给予静脉补液，保证热量供给，维持水、电解质、酸碱平衡。严重的慢性胰腺炎患者和中至重度营养不良者，在准备手术阶段应考虑提供肠外或肠内营养支持。护理上需加强肠内、外营养液的输注护理，防止并发症。

（五）心理护理

因病程迁延，反复疼痛、腹泻等症状，患者常有消极悲观的情绪反应，对手术及预后的担心常引起焦虑和恐惧。护理上应关心患者，采用同情、安慰、鼓励的方法与患者沟通，稳定患者情绪，讲解疾病知识，帮助患者树立战胜疾病的信心。

第十章　骨科护理

第一节　四肢骨折

一、肱骨干骨折

（一）疾病概述

1. 概念

肱骨干骨折是发生在肱骨外髁颈下 1～2 cm 至肱骨髁上 2 cm 段内的骨折。在肱骨干中下 1/3 段后外侧有桡神经沟，此处骨折最容易发生桡神经损伤。

2. 相关病理生理

骨折的愈合过程包括以下 3 项。

（1）血肿炎症极化期。在伤后 48～72 小时，血肿在骨折部位形成。由于创伤后，骨骼的血液供应减少，可引起骨坏死。死亡细胞促进成纤维细胞和成骨细胞向骨折部位移行，迅速形成纤维软骨，形成骨的纤维愈合。

（2）原始骨痂形成期。由于血管和细胞的增殖，骨折后的 2～3 周骨折断端的周围形成骨痂。随着愈合的继续，骨痂被塑造成疏松的纤维组织，伸向骨内。常发生在骨折后 3 周至 6 个月内。

（3）骨板形成塑形期。在骨愈合的最后阶段，过多的骨痂被吸收，骨连接完成。随着肢体的负重，骨痂不断得到加强，损伤的骨组织逐渐恢复到损伤前的结构强度和形状。这个过程最早发生在骨折后 6 周，可持续 1 年。

影响愈合的因素包括以下 3 项。①全身因素，如年龄、营养和代谢因素、健康状况。②局部因素，如骨折的类型和数量、骨折部位的血液供应、软组织损伤程度、软组织嵌入，以及感染等。③治疗方法，如反复多次的手法复位、骨折固定不牢固、过早和不恰当的功能锻炼、治疗操作不当等。

3. 病因与诱因

肱骨干骨折可由直接暴力或间接暴力引起。直接暴力常由外侧打击肱骨干中部，致横形或粉碎性骨折。间接暴力常由于手部或肘部着地，外力向上传导，加上身体倾斜所产生的剪式应力，多导致中下 1/3 骨折。

4. 临床表现

（1）症状。患侧上臂出现疼痛、肿胀、皮下瘀斑，上肢活动障碍。

（2）体征。患侧上臂可见畸形、反常活动，有骨摩擦感、骨擦音。若合并桡神经损伤，可出现患侧垂腕畸形、手指关节不能背伸、拇指不能伸直、前臂旋后障碍、手背桡侧皮肤感觉减退或消失。

5. 辅助检查

X线检查可确定骨折类型、移位方向。

6. 治疗原则

(1) 手法复位外固定。在止痛、持续牵引和肌肉放松的情况下复位，复位后可选择石膏或小夹板固定。复位后比较稳定的骨折，可用U形石膏固定。中、下段长斜形或长螺旋形骨折因手法复位后不稳定，可采用上肢悬垂石膏固定，宜采用轻质石膏，以免重量太大而致骨折端分离。选择小夹板固定者可屈肘90°位，用三角巾悬吊，成人固定6～8周，儿童固定4～6周。

(2) 切开复位内固定。在切开直视下复位后用加压钢板螺钉内固定或带锁髓内针固定。内固定可在半年以后取出，若无不适也可不取。

(二) 护理评估

1. 一般评估

(1) 健康史。①一般情况：了解患者的年龄、职业特点、运动爱好、日常饮食结构，以及有无酗酒等。②受伤情况：了解患者受伤的原因、部位和时间，受伤时的体位和环境，外力作用的方式、方向与性质，骨折轻重程度及有无合并桡神经损伤，急救处理的过程等。③既往史：重点了解与骨折愈合有关的因素，如患者有无骨折史，有无药物滥用、服用特殊药物及药物过敏史，有无手术史等。

(2) 生命体征（T、P、R、BP）。按护理常规监测生命体征。

(3) 患者主诉。受伤的原因、时间、外力方式与性质、骨折轻重程度，以及有无合并桡神经损伤、受伤时的体位和环境、急救处理的过程等。

(4) 相关记录。外伤情况及既往史；X线片及实验室检查等结果记录。

2. 身体评估

(1) 术前评估。

视诊：患侧上臂出现疼痛、肿胀、皮下瘀斑，可见畸形，若合并桡神经损伤，可出现患侧垂腕畸形。

触诊：患侧有触痛，有骨摩擦感或骨擦音，若合并桡神经损伤，手背桡侧皮肤感觉减退或消失。

动诊：可见反常活动，若合并桡神经损伤，各手指关节不能背伸，拇指不能伸直，前臂旋后障碍。

量诊：患肢有无短缩、双侧上肢周径大小、关节活动度。

(2) 术后评估。

视诊：患侧上臂出现肿胀，皮下瘀斑减轻或消退；外固定清洁、干燥，保持有效固定。

触诊：患侧触痛减轻或消退；合并桡神经损伤者，手背桡侧皮肤感觉改善或恢复正常。

动诊：反常活动消失；若合并桡神经损伤者，各手指关节能背伸，拇指能伸直，前臂旋后正常。

量诊：患肢无短缩，双侧上肢周径大小相等，关节活动度无差异。

3. 心理、社会评估

患者突然受伤骨折，患侧肢体活动障碍，生活自理能力下降，疼痛刺激，以及外固定的使用，易使患者产生焦虑、紧张等心理变化。

4. 辅助检查阳性结果评估

X线片结果确定骨折类型、移位方向。

5. 治疗效果的评估

(1) 局部无压痛及纵向叩击痛。

(2) 局部无反常活动。

(3) X线片显示骨折处有连续骨痂通过，骨折线已模糊。

(4) 拆除外固定后，成人上肢能胸前平举1 kg重物持续达1分钟。

(5) 连续观察2周，骨折处不变形。

(三) 护理诊断 (问题)

1. 疼痛

疼痛与骨折、软组织损伤、肌痉挛和水肿有关。

2. 潜在并发症

肌萎缩、关节僵硬。

(四) 主要护理措施

1. 病情观察与体位护理

(1) 疼痛护理。及时评估患者疼痛程度，遵医嘱给予止痛药物。

(2) 体位。用吊带或三角巾将患肢托起，以促进静脉回流，减轻肢体肿胀、疼痛。

2. 饮食护理

指导患者进食高蛋白、高维生素、高热量、高钙和高铁的食物。

3. 生活护理

指导患者进行力所能及的活动，必要时为其提供帮助。

4. 心理护理

向患者和家属解释骨折的愈合是一个循序渐进的过程，充分固定能为骨折断端连接提供良好的条件。正确的功能锻炼可以促进断端生长愈合和患肢功能恢复。

5. 健康教育

(1) 指导功能锻炼。复位固定后尽早开始手指屈伸活动，并进行上臂肌肉的主动舒缩运动，但禁止做上臂旋转运动。2～3周开始做主动的腕、肘关节屈伸活动和肩关节的外展、内收活动，逐渐增加活动量和活动频率。6～8周加大活动量，并作肩关节旋转活动，以防肩关节僵硬或萎缩。

(2) 复查。告知患者若骨折远端肢体肿胀或疼痛明显加重，肢体感觉麻木，肢端发凉，夹板或外固定松动，应立即到医院复查并评估功能恢复情况。

(3) 安全指导。指导患者及家属评估家庭环境的安全性，妥善放置可能影响患者活动的障碍物。

（五）护理效果评估

（1）患者是否主诉骨折部位疼痛减轻或消失，感觉舒适。

（2）患侧肢端能否维持正常的组织灌注，皮肤温度和颜色正常，末梢动脉搏动有力。

（3）能否避免出现肌萎缩、关节僵硬等并发症发生。一旦发生，能否及时发现和处理。

（4）患者在指导下能否按计划进行有效的功能锻炼，患肢功能恢复情况及有无活动障碍。

二、肱骨髁上骨折

（一）疾病概述

1. 概念

肱骨髁上骨折是指肱骨干与肱骨髁交接处发生的骨折。在肱骨干中下 1/3 段后外侧有桡神经沟，此处骨折最容易发生桡神经损伤。肱骨髁上骨折多发生于 10 岁以下儿童，占小儿肘部骨折的 30 ％～40 ％。

2. 相关病理生理

肱骨髁内侧、前方有肱动脉和正中神经，肱骨髁的内侧和外侧分别有尺神经和桡神经，骨折断端向前移位或侧方移位可损伤相应神经血管。在儿童期，肱骨下端有骨骺，若骨折线穿过骺板，有可能影响骨骺发育，导致肘内翻或外翻畸形。

骨筋膜室综合征：骨筋膜室是由骨、骨间膜、肌间膜和深筋膜形成的密闭腔隙。骨折时，骨折部位骨筋膜室内的压力增高，导致肌肉和神经因急性缺血而产生一系列早期综合征，主要表现为“5P”征：疼痛（pain）、苍白（pallor）、感觉异常（paresthesia）、麻痹（paralysis）及脉搏消失（pulseless）。

骨折的愈合过程及影响愈合的因素参见本节肱骨干骨折的相关内容。

3. 病因和诱因

肱骨髁上骨折多为间接暴力引起。根据暴力类型和骨折移位方向，可分为屈曲型和伸直型。

4. 临床表现

（1）症状：受伤后肘部出现疼痛、肿胀和功能障碍，肘后凸起，患肢处于半屈曲位，可有皮下瘀斑。

（2）体征：局部明显压痛和肿胀，有骨擦音及反常活动，肘部可扪到骨折断端，肘后三角关系正常。

5. 辅助检查

肘部正、侧位 X 线片能够确定骨折的存在以及骨折移位情况。

6. 治疗原则

（1）手法复位外固定。对受伤时间短，局部肿胀轻，没有血液循环障碍者，可进行手法复位外固定。复位后用后侧石膏托在屈肘位固定 4～5 周，屈肘角度以能清晰地扪及桡动脉搏动，无感觉运动障碍为宜。伤后时间较长，局部组织损伤严重，出现骨折部严重肿胀时，患者应卧床休息，抬高患肢，或用尺骨鹰嘴悬吊牵引，牵引重量 1～2 kg，同时加强手指活动，待 3～5 天肿胀消退后进行手法复位。

（2）切开复位内固定。手法复位失败或有神经血管损伤者，在切开直视下复位后内固定。

（二）护理评估

1. 一般评估

（1）健康史。①一般情况：了解患者的年龄、运动爱好、日常饮食结构等。②受伤情况：了解患者受伤的原因、部位和时间，受伤时的体位和环境，外力作用的方式、方向与性质，骨折轻重程度及有无合并神经血管损伤，急救处理的过程等。③既往史：重点了解与骨折愈合有关的因素，如患者有无骨折史，有无药物过敏史，有无手术史等。

（2）生命体征（T、P、R、BP）。按护理常规监测生命体征。

（3）患者主诉。受伤的原因、时间，外力方式与性质，骨折轻重程度及有无合并桡神经损伤，受伤时的体位和环境，急救处理的过程等。

（4）相关记录。外伤情况及既往史；X线片及实验室检查等结果记录。

2. 身体评估

（1）术前评估。

视诊：受伤后肘部出现肿胀和功能障碍，患肢处于半屈曲位，可有皮下瘀斑。若肱动脉挫伤或受压，可因前臂缺血而表现为局部肿胀、剧痛、皮肤苍白、发凉、麻木。

触诊：患肢有触痛、骨摩擦音，肘部可扪及骨折断端，肘后关系正常。若合并正中神经、尺神经或桡神经损伤，可有手臂感觉异常。

动诊：可见反常活动，若合并正中神经、尺神经或桡神经损伤，可有运动障碍。

量诊：患肢有无短缩、双侧上肢周径大小、关节活动度。

（2）术后评估。

视诊：受伤后肘部肿胀、皮下瘀斑减轻或消退；外固定清洁、干燥，保持有效固定。肱动脉挫伤或受压者，前臂缺血改善，局部肿胀减轻或消退，皮肤的颜色、温度、感觉正常。

触诊：患侧触痛减轻或消退；骨摩擦音消失；肘部可不能扪及骨折断端。若合并正中神经、尺神经或桡神经损伤者，手臂感觉恢复正常。

动诊：反常活动消失。若合并正中神经、尺神经或桡神经损伤者，运动正常。

量诊：患肢无短缩，双侧上肢周径大小相等，关节活动度无差异。

3. 心理、社会评估

患者突然受伤骨折，患侧肢体活动障碍，生活自理能力下降，疼痛刺激，以及外固定的使用，易使患者产生焦虑、紧张等心理变化。

4. 辅助检查阳性结果评估

由肘部正、侧位X线片结果确定骨折类型、移位方向。

5. 治疗效果的评估

（1）局部无压痛及纵向叩击痛。

（2）局部无反常活动。

（3）X线片显示骨折处有连续骨痂通过，骨折线已模糊。

（4）拆除外固定后，成人上肢能胸前平举1 kg重物持续达1分钟。

(5) 连续观察2周，骨折处不变形。

(三) 护理诊断 (问题)

1. 疼痛

疼痛与骨折、软组织损伤、肌痉挛和水肿有关。

2. 外周神经血管功能障碍的危险

外周神经血管功能障碍与骨和软组织损伤、外固定不当有关。

3. 不依从行为

不依从行为与患儿年龄小、缺乏对健康的正确认识有关。

(四) 主要护理措施

1. 病情观察与体位护理

(1) 疼痛护理。及时评估患者疼痛程度，遵医嘱给予止痛药物。

(2) 体位。用吊带或三角巾将患肢托起，以促进静脉回流，减轻肢体肿胀疼痛。

(3) 患肢缺血护理。观察石膏绷带或夹板固定的松紧度，必要时及时调整，以免神经、血管受压，影响有效组织灌注。观察前臂肿胀程度及手的感觉运动功能，如出现高张力肿胀，手指发凉、感觉异常，手指主动活动障碍、被动伸直剧痛，桡动脉搏动减弱或消失，即可确定骨筋膜室高压存在，须立即通知医师，并做好手术准备。如已出现“5P”征，及时手术也难以避免缺血性肌挛缩，从而遗留爪形手畸形。

2. 饮食护理

指导患者进食高蛋白、高维生素、高热量、高钙和高铁的食物。

3. 生活护理

指导患者进行力所能及的活动，必要时为其帮助。

4. 心理护理

向患者和家属解释骨折的愈合是一个循序渐进的过程，充分固定能为骨折断端连接提供良好的条件。正确的功能锻炼可以促进断端生长愈合和患肢功能恢复。

5. 健康教育

(1) 指导功能锻炼。复位固定后尽早开始手指及腕关节屈伸活动，并进行上臂肌肉的主动舒缩运动，有利于减轻水肿。4～6周外固定解除，开始肘关节屈伸活动。手术切开复位且内固定稳定的患者，术后2周即可开始肘关节活动。若患者为小儿，应耐心向患儿及家属解释功能锻炼的重要性，指导锻炼的方法，使家属能协助进行功能锻炼。

(2) 复查。告知患者及家属若骨折远端肢体肿胀或疼痛明显加重，肢体感觉麻木，肢端发凉，夹板或外固定松动，应立即到医院复查并评估功能恢复情况。

(3) 安全指导。指导患者及家属评估家庭环境的安全性，妥善放置可能影响患者活动的障碍物。

(五) 护理效果评估

(1) 患者是否主诉骨折部位疼痛减轻或消失，感觉舒适。

(2) 患侧肢端能否维持正常的组织灌注，皮肤温度和颜色正常，末梢动脉搏动有力。

(3) 能否避免缺血性肌挛缩导致爪形手畸形的发生。一旦发生骨筋膜室综合征，能否及时发现和处理。

(4) 患者在指导下能否按计划进行有效的功能锻炼，患肢功能恢复情况及有无活动障碍。

三、前臂双骨折

(一) 疾病概述

1. 概念

尺桡骨干双骨折较多见，占各类骨折的 6 %左右，以青少年多见。骨折后常导致复杂的移位，复位十分困难，易发生骨筋膜室综合征。

2. 相关病理生理

骨筋膜室综合征：骨筋膜室是由骨、骨间膜、肌间膜和深筋膜形成的密闭腔隙。骨折时，骨折部位骨筋膜室内的压力增高，导致肌肉和神经因急性缺血而产生一系列早期综合征，主要表现为“5P”征，即疼痛、苍白、感觉异常、麻痹及脉搏消失。

骨折的愈合过程及影响愈合的因素参见本节肱骨干骨折的相关内容。

3. 病因与诱因

尺桡骨干双骨折多由直接暴力、间接暴力和扭转暴力致伤。

(1) 直接暴力。多由重物直接打击、挤压或刀伤引起。特点为两骨同一平面的横形或粉碎性骨折，多伴有不同程度的软组织损伤，包括肌肉、肌腱断裂、神经血管损伤等，整复对位不稳定。

(2) 间接暴力。常为跌倒时手掌着地，由于桡骨负重较多，暴力作用向上传到后首先使桡骨骨折，残余暴力继而通过骨间膜向内下方传导，引起低位尺骨斜形骨折。

(3) 扭转暴力。跌倒时手掌着地，同时前臂发生旋转，导致不同平面的尺桡骨螺旋形骨折或斜形骨折，尺骨的骨折线多高于桡骨的骨折线。

4. 临床表现

(1) 症状。受伤后，患侧前臂出现疼痛、肿胀、畸形及功能障碍。

(2) 体征。可发现畸形、反常活动、骨摩擦感。尺骨上 1/3 骨干骨折可合并桡骨小头脱位，称为孟氏骨折。桡骨干下 1/3 骨干骨折合并尺骨小头脱位，称为盖氏骨折。

5. 辅助检查

X 线片检查应包括肘关节或腕关节，可发现骨折部位、类型、移位方向，以及是否合并有桡骨头脱位或尺骨小头脱位。

6. 治疗原则

(1) 手法复位外固定。手法复位成功后采用石膏固定，即用上肢前、后石膏夹板固定，待肿胀消退后改为上肢管型石膏固定，一般 8～12 周可达到骨性愈合。也可以采用小夹板固定，即在前臂掌侧、背侧、尺侧和桡侧分别放置 4 块小夹板并捆扎，将前臂放在防旋板上固定，再用三角巾悬吊患肢。

(2) 切开复位内固定。在骨折部位选择切口，在直视下准确对位，用加压钢板螺钉固定或髓内针固定。

（二）护理评估

1. 一般评估

（1）健康史。①一般情况：了解患者的年龄、职业特点、运动爱好、日常饮食结构，以及有无酗酒等。②受伤情况：了解患者受伤的原因、部位和时间，受伤时的体位和环境，外力作用的方式、方向与性质，骨折轻重程度，急救处理的过程等。③既往史：重点了解与骨折愈合有关的因素，如患者有无骨折史，有无滥用药物、服用特殊药物及药物过敏史，有无手术史等。

（2）生命体征（T、P、R、BP）。按护理常规监测生命体征。

（3）患者主诉。受伤的原因、时间、外力方式与性质，骨折轻重程度及有无合并桡神经损伤、受伤时的体位和环境、急救处理的过程等。

（4）相关记录。外伤情况及既往史；X线片及实验室检查等结果记录。

2. 身体评估

（1）术前评估。

视诊：患侧前臂出现肿胀、皮下瘀斑。

触诊：患肢有触痛、骨摩擦音或骨擦感。

动诊：可见反常活动。

量诊：患肢有无短缩、双侧上肢周径大小、关节活动度。

（2）术后评估。

视诊：患侧前臂出现肿胀、皮下瘀斑减轻或消退；外固定清洁、干燥，保持有效固定。

触诊：患侧触痛减轻或消退；骨摩擦音或骨擦感消失。

动诊：反常活动消失。

量诊：患肢无短缩，双侧上肢周径大小相等，关节活动度无差异。

3. 心理、社会评估

患者突然受伤骨折，患侧肢体活动障碍，生活自理能力下降，疼痛刺激，以及外固定的使用，易使患者产生焦虑、紧张等心理变化。

4. 辅助检查阳性结果评估

肘关节或腕关节X线片结果确定骨折类型、移位方向，以及是否合并有桡骨头脱位或尺骨小头脱位。

5. 治疗效果的评估

（1）局部无压痛及纵向叩击痛。

（2）局部无反常活动。

（3）X线片显示骨折处有连续骨痂通过，骨折线已模糊。

（4）拆除外固定后，成人上肢能平举1 kg重物持续达1分钟。

（5）连续观察2周，骨折处不变形。

（三）护理诊断（问题）

1. 疼痛

疼痛与骨折、软组织损伤、肌痉挛和水肿有关。

2. 外周神经血管功能障碍的危险

外周神经血管功能障碍与骨和软组织损伤、外固定不当有关。

3. 潜在并发症

肌萎缩、关节僵硬。

(四) 主要护理措施

1. 病情观察与体位护理

(1) 疼痛护理。及时评估患者疼痛程度，遵医嘱给予止痛药物。

(2) 体位。用吊带或三角巾将患肢托起，以促进静脉回流，减轻肢体肿胀疼痛。

(3) 患肢缺血护理。观察石膏绷带或夹板固定的松紧度，必要时及时调整，以免神经、血管受压，影响有效组织灌注。观察前臂肿胀程度及手的感觉运动功能，如出现高张力肿胀，手指发凉、感觉异常，手指主动活动障碍、被动伸直剧痛，桡动脉搏动减弱或消失，即可确定骨筋膜室高压存在，须立即通知医师，并做好手术准备。如已出现“5P”征，及时手术也难以避免缺血性肌挛缩，从而遗留爪形手畸形。

(4) 局部制动。支持并保护患肢在复位后的体位，防止腕关节旋前或旋后。

2. 饮食护理

指导患者进食高蛋白、高维生素、高热量、高钙和高铁的食物。

3. 生活护理

指导患者进行力所能及的活动，必要时提供帮助。

4. 心理护理

向患者和家属解释骨折的愈合是一个循序渐进的过程，充分固定能为骨折断端连接提供良好的条件。正确的功能锻炼可以促进断端生长愈合和患肢功能恢复。

5. 健康教育

(1) 指导功能锻炼。复位固定后尽早开始手指伸屈和用力握拳活动，并进行上臂和前臂肌肉的主动舒缩运动。2 周后局部肿胀消退，开始练习腕关节活动。4 周以后开始练习肘关节和肩关节活动。8～10 周拍片证实骨折已愈合，才可进行前臂旋转活动。

(2) 复查。告知患者及家属若骨折远端肢体肿胀或疼痛明显加重，肢体感觉麻木，肢端发凉，夹板或外固定松动，应立即到医院复查并评估功能恢复情况。

(3) 安全指导。指导患者及家属评估家庭环境的安全性，妥善放置可能影响患者活动的障碍物。

(五) 护理效果评估

(1) 患者是否主诉骨折部位疼痛减轻或消失，感觉舒适。

(2) 患侧肢端能否维持正常的组织灌注，皮肤温度和颜色正常，末梢动脉搏动有力。

(3) 能否避免缺血性肌挛缩导致爪形手畸形的发生。一旦发生骨筋膜室综合征，能否及时发现和处理。

(4) 患者在指导下能否按计划进行有效的功能锻炼，患肢功能恢复情况及有无活动障碍。

四、桡骨远端骨折

（一）疾病概述

1. 概念

桡骨远端骨折是指距桡骨远端关节面 3 cm 以内的骨折，常见于有骨质疏松的中老年妇女。

2. 相关病理生理

骨折的愈合过程及影响愈合的因素参见本节肱骨骨折的相关内容。

3. 病因与分类

该病多为间接暴力引起。根据受伤的机制不同，可发生伸直型骨折和屈曲型骨折。

4. 临床表现

（1）症状。伤后腕关节局部疼痛和皮下瘀斑、肿胀、功能障碍。

（2）体征。患侧腕部压痛明显，腕关节活动受限。伸直型骨折由于远折端向背侧移位，从侧面看腕关节呈“银叉样”畸形；又由于其远折端向桡侧移位，从正面看呈“枪刺样”畸形。屈曲型骨折者受伤后腕部出现下垂畸形。

5. 辅助检查

X 线片可见典型移位。

6. 治疗原则

（1）手法复位外固定。对伸直型骨折者，手法复位后在旋前、屈腕、尺偏位用超腕关节石膏绷带固定或小夹板固定 2 周。水肿消退后，在腕关节中立位改用前臂管型石膏或继续用小夹板固定。屈曲型骨折处理原则基本相同，复位手法相反。

（2）切开复位内固定。严重粉碎性骨折移位明显、手法复位失败或复位后外固定不能维持复位者，可行切开复位，用松质骨螺钉、T 形钢板或钢针固定。

（二）护理评估

1. 一般评估

（1）健康史。①一般情况：了解患者的年龄、职业特点、运动爱好、日常饮食结构，以及有无酗酒等。②受伤情况：了解患者受伤的原因、部位和时间，受伤时的体位和环境，外力作用的方式、方向与性质，骨折轻重程度，急救处理的过程等。③既往史：重点了解与骨折愈合有关的因素，如患者有无骨折史，有无滥用药物、服用特殊药物及药物过敏史，有无手术史等。

（2）生命体征（T、P、R、BP）。按护理常规监测生命体征。

（3）患者主诉。受伤的原因、时间、外力方式与性质，骨折轻重程度及有无合并桡神经损伤、受伤时的体位和环境、急救处理的过程等。

（4）相关记录。外伤情况及既往史；X 线片及实验室检查等结果记录。

2. 身体评估

（1）术前评估。

视诊：患侧腕关节出现肿胀、皮下瘀斑；伸直型骨折从侧面看腕关节呈“银叉样”畸形，从正面看呈“枪刺样”畸形；屈曲型骨折者受伤后腕部出现下垂畸形。

触诊：患侧腕关节压痛明显。

动诊：患侧腕关节活动受限。

量诊：患肢有无短缩、双侧上肢周径大小、关节活动度。

（2）术后评估。

视诊：患侧腕关节出现肿胀、皮下瘀斑减轻或消退；外固定清洁、干燥，保持有效固定。

触诊：患侧腕关节压痛减轻或消退。

动诊：患侧腕关节活动改善或恢复正常。

量诊：患肢无短缩，双侧上肢周径大小相等，关节活动度无差异。

3. 心理、社会评估

患者突然受伤骨折，患侧肢体活动障碍，生活自理能力下降，疼痛刺激，以及外固定的使用，易使患者产生焦虑、紧张等心理变化。

4. 辅助检查阳性结果评估

肘腕关节X线片结果确定骨折类型、移位方向。

5. 治疗效果的评估

（1）局部无压痛。

（2）局部无反常活动。

（3）X线片显示骨折处有连续骨痂通过，骨折线已模糊。

（4）拆除外固定后，成人上肢能胸前平举1 kg重物持续达1分钟。

（5）连续观察2周，骨折处不变形。

（三）护理诊断（问题）

1. 疼痛

疼痛与骨折、软组织损伤、肌痉挛和水肿有关。

2. 外周神经血管功能障碍的危险

外周神经血管功能障碍与骨和软组织损伤、外固定不当有关。

（四）主要护理措施

1. 病情观察与体位护理

（1）疼痛护理。及时评估患者疼痛程度，遵医嘱给予止痛药物。

（2）体位。用吊带或三角巾将患肢托起，以促进静脉回流，减轻肢体肿胀疼痛。

（3）患肢缺血护理。观察石膏绷带或夹板固定的松紧度，必要时及时调整，以免神经、血管受压，影响有效组织灌注。观察前臂肿胀程度及手的感觉运动功能，如出现高张力肿胀，手指发凉、感觉异常，手指主动活动障碍、被动伸直剧痛，桡动脉搏动减弱或消失，即可确定骨筋膜室高压存在，须立即通知医师，并做好手术准备。

（4）局部制动。支持并保护患肢在复位后的体位，防止腕关节旋前或旋后。

2. 饮食护理

指导患者进食高蛋白、高维生素、高热量、高钙和高铁的食物。

3. 生活护理

指导患者进行力所能及的活动，必要时提供帮助。

4. 心理护理

向患者和家属解释骨折的愈合是一个循序渐进的过程，充分固定能为骨折断端连接提供良好的条件。正确的功能锻炼可以促进断端生长愈合和患肢功能恢复。

5. 健康教育

(1) 指导功能锻炼。复位固定后尽早开始手指伸屈和用力握拳活动，并进行前臂肌肉的主动舒缩运动。4～6 周可去除外固定，逐渐开始关节活动。

(2) 复查。告知患者及家属若骨折远端肢体肿胀或疼痛明显加重，肢体感觉麻木，肢端发凉，夹板或外固定松动，应立即到医院复查并评估功能恢复情况。

(3) 安全指导。指导患者及家属评估家庭环境的安全性，妥善放置可能影响患者活动的障碍物。

(五) 护理效果评估

(1) 患者是否主诉骨折部位疼痛减轻或消失，感觉舒适。

(2) 患侧肢端能否维持正常的组织灌注，皮肤温度和颜色正常，末梢动脉搏动有力。

(3) 能否避免缺血性肌挛缩的发生。一旦发生，能否及时发现和处理。

(4) 患者在指导下能否按计划进行有效的功能锻炼，患肢功能恢复情况及有无活动障碍。

五、股骨颈骨折

(一) 疾病概述

1. 概念

股骨颈骨折多发生在中老年人，以女性多见。常出现骨折不愈合（约占 15 %）和股骨头缺血性坏死（占 20 %～30 %）。

2. 相关病理生理

股骨颈骨折的发生常与骨质疏松导致骨质量下降有关，使患者在遭受轻微扭转暴力时即发生骨折。

骨折的愈合过程及影响愈合的因素参见本节肱骨干骨折的相关内容。

3. 病因与分类

患者多在走路时滑倒，身体发生扭转倒地，间接暴力传导致股骨颈发生骨折。青少年股骨颈骨折较少见，常需较大暴力才会引起，且多为不稳定型。

(1) 按骨折线部位分为股骨头下骨折、经股骨颈骨折和股骨颈基底骨折。

(2) 按 X 线表现分为内收骨折、外展骨折。

(3) 按移位程度分类常采用 Garden 分型，可分为不完全骨折、完全骨折但不移位、完全骨折部分移位且股骨头与股骨颈有接触、完全移位的骨折。

4. 临床表现

(1) 症状。中老年人有摔倒受伤史，伤后感髋部疼痛，下肢活动受限，不能站立和行走。嵌插骨折患者受伤后仍能行走，但是数日后髋部疼痛逐渐加强，活动后更痛，甚至完全不能行走，提示可能由受伤时的稳定骨折发展为不稳定骨折。

（2）体征。患肢缩短，出现外旋畸形，一般在45°～60°。患侧大转子突出，局部压痛和轴向叩击痛。患者较少出现髋部肿胀和瘀斑。

5. 辅助检查

髋部正侧位X线片可见明确骨折的部位、类型、移位情况，是选择治疗方法的重要依据。

6. 治疗原则

（1）非手术治疗。无明显移位的骨折、外展型或嵌插型等稳定性骨折者，年龄过大、全身情况差。合并有严重心、肺、肾、肝等功能障碍者，可选择非手术治疗。患者可穿防旋鞋，下肢30°外展中立位皮肤牵引，卧床6～8周。对全身情况很差的高龄患者应以挽救生命和治疗并发症为主，骨折可不进行特殊治疗。尽管可能发生骨折不愈合，但患者仍能扶拐行走。

（2）手术治疗。对内收型骨折和有移位的骨折，65岁以上老年人的股骨头下型骨折、青少年股骨颈骨折、股骨陈旧骨折不愈合，以及影响功能的畸形愈合等，应采用手术治疗。

闭合复位内固定：对所有类型股骨颈骨折患者均可进行闭合复位内固定术。闭合复位成功后，在股骨外侧打入多根空心加压螺钉内固定或动力髋钉板固定。

切开复位内固定：对闭合复位困难或复位失败者可行切开复位内固定术。经切口在直视下复位，用加压螺钉。

人工关节置换术：对全身情况尚好的高龄患者股骨头下骨折，已合并骨关节炎或股骨头坏死者，可选择单纯人工股骨头置换术或全髋关节置换术。

（二）护理评估

1. 一般评估

（1）健康史。①一般情况：了解患者的年龄、职业特点、运动爱好、日常饮食结构，以及有无酗酒等。②受伤史：有摔倒受伤后感髋部疼痛，下肢活动受限，不能站立和行走。③既往史：重点了解与骨折愈合有关的因素，如患者有无骨折史，有无滥用药物、服用特殊药物及药物过敏史，有无手术史等。

（2）生命体征（T、P、R、BP）。根据病情定时监测生命体征。

（3）患者主诉。受伤的原因、时间、外力方式与性质，骨折轻重程度及有无合并桡神经损伤、受伤时的体位和环境、急救处理的过程等。

（4）相关记录。外伤情况及既往史；X线片及实验室检查等结果记录。

2. 身体评估

（1）术前评估。

视诊：患肢出现外旋畸形，股骨大转子突出。

触诊：患肢局部压痛。

叩诊：患肢局部纵向压痛。

动诊：患肢活动受限。

量诊：患肢有无短缩、双侧下肢周径大小、关节活动度。

（2）术后评估。

视诊：患肢保持外展中立位；外固定清洁、干燥，保持有效固定。

触诊：患肢局部压痛减轻或消退。

叩诊：患肢局部纵向压痛减轻或消退。

动诊：患肢根据愈合情况进行相应活动。

量诊：患肢无短缩，双侧下肢周径大小相等，关节活动度无差异。

3. 心理、社会评估

患者受伤骨折，患侧肢体活动障碍，生活自理能力下降，疼痛刺激，以及外固定的使用，易使患者产生焦虑、紧张等心理变化。

4. 辅助检查阳性结果评估

髋部正侧位 X 线片结果确定骨折的部位、类型、移位方向。

5. 治疗效果的评估

（1）局部无压痛及叩击痛。

（2）局部无反常活动。

（3）内固定治疗者，X 线片显示骨折处有连续骨痂通过，骨折线已模糊。

（4）X 线片证实骨折愈合后可正常行走或负重行走。

（三）护理诊断（问题）

1. 躯体活动障碍

躯体活动障碍与骨折、牵引或石膏固定有关。

2. 失用综合征的危险

失用综合征与骨折、软组织损伤或长期卧床有关。

3. 潜在并发症

下肢深静脉血栓、肺部感染、压疮、股骨头缺血坏死、骨折不愈合、关节脱位、关节感染等。

（四）主要护理措施

1. 病情观察与并发症预防

（1）搬运与移动。尽量避免搬运和移动患者。搬运时将髋关节与患肢整体托起，防止关节脱位或骨折断端移位造成新的损伤。在病情允许的情况下，指导患者借助吊架或床栏更换体位、坐起、转移到轮椅上，以及使用助行器、拐杖行走的方法。

（2）疼痛护理。及时评估患者疼痛程度，遵医嘱给予止痛药物。人工关节置换术后患者有中度至重度疼痛，术后用患者自控性止痛治疗、静脉或硬膜外止痛治疗可以控制疼痛。疼痛将逐渐减轻，到术后第 3 天，口服止痛药就可以充分缓解疼痛。口服止痛药在运动或体位改变前 1.5 小时服用为宜。

（3）下肢深静脉血栓的预防。指导患者卧床时多做踝关节运动，鼓励患者术后早期运动和行走。人工关节置换术后患者要穿抗血栓长袜或充气压力长袜，术后第 1 天鼓励患者下床取坐位。

（4）压疮的预防。保持床单的清洁、干燥，定时翻身并按摩受压的骨突部位，避免剪切力、摩擦力等。

(5) 肺部感染的预防。鼓励患者进行主动咳嗽，可指导患者使用刺激性肺活量测定器（一种显示一次呼吸气量多少的塑料装置）来逐步增加患者的呼吸深度，调节深呼吸和咳嗽过程，防止肺炎。

(6) 关节感染的预防。保持关节腔内有效的负压吸引，引流管留置不应超过 72 小时，24 小时引流量少于 20 mL 后才可拔管。若手术后关节持续肿胀疼痛、伤口有异常体液溢出、皮肤发红、局部皮温较高，应警惕是否为关节感染。关节感染虽然少见，但是却是最严重的并发症。

2. 饮食护理

指导患者进食高蛋白、高维生素、高热量、高钙和高铁的食物。对于手术或进食困难者，予以静脉营养支持。

3. 生活护理

指导患者进行力所能及的活动，必要时为其帮助，如协助进食、进水、排便和翻身等。

4. 心理护理

向患者和家属解释骨折的愈合是一个循序渐进的过程，充分固定能为骨折断端连接提供良好的条件。正确的功能锻炼可以促进断端生长愈合和患肢功能恢复。对可能遗留残疾的患者，应鼓励其表达自己的思想，减轻患者及其家属的心理负担。

5. 健康教育

(1) 非手术治疗。卧床期间保持患肢外展中立位，即平卧时两腿分开 30°，腿间放枕头，脚尖向上或穿“丁”字鞋。不可使患肢内收或外旋，坐起时不能交叉盘腿，以免发生骨折移位。翻身过程应由护士或家属协助，使患肢在上且始终保持外展中立位，然后在两大腿之间放 1 个枕头以防内收。指导患肢股四头肌等长收缩、踝关节和足趾屈伸旋转运动，在非睡眠状态下每小时练习1 次，每次 5～20 分钟，以防止下肢深静脉血栓、肌萎缩和关节僵硬。在锻炼患肢的同时，指导患者进行双上肢及健侧下肢全范围关节活动和功能锻炼。

一般 8 周后复查 X 线片，若无异常可去除牵引后在床上坐起；3 个月后骨折基本愈合，可先双扶拐患肢不负重活动，后逐渐单拐部分负重活动；6 个月后复查 X 线检查显示骨折愈合牢固后，可完全负重行走。

(2) 内固定治疗。卧床期间不可使患肢内收，坐起不能交叉盘腿。若骨折复位良好，术后早期即可扶双拐下床活动，逐渐增加负重重量，X 线检查证实骨折愈合后可弃拐负重行走。

(3) 人工关节置换术。卧床期间两腿间垫枕，保持患肢外展中立位，同时进行患肢股四头肌等长收缩、踝关节和足趾屈伸旋转运动。骨水泥型假体置换术后第 1 天后，即可遵医嘱进行床旁坐、站及扶双拐行走练习。生物型假体置换者一般于术后 1 周开始逐步进行行走练习。根据患者个体情况不同，制订具体康复计划，如果活动后感觉到关节持续疼痛和肿胀，说明练习强度过大。

在术后 3 个月内，关节周围软组织没有充分愈合，为避免关节脱位，应尽量避免屈髋大于 90°和下肢内收超过身体中线。因此，避免下蹲、坐矮凳、坐沙发、跪姿、盘腿、过度内收或外旋、交叉腿站立、跷二郎腿或过度弯腰拾物等动作；侧卧时应健侧在下，患肢在上，两腿间夹枕头；排便时使用坐便器。可以坐高椅、散步、骑车、跳舞和游泳等，上楼时健肢先上，下楼时患肢先下。另外，嘱患者尽量不做或少做有损人工关节的活动，如爬山、爬楼梯和跑步等；避免在负重状态下反复做髋关节屈伸运动，或做剧烈跳跃和急转急停运动。肥胖患者应控制体重，预防骨质疏松，避免过多负重。

警惕术后关节感染的发生。人工关节置换多年后关节松动或磨损，可在活动时出现关节疼痛、跛行、髋关节功能减退。患者摔倒或髋关节扭伤后髋部不能活动，伴有疼痛，双下肢不等长，可能出现了关节脱位。嘱患者出现以上情况应尽快就诊。

术后1、2、3、6、12个月，以及以后每年严格定期随诊，以便指导患者锻炼和了解康复情况。

（4）安全指导。指导患者及家属评估家庭环境的安全性，妥善放置可能影响患者活动的障碍物。指导患者安全使用步行辅助器械或轮椅。行走练习时需有人陪伴，以防摔倒。

（五）护理效果评估

（1）患者是否主诉骨折部位疼痛减轻或消失，感觉舒适。

（2）患侧肢端能否维持正常的组织灌注，皮肤温度和颜色正常，末梢动脉搏动有力。

（3）能否避免下肢深静脉血栓、肺部感染、压疮、股骨头缺血坏死、骨折不愈合、关节脱位、关节感染等并发症的发生。一旦发生，能否及时发现和处理。

（4）患者在指导下能否按计划进行有效的功能锻炼，患肢功能恢复情况及有无活动障碍。

六、股骨干骨折

（一）疾病概述

1. 概念

股骨干骨折是至股骨转子以下、股骨髁以上部位的骨折，包括粗隆下2～5 cm至股骨髁上2～5 cm的骨干，约占全身骨折6％。

2. 相关病理生理

股骨是人体最粗、最长、承受应力最大的管状骨，股骨干血运丰富，一旦骨折，常有大量失血。股骨干为3组肌肉所包围，其中伸肌群最大，由股神经支配；屈肌群次之，由坐骨神经支配；内收肌群最小，由闭孔神经支配，由于大腿的肌肉发达，骨折后多有错位及重叠。股骨干周围的外展肌群，与其他肌群相比其肌力稍弱，外展肌群位于臀部附着在大粗隆上，由于内收肌的作用，骨折远端常有向内收移位的倾向，已对位的骨折，常有向外弓的倾向，这种移位和成角倾向，在骨折治疗中应注意纠正和防止。

一般股骨上1/3骨折时，其移位方向比较规律，骨折近端因受外展、外旋肌群和髂腰肌的作用而出现外展、外旋和屈曲等向前、外成角突起移位，骨折远端则向内、向后、向上重叠移位。股骨中1/3骨折时，除原骨折端向上重叠外，移位多随暴力方向而异，一般远折端多向后向内移位。股骨下1/3骨折时，近折端因受内收肌的牵拉而向后倾斜成角突起移位，有损伤腘窝部动脉、静脉及神经的危险。

3. 病因与分类

多数骨折由强大的直接暴力所致，如撞击、挤压等；一部分骨折由间接暴力所致，如杠杆作用力、扭转作用力、由高处跌落的作用力等。正常股骨干在遭受强大外力才发生骨折。多数原因是车祸、行人相撞、坠落伤等高。

股骨干骨折由于部位不同可分为上 1/3 骨折、中 1/3 骨折和下 1/3 骨折，以中下 1/3 交界处骨折最为多见。

4. 临床表现

(1) 症状。受伤后患肢疼痛、肿胀，远端肢体异常扭曲，不能站立和行走。

(2) 体征。患肢明显畸形，可出现反常活动、骨擦音。单一股骨干骨折因失血较多者，可能出现休克前期表现；若合并多处骨折，或双侧股骨干骨折，发生休克的可能性很大，甚至可以出现休克表现。若骨折损伤腘动脉、腘静脉、胫神经或腓总神经，可出现远端肢体相应的血液循环、感觉和运动障碍。

5. 辅助检查

X 线正、侧位拍片可明确骨折部位、类型和移位情况。

6. 治疗原则

(1) 非手术治疗。

牵引法。①皮牵引：适用于 3 岁以下儿童。②骨牵引：适于成人各类型股骨骨折。由于需长期卧床、住院时间长、并发症多，目前已逐渐少用。牵引现在更多的是作为常规的术前准备或其他治疗前使用。

石膏支具。离床治疗和防止髋人字石膏引起膝关节、髋关节挛缩导致石膏支具的发展。石膏支具在理论上有许多特点，它允许逐渐负重，可以改善肌肉和关节的功能，增加骨骼的应力刺激，促进骨折愈合。

(2) 手术治疗。采用切开复位内固定。由于内固定器械的改进，手术技术的提高，以及人们对骨折治疗观念的改变，股骨干骨折多趋向于手术治疗。内固定的选择应考虑到患者的全身情况、软组织情况及骨折损伤类型。内固定材料包括钢板螺钉和髓内钉。

(二) 护理评估

1. 一般评估

(1) 健康史。①一般情况：了解患者的年龄、职业特点、运动爱好、日常饮食结构，以及有无酗酒等。②受伤情况：了解患者受伤的原因、部位和时间，受伤时的体位和环境，外力作用的方式、方向与性质，骨折轻重程度，急救处理的过程等。③既往史：重点了解与骨折愈合有关的因素，如患者有无骨折史，有无滥用药物、服用特殊药物及药物过敏史，有无手术史等。

(2) 生命体征 (T、P、R、BP)。密切观察患者的生命体征及神志，警惕休克发生。

(3) 患者主诉。受伤的原因、时间、外力方式与性质，骨折轻重程度及有无合并血管神经损伤、受伤时的体位和环境、急救处理的过程等。

(4) 相关记录。外伤情况及既往史；X 线片及实验室检查等结果记录。

2. 身体评估

(1) 术前评估。

视诊：肢体肿胀、缩短，由于肌肉痉挛，常有明显的扭曲畸形。

触诊：局部皮温可偏高，有明显压痛。完全骨折有骨擦音。触诊患肢足背动脉、腘窝动脉搏动情况。

动诊：可见反常活动，膝、髋关节活动受限，不能站立和行走。

量诊：患肢有无短缩、双侧下肢周径大小、关节活动度。

(2) 术后评估。

视诊：牵引患者患肢保持外展中立位；外固定清洁、干燥，保持有效固定。

触诊：患肢局部压痛减轻或消退。

动诊：患肢根据愈合情况进行如活动足部、踝关节及小腿。

量诊：患肢无短缩，双侧上肢周径大小相等，关节活动度无差异。

3. 心理、社会评估

评估心理状态，了解患者社会背景，致伤经过及家庭支持系统，对疾病的接受程度，是否承受心理负担，能否有效调节角色转换。

4. 辅助检查阳性结果评估

X线片结果明确骨折具体部位、类型、稳定性及损伤程度。

5. 治疗效果的评估

(1) 非手术治疗评估要点。

消肿处理效果的评估：观察患肢肿胀变化；使用冷疗技术后的效果；末梢感觉异常者避免冻伤。联合药物静脉使用时密切观察穿刺部位，谨防药物外渗引起局部组织损害。

保持有效牵引效果评估：骨牵引穿刺的针眼有无出现感染征，注意观察患者有无足下垂情况，并注意膝关节外侧腓总神经有无受压。小儿悬吊牵引时无故哭闹应仔细查找原因，调整牵引带，经常检查双足的血液循环和感觉有无异常，皮肤有无破损、溃疡。

观察石膏松紧情况，有无松脱、过紧、污染、断裂。长期固定有无出现关节僵硬、肌肉萎缩、肺炎、压疮、泌尿系统感染等并发症。

(2) 手术治疗评估要点。

评估术区伤口敷料有无渗血、渗液，评估早期功能锻炼的掌握情况。

观察患肢末梢血液循环、活动、感觉，及早发现术后并发症。

(三) 护理诊断 (问题)

1. 疼痛

疼痛与骨折有关。

2. 躯体移动障碍

躯体移动障碍与骨折或牵引有关。

3. 潜在并发症

低血容量休克。

（四）主要护理措施

1. 病情观察与并发症预防

（1）病情观察。由于股骨干骨折失血量较大，观察患者有无脉搏增快、皮肤湿冷、血压下降等低血容量性休克表现。因骨折可损伤下肢重要神经或血管，观察患肢血液供应，如足背动脉搏动和毛细血管充盈情况，并与健肢比较，同时观察患肢是否出现感觉和运动障碍等。一旦发生异常，及时报告医师并协助处理。

（2）疼痛护理。及时评估患者疼痛程度，遵医嘱给予止痛药物。

（3）牵引护理。①保持有效牵引，定期测量下肢的长度和力线，以免造成过度牵引和骨端旋转。②注意牵引针是否有移位，若有移位应消毒后调整。③预防腓总神经损伤，在膝外侧腓骨头处垫纱布或棉垫，防止腓总神经受压，经常检查足部背伸运动，询问是否有感觉异常等情况。④长期卧床者，骶尾处皮肤受压易发生压疮，给予睡气垫床，定时按摩受压处皮肤，足跟悬空。

2. 饮食

给予患者高热量、高蛋白、高纤维素、高钙，富含维生素及果胶成分的饮食，如牛奶、鸡蛋、海米、虾皮、鱼汤、骨头汤、新鲜蔬菜和水果等。

3. 用药护理

了解药物不良反应，对症处理用药时观察患者用药后效果。根据疼痛程度使用止痛药，并评估不良反应。

4. 心理护理

向患者和家属解释骨折的愈合是一个循序渐进的过程，充分固定能为骨折断端连接提供良好的条件。正确的功能锻炼可以促进断端生长愈合和患肢功能恢复。鼓励患者表达自己的思想，减轻患者及其家属的心理负担。

5. 健康教育

（1）指导功能锻炼。患肢固定后，可在持续牵引下做股四头肌等长舒缩运动，并活动足部、踝关节和小腿。卧床期间鼓励患者利用牵引架拉手环或使用双肘、健侧下肢三点支撑抬起身体使局部减轻压力。在 X 线片证实有牢固的骨折愈合后，才能取消牵引，进行较大范围的运动。有条件时，也可在 8～10 周，有外固定架保护，早期不负重活动，以后逐渐增加负重。股骨中段以上骨折，下床活动时始终应注意保持患肢的外展体位，以免因负重和内收肌的作用而发生继发性向外成角突起畸形。

（2）复查。告知患者及家属若骨折远端肢体肿胀或疼痛明显加重，肢体感觉麻木，肢端发凉，应立即到医院复查并评估功能恢复情况。

（3）安全指导。指导患者及家属评估家庭环境的安全性，妥善放置可能影响患者活动的障碍物。

（五）护理效果评估

（1）患者是否主诉骨折部位疼痛减轻或消失，感觉舒适。

（2）患侧肢端能否维持正常的组织灌注，皮肤温度和颜色正常，末梢动脉搏动有力。

（3）能否避免低血容量休克等并发症的发生。一旦发生，患者能否及时发现和处理。

（4）患者在指导下能否按计划进行有效的功能锻炼，患肢功能恢复情况及有无活动障碍。

七、胫腓骨干骨折

（一）疾病概述

1. 概念

胫腓骨干骨折指胫骨平台以下至踝以上部分发生的骨折，占全身骨折的 13 %～17 %。

2. 相关病理生理

胫腓骨是长管状骨中最常发生骨折的部位，10 岁以下儿童尤为多见，其中以胫腓骨双骨折最多，胫骨骨折次之，单纯腓骨骨折最少。胫腓骨由于部位的关系，遭受直接暴力打击、压轧的机会较多，又因胫骨前内侧紧贴皮肤，所以开放性骨折较多见。严重外伤、创口面积大、骨折粉碎、污染严重、组织遭受挫裂伤为本病的特点。

3. 病因与分类

（1）病因。①直接暴力：多为重物撞击、车轮碾轧等直接暴力引发的损伤，可引起胫腓骨同一平面的横形、短斜形或粉碎性骨折。②间接暴力：多为高处坠落后足着地，身体发生扭转所致。可引起胫骨、腓骨螺旋形或斜形骨折，软组织损伤较小，腓骨的骨折线高于胫骨骨折线。儿童胫腓骨干骨折常为青枝骨折。

（2）分类。胫腓骨干骨折可分为：①胫腓骨干双骨折；②单纯胫骨干骨折；③单纯腓骨骨折。

4. 临床表现

（1）症状。患肢局部疼痛、肿胀，不敢站立和行走。

（2）体征。患肢可有反常活动和明显畸形。由于胫腓骨表浅，骨折常合并软组织损伤，形成开放性骨折，可见骨折端外露。胫骨上 1/3 骨折可致胫后动脉损伤，引起下肢严重缺血甚至坏死。胫骨中 1/3 骨折可引起骨筋膜室压力升高，胫前区和腓肠肌区可有张力增加。胫骨下1/3骨折由于血运差，软组织覆盖少，容易发生延迟愈合或不愈合。腓骨颈有移位的骨折可损伤腓总神经，可出现相应感觉和运动功能障碍。骨折后期，若骨折对位对线不良，使关节面失去平行，改变了关节的受力面，则易发生创伤性关节。小儿青枝骨折表现为不敢负重和局部压痛。

5. 辅助检查

X 线检查应包括膝关节和踝关节，可确定骨折的部位、类型和移位情况。

6. 治疗原则

（1）非手术治疗。

手法复位外固定：稳定的胫腓骨骨干横形骨折或短斜形骨折可在手法复位后用小夹板或长腿石膏固定，6～8 周可扶拐负重行走。单纯胫骨干骨折由于有完整腓骨的支撑，石膏固定6～8 周可下地活动。单纯胫骨干骨折若不伴有胫腓上、下关节分离，也无须特殊治疗。为减少下地活动时疼痛，用石膏固定3～4 周。

牵引复位：不稳定的胫腓骨干双骨折可采用腿骨结节牵引，纠正缩短畸形后手法复位，小夹板固定。6 周后去除牵引，改用小腿功能支架固定，或行长腿石膏固定，可下地负重行走。

（2）手术治疗。手法复位失败、损伤严重或开放性骨折者应切开复位，选择钢板螺钉或髓内针固定。若固定牢固，手术4～6周可负重行走。

（二）护理评估

1．一般评估

（1）健康史。①一般情况：了解患者的年龄、职业特点、运动爱好、日常饮食结构，以及有无酗酒等。②受伤情况：了解患者受伤的原因、部位和时间，受伤时的体位和环境，外力作用的方式、方向与性质，骨折轻重程度，急救处理的过程等。③既往史：重点了解与骨折愈合有关的因素，如患者有无骨折史，有无滥用药物、服用特殊药物及药物过敏史，有无手术史等。

（2）生命体征（T、P、R、BP）。①发热：骨折患者体温一般在正常范围。损伤严重或因血肿吸收，可出现低热但一般不超过38 ℃。开放性骨折出现高热，多由感染引起。②休克：因骨折部位大量出血、剧烈疼痛或合并内脏损伤而引起失血性或创伤性休克，多见于严重的开放性骨折。

（3）患者主诉。受伤的原因、时间、外力方式与性质，骨折轻重程度及有无合并血管神经损伤、受伤时的体位和环境、急救处理的过程等。

（4）相关记录。外伤情况及既往史；X线片及实验室检查等结果记录。

2．身体评估

（1）术前评估。

视诊：肢体肿胀，有明显畸形。

触诊：局部皮肤温度可偏高，明显压痛；有骨擦音。

动诊：可见反常活动，不能站立和行走。

量诊：患肢有无短缩、双侧下肢周径大小、关节活动度。

（2）术后评估。

视诊：牵引患者患肢保持外展中立位；外固定清洁、干燥，保持有效固定。

触诊：患肢局部压痛减轻或消退。

动诊：患肢根据愈合情况进行，如活动足部、踝关节及小腿。

量诊：患肢无短缩，双侧上肢周径大小相等，关节活动度无差异。

3．心理、社会评估

评估心理状态，了解患者社会背景，致伤经过及家庭支持系统，对疾病的接受程度，是否承受心理负担，能否有效调节角色转换。

4．辅助检查阳性结果评估

X线片结果明确骨折具体部位、类型、稳定性及损伤程度。

5．治疗效果的评估

（1）局部无压痛及叩击痛。

（2）局部无反常活动。

（3）内固定治疗者，X线片显示骨折处有连续骨痂通过，骨折线已模糊。

(4) X线片证实骨折愈合后可正常行走或负重行走。

(5) 连续观察2周，骨折处不变形。

(三) 护理诊断 (问题)

1. 疼痛

疼痛与骨折、软组织损伤、肌痉挛和水肿有关。

2. 外周神经血管功能障碍的危险

外周神经血管功能障碍与骨和软组织损伤、外固定不当有关。

3. 潜在并发症

肌萎缩、关节僵硬。

(四) 主要护理措施

1. 病情观察与并发症预防

(1) 病情观察。因骨折可损伤下肢重要神经或血管，观察患肢血液供应，如足背动脉搏动和毛细血管充盈情况，并与健肢比较，同时观察患肢是否出现感觉和运动障碍等。一旦发生异常，及时报告医师并协助处理。

(2) 疼痛护理。及时评估患者疼痛程度，遵医嘱给予止痛药物。

(3) 牵引护理。①保持有效牵引，定期测量下肢的长度和力线，以免造成过度牵引和骨端旋转。②注意牵引针是否有移位，若有移位应消毒后调整。③预防腓总神经损伤，经常检查足部背伸运动，询问是否有感觉异常等情况。④长期卧床者，骶尾处皮肤受压易发生压疮，给予睡气垫床，定时按摩受压处皮肤，足跟悬空。

2. 饮食

给予患者高热量、高蛋白、高纤维素、高钙，富含维生素及果胶成分的饮食，如牛奶、鸡蛋、海米、虾皮、鱼汤、骨头汤、新鲜蔬菜和水果等。

3. 用药护理

了解药物不良反应，对症处理用药时观察其用药后效果。根据疼痛程度使用止痛药，并评估不良反应。

4. 心理护理

向患者和家属解释骨折的愈合是一个循序渐进的过程，充分固定能为骨折断端连接提供良好的条件。正确的功能锻炼可以促进断端生长愈合和患肢功能恢复。鼓励患者表达自己的思想，减轻患者及其家属的心理负担。

5. 健康教育

(1) 指导功能锻炼。复位固定后尽早开始趾间和足部关节的屈伸活动，做四头肌等长舒缩运动，以及髌骨的被动运动。有夹板外固定者可进行踝关节和膝关节活动，但禁止在膝关节伸直情况下旋转大腿，以防发生骨不连。去除牵引或外固定后遵医嘱进行膝关节和踝关节的屈伸练习和髋关节各种运动，逐渐下地行走。

(2) 复查。告知患者及家属若骨折远端肢体肿胀或疼痛明显加重，肢体感觉麻木，肢端发凉，应立即到医院复查并评估功能恢复情况。

(3) 安全指导。指导患者及家属评估家庭环境的安全性，妥善放置可能影响患者活动的障碍物。

（五）护理效果评估

（1）患者是否主诉骨折部位疼痛减轻或消失，感觉舒适。

（2）患侧肢端能否维持正常的组织灌注，皮肤温度和颜色正常，末梢动脉搏动有力。

（3）能否避免低血容量休克等并发症的发生。一旦发生，患者能否及时发现和处理。

（4）患者在指导下能否按计划进行有效的功能锻炼，患肢功能恢复情况及有无活动障碍。

第二节 脊柱骨折

一、疾病概述

（一）概念

脊柱骨折又称脊椎骨折，占全身各类骨折的5％～6％。脊柱骨折可以并发脊髓或马尾神经损伤，特别是颈椎骨折、脱位合并有脊髓损伤时能严重致残，甚至丧失生命。

（二）相关病理生理

脊柱分为前、中、后三柱。中柱和后柱包裹了脊髓和马尾神经，该区的损伤可以累及神经系统，特别是中柱损伤，碎骨片和髓核组织可以突入椎管的前半部而损伤脊髓。胸腰段脊柱（T_{10}～L_2）处于两个生理弧度的交汇处，是应力集中之处，也是常见骨折之处。

（三）病因与诱因

主要原因是暴力，多数由间接暴力引起，少数由直接暴力所致。当从高处坠落时，头、肩、臀部或足部着地，地面对身体的阻挡，使身体猛烈屈曲，所产生的垂直分力可导致椎体压缩性骨折，水平分力较大时则可同时发生脊椎脱位。直接暴力所致的脊椎骨折，多见于战伤、爆炸伤、直接撞伤等。

1．病理和分类

暴力的方向可以通过 X、Y、Z 轴，牵拉和旋转；在 X 轴上有屈、伸和侧方移动；在 Z 轴上则有侧屈和前后方向移动。因此，胸腰椎骨折和颈椎骨折分别可以有6种类型损伤。

2．胸、腰椎骨折的分类

（1）单纯性楔形压缩性骨折。脊柱前柱损伤，椎体成楔形，脊柱仍保持稳定。

（2）稳定性爆破型。前柱、中柱损伤，通常是高处坠落时，脊柱保持正直，胸腰段脊柱的椎体因受力、挤压而破碎；后柱不损伤，脊柱稳定。但破碎的椎体与椎间盘可突出于椎管前方，损伤脊髓而产生神经症状。

（3）不稳定性爆破型。前柱、中柱、后柱同时损伤。由于脊柱不稳定，可出现脊柱后突和进行性神经症状。

（4）Chance骨折。椎体水平状撕裂性损伤。如从高空仰面落下，背部被物体阻挡，脊柱过伸，椎体横形裂开；脊柱不稳定。

（5）屈曲-牵拉型。前柱部分因受压缩力而损伤，而中柱、后柱同时因牵拉的引力而损伤，造成后纵韧带断裂，脊椎关节囊破裂，关节突脱位、半脱位或骨折，是潜在性不稳定型骨折。

(6) 脊柱骨折-脱位。又名移动性损伤。脊柱沿横面移位，脱位程度重于骨折。此类损伤较严重，伴脊髓损伤，预后差。

3. 颈椎骨折的分类

(1) 屈曲型损伤。前柱因受压缩力而损伤，而后柱因牵拉的张力而损伤。

前方半脱位（过屈型扭伤）：后柱韧带完全性或不完全性破裂。完全性者可有棘突上韧带、棘间韧带、脊椎关节囊破裂，以及横韧带撕裂。不完全性破裂者仅有棘上韧带和部分棘间韧带撕裂。

双侧脊椎间关节脱位：因过度屈曲，中后柱韧带断裂，脱位的关节突超越至下一个节段小关节的前方与上方。大多数患者伴有脊髓损伤。

单纯椎体楔形（压缩性）骨折：较常见，除椎体压缩性骨折外，还不同程度的后方韧带结构破裂。

(2) 垂直压缩损伤。多数发生在高空坠落者或高台跳水者。

第一颈椎双侧前、后弓骨折：也称 Jefferson 骨折。

爆破型骨折：颈椎椎体粉碎骨折，多见于第 5、6 颈椎椎体。破碎的骨折片可凸向椎管内，瘫痪发生率高达 80 %。

(3) 过伸损伤。

过伸性脱位：前纵韧带破裂，椎体横行裂开，椎体向后脱位。

损伤性枢椎椎弓骨折：暴力来自颏部，使颈椎过度仰伸，枢椎椎弓垂直状骨折。

(4) 齿状突骨折。机制不清，暴力可能来自水平方向，从前向后经颅骨至齿状突。

(四) 临床表现

有严重的外伤史，如高空坠落，重物撞击腰背部，塌方事件被中泥土、矿石掩埋等。

胸腰椎损伤后，主要症状为局部疼痛，站立及翻身困难。腹膜后血肿刺激了腹腔神经节，合并肠蠕动减慢，常出现腹痛、腹胀甚至肠麻痹症状。

检查时要详细询问病史、受伤方式、受伤时姿势、伤后有无感觉及运动障碍。

注意多发伤。多发伤患者往往合并有颅脑、胸、腹脏器的损伤。要先处理紧急情况，抢救生命。

检查脊柱时暴露面应足够，必须用手指从上至下逐个按压棘突，如发现位于中线部位局部肿胀和明显的局部压痛，提示后柱已有损伤；胸腰段脊柱骨折常可摸到后凸畸形。

(五) 辅助检查

1. 影像学检查

(1) X 线检查。有助于明确脊椎骨折的部位、类型和移位情况。

(2) CT 检查。用于检查椎体的骨折情况、椎管内有无出血及碎骨片。

(3) MRI 检查。有助于观察及确定脊髓损伤的程度和范围。

2. 肌电图

测量肌的电传导情况，鉴别脊髓完整性的水平。

3. 实验室检查

除常规检查外，血气分析检查可判断有通气不足危险患者的呼吸状况。

（六）治疗原则

1. 抢救生命

脊柱损伤患者伴有颅脑、胸、腹脏器损伤或并发休克时，首先处理紧急问题，抢救生命。

2. 卧硬板床

胸腰椎骨折和脱位，单纯压缩骨折椎体压缩不超过 1/3 者，可仰卧于木板床，在骨折部加枕垫，使脊柱过伸。

3. 复位固定

较轻的颈椎骨折和脱位者用枕颌带做卧位牵引复位；明显压缩移位者做持续颅骨牵引复位。牵引重量 3～5 kg，复位后用头颈胸支具固定 3 个月。胸腰椎复位后用腰围支具固定。也可用两桌法或双踝悬吊法复位，复位后不稳定或关节交锁者，可手术治疗，做植骨和内固定。

4. 腰背肌锻炼

胸腰椎单纯压缩骨折，椎体压缩不超过 1/3 者，在受伤后 1～2 日开始进行，利用背伸肌的肌力及背伸姿势，使脊柱过伸，借椎体前方的前纵韧带和椎间盘纤维环的张力，使压缩的椎体自行复位，恢复原形状。严重的胸、腰椎骨折和骨折脱位，可通过腰背肌功能锻炼，使骨折获一定程度的复位。

二、护理评估

（一）一般评估

1. 健康史

（1）一般情况。了解患者的年龄、职业特点、运动爱好、日常饮食结构，以及有无酗酒等。

（2）受伤情况。了解患者受伤的原因、部位和时间，受伤时的体位、症状和体征，搬运方式，现场及急诊室急救情况，有无昏迷史和其他部位复合伤等。

（3）既往史与服药史。有无脊柱受伤或手术史。

2. 生命体征（T、P、R、BP）与意识

评估患者的呼吸、血压、脉搏、体温及意识情况。其包括呼吸形态、节律、频率、深浅，呼吸道是否通畅，患者能否有效咳嗽和排除分泌物；有无心动过缓和低血压；有无出汗，患者皮肤的颜色、温度；有无体温调节障碍。对伴有颅脑损伤的患者，可用格拉斯哥昏迷量表评估患者的意识情况。排尿和排便情况：患者有无尿潴留或充盈性尿失禁；尿液颜色、量和比重；有无便秘或大便失禁。

3. 患者主诉

受伤的时间、原因和部位，受伤时的体位、症状和体征，搬运方式，现场及急诊室急救的情况，有无昏迷史和其他部位的合并伤。患者既往健康情况，有无脊柱受伤或手术史，近期有无因其他疾病而服用药物，应用剂量、时间和疗程。

4. 相关记录

疼痛评分、全身皮肤及其他外伤情况。

（二）身体评估

1. 视诊

受伤部位有无皮肤组织破损，局部肤色和温度，有无活动性出血及其他复合性损伤的迹象。

2. 触诊

评估感觉和运动情况，如患者的痛觉、温觉、触觉及位置觉的丧失平面及程度。

3. 叩诊

患肢神经反射是否正常。

4. 动诊

肢体感觉，活动和肌力的变化，双侧有无差异，有无腹胀和麻痹性肠梗阻征象。

（三）心理、社会评估

评估患者有无恐惧、紧张心理；评估患者和亲属对疾病的心理承受能力和对相关康复知识的认知程度，家庭及社会支持情况。

（四）辅助检查阳性结果评估

评估患者的影像学检查和实验室检查结果有无异常，以帮助判断病情和预后。

（五）治疗效果的评估

手术治疗评估要点。

1. 术前评估要点

（1）术前实验室检查结果评估，如血常规及血生化、腰椎片、心电图等。

（2）术前术区皮肤、饮食、肠道、用药准备情况。

（3）患者准备。评估患者对手术过程的了解程度，有无过度焦虑或者担忧，对预后的期望值等。

2. 术后评估要点

（1）生命体征的评估。术后 24 小时内，密切观察生命体征的变化，进行床边心电监护，每 30 分钟至1 小时记录 1 次，观察有无因术中出血、麻醉等而引起血压下降。

（2）体位评估。是否采取正确的体位，以保持脊柱功能位及舒适为标准。

（3）术后感觉。运动和各项功能恢复情况。

（4）功能锻炼情况。如患者是否按计划进行功能锻炼，以及有无活动障碍引起的并发症出现。

三、护理诊断（问题）

（一）有皮肤完整性受损的危险

皮肤完整性受损与活动障碍和长期卧床有关。

（二）有失用综合征的危险

失用综合征与脊柱骨折长期卧床有关。

（三）潜在并发症

脊髓损伤。

四、主要护理措施

（一）病情观察与并发症预防

1．脊髓损伤的观察和预防

观察患者肢体感觉、运动、反射和括约肌功能是否随着病情发展而变化，及时发现脊髓损伤征象，报告医师并协助处理。尽量减少搬动患者的次数，搬运时保持患者的脊柱中立位，以免造成或加重脊髓损伤。对已发生脊髓损伤者做好相应护理。

2．疼痛护理

及时评估患者疼痛程度，遵医嘱给予止痛药物。

3．预防压疮

（1）定时翻身。间歇性解除压迫是有效预防压疮的关键，故在卧床期间应每2～3小时翻身1次。翻身时采用轴线翻身法：胸腰段骨折者双臂交叉放于胸前，两位护士分别托扶患者肩背部和腰腿部翻至侧卧位；颈段骨折者还需一人托扶头部，使其与肩同时翻动。患者自行翻身时，应先挺直腰背部再翻身，以利用绷紧的躯干肌肉形成天然内固定夹板。侧卧时，患者背后从肩到臀用枕头抵住以免腰胸部脊柱扭转，上腿屈髋屈膝而下腿伸直。两腿间垫枕以防髋内收。颈椎骨折患者不可随意低头、抬头或转动颈部，遵医嘱决定是否垫枕及枕头放置的位置。避免在床上拖拽患者，以减少局部皮肤剪切力。

（2）合适的床铺。床单清洁干燥和舒适，有条件的可使用特制翻身床、明胶床垫、充气床垫、波纹气垫等。注意保护骨突出部位，使用气垫或棉圈等使骨突部位悬空，定时对受压的骨突部位进行按摩。保持个人清洁卫生和床单清洁干燥。

（3）增加营养。保证足够的营养素摄入，提高机体抵抗力。

4．牵引护理

（1）颅骨牵引时，每班检查牵引，并拧紧螺母，防止牵引弓脱落。

（2）牵引重锤保持悬空，不可随意增减或移去牵引重量，定期测量下肢的长度和力线，以免造成过度牵引和骨端旋转。

（3）注意牵引针是否有移位，若有移位应消毒后调整。

（4）保持对抗牵引力。颅骨牵引时，应抬高床头，若身体移位，抵住了床头，及时调整，以免失去反牵引作用。

（5）告知患者和家属牵引期间牵引方向与肢体方向应成直线，以达到有效牵引。

（二）饮食

给予患者高热量、高蛋白、高纤维素、高钙，富含维生素及果胶成分的饮食，如牛奶、鸡蛋、海米、虾皮、鱼汤、骨头汤、新鲜蔬菜和水果等。

（三）用药护理

了解药物不良反应，对症处理用药时观察患者用药后效果。根据疼痛程度使用止痛药，并评估不良反应。

（四）心理护理

向患者和家属解释骨折的愈合是一个循序渐进的过程，充分固定能为骨折断端连接提供良好的条件。正确的功能锻炼可以促进断端生长愈合和患肢功能恢复。鼓励患者表达自己的思想，减轻患者及其家属的心理负担。

（五）健康教育

1. 指导功能锻炼

脊柱损伤后长期卧床可导致失用综合征，故应根据骨折部位、程度和康复治疗计划，指导和鼓励患者早期活动和功能锻炼。单纯压缩骨折患者卧床 3 天后开始腰背部肌肉锻炼，开始臀部左右活动，然后要求做背伸动作，使臀部离开床面，随着腰背肌力量的增加，臀部离开床面的高度也逐渐增高。2 个月后骨折基本愈合，第 3 个月可以下地少量活动，但仍以卧床休息为主。3 个月后逐渐增加下地活动时间。除了腰背肌锻炼，还应定时进行全身各个关节的全范围被动或主动活动，每日数次，以促进血液循环，预防关节僵硬和肌萎缩。鼓励患者适当进行日常活动能力的训练，以满足其生活需要。

2. 复查

告知患者及家属局部疼痛明显加重，或不能活动，应立即到医院复查并评估功能恢复情况。

3. 安全指导

指导患者及家属评估家庭环境的安全性，妥善放置可能影响患者活动的障碍物。

五、护理效果评估

（1）患者是否主诉骨折部位疼痛减轻或消失，感觉舒适。

（2）患者皮肤是否保持完整，能否避免压疮发生。

（3）能否避免脊髓损伤等并发症的发生，一旦发生，患者能否及时发现和处理。

（4）患者在指导下能否按计划进行有效的功能锻炼，能否避免失用综合征的发生。

第三节　骨盆骨折

一、疾病概述

（一）概念

骨盆骨折多由直接暴力挤压骨盆所致，多伴有合并症和多发伤。

（二）相关病理生理

骨盆的血管及静脉丛丰富，内有重要脏器和血管，骨折常合并静脉丛、动脉出血，以及盆腔内脏器损伤，并导致相应的病理生理变化。

（三）病因

常见原因有交通事故、意外摔倒或高处坠落等。年轻人骨盆骨折主要是由交通事故和高处坠落引起。老年人骨盆骨折最常见的原因是摔倒。

（四）分类

目前国际上常用的骨盆骨折分类为：Young&Burgess 分类，共 4 种类型。

1. 分离型

分离型骨盆骨折由前后挤压伤所致，常见耻骨联合分离，严重时造成骶髂前后韧带损伤；根据骨折严重程度不同又分为Ⅰ、Ⅱ、Ⅲ 三个亚型。

2. 压缩型

压缩型骨盆骨折由侧方挤压伤所致，常造成骶骨骨折（侧后方挤压）及半侧骨盆内旋（侧前方挤压）；也根据骨折严重程度不同又分为Ⅰ、Ⅱ、Ⅲ 三个亚型。

3. 垂直型

剪切外力损伤，由垂直或斜行外力所致，常导致垂直或旋转方向不稳定。

4. 混合外力

侧方挤压伤及剪切外力损伤，导致骨盆前环及前后韧带的损伤占骨盆骨折的 14 %。该分类的优点是有助于损伤程度的判断及对合并损伤的估计，可以指导抢救判断预后。根据文献统计，分离型骨折合并损伤最严重，死亡率也最高，压缩型次之，垂直型较低；而在出血量上的排序依次是分离型、垂直型、混合型、压缩型。

Tile’s/AO 分类如下。

（1）A 型：稳定，轻度移位。

（2）B 型：纵向稳定，旋转不稳定，后方及盆底结构完整。

B_1：前后挤压伤，外旋，耻骨联合大于 2.5 cm，骶髂前韧带和骶棘韧带损伤。

B_2：侧方挤压伤，内旋。

$B_{2.1}$：侧方挤压伤，同侧型。

$B_{2.2}$：侧方挤压伤，对侧型。

B_3：双侧 B 型损伤。

（3）C 型：旋转及纵向均不稳定（纵向剪力伤）。

C_1：单侧骨盆。

$C_{1.1}$：髂骨骨折。

$C_{1.2}$：骶髂关节脱位。

$C_{1.3}$：骶骨骨折。

C_2：双侧骨盆。

C_3：合并髋臼骨折。

（五）临床表现

1. 症状

患者髋部肿胀、疼痛，不敢坐起或站立。主要表现有畸形、疼痛、肿胀、瘀斑、活动障碍、休克、后腹膜后血肿、直肠肛管及女性生殖道损伤、尿道膀胱损伤、神经损伤、脏器损伤。

2. 体征

（1）骨盆分离试验与挤压试验阳性。检查者双手交叉撑开患者的两髂嵴，使两骶髂关节的关节面更紧贴，而骨折的骨盆前环产生分离，如出现疼痛即为骨盆分离试验阳性。双手挤压患者的两髂嵴，伤处仍出现疼痛为骨盆挤压试验阳性。

（2）肢体长度不对称。用皮尺测量胸骨剑突与两髂前上棘之间的距离，骨盆骨折向上移位的一侧长度较短。也可测量脐孔与两侧内踝尖端的距离。

（3）会阴部瘀斑。耻骨和坐骨骨折的特有体征。

（六）辅助检查

X 线检查和 CT 检查能直接反映是否存在骨盆骨折及其类型。

1. X 线检查

（1）骨盆正位片。常规、必需的基本检查，90 %的骨盆骨折可经正位片检查发现。

（2）骨盆入口位片。拍摄时球管向头端倾斜 40°，可以更好地观察骶骨翼骨折、骶髂关节脱位、骨盆前后及旋转移位、耻骨支骨折、耻骨联合分离等。

（3）骨盆出口位片。拍摄时球管向尾端倾斜 40°，可以观察骶骨、骶孔是否有骨折，骨盆是否有垂直移位。

2. CT 检查

CT 检查是对骨盆骨折最准确的检查方法。一旦患者的病情平稳，应尽早行 CT 检查。对于骨盆后方的损伤尤其是骶骨骨折及骶髂关节损伤，CT 检查更为准确，伴有髋臼骨折时也应行 CT 检查，CT 三维重建可以更真实地显示骨盆的解剖结构及骨折之间的位置关系，形成清晰逼真的三维立体图像，对于判断骨盆骨折的类型和决定治疗方案均有较高价值。CT 检查还可以同时显示腹膜后及腹腔内出血的情况。

（七）治疗原则

首先处理休克和各种危及生命的合并症，再处理骨折。

1. 非手术治疗

（1）卧床休息。骨盆边缘性骨折、骶尾骨骨折应根据损伤程度卧硬板床休息 3～4 周，以保持骨盆的稳定。髂前上棘骨折患者置于屈髋位；坐骨结节骨折置于伸髋位。

（2）复位与固定。不稳定骨折可用骨盆兜带悬吊牵引、髋人字石膏、骨牵引等达到复位与固定的目的。

2. 手术治疗

（1）骨外固定架固定术。适用于骨盆环双处骨折患者。

（2）切开复位钢板内固定术。适用于骨盆环两处以上骨折患者，以保持骨盆的稳定。

二、护理评估

（一）一般评估

1. 健康史

（1）一般情况。了解患者的年龄、职业特点、运动爱好、日常饮食结构，以及有无酗酒等。

（2）受伤情况。了解患者受伤的原因、部位和时间，受伤时的体位和环境，外力作用的方式、方向与性质等。

（3）既往史。有无滥用药物、服用特殊药物及药物过敏史，有无手术史等。

2. 生命体征（T、P、R、BP）

每 1 小时监测体温、脉搏、呼吸、血压 1 次，详细记录，特别是血压情况，以防发生低血容量休克，为抢救提供有力的依据。

3. 患者主诉

有无疼痛，以及排尿、排便等情况。

4. 相关记录

记录皮肤完整性、排尿及排便情况，以及双下肢感觉、运动、末梢血运、肿胀、畸形等情况。

（二）身体评估

1. 术前评估

（1）视诊。有无活动受限。会阴部、腹股沟、臀部有无淤血、瘀斑。有无骨盆变形、肢体不等长等现象。

（2）触诊。有无按压痛，有无异常活动及骨擦音等。

（3）叩诊。有无叩击痛。

（4）动诊。骨盆分离试验与挤压试验。

（5）量诊。肢体长度是否对称。用皮尺测量胸骨剑突与两髂前上棘之间的距离。向上移位的一侧长度较短。也可测量脐孔与两侧内踝尖端之间的距离。

2. 术后评估

（1）视诊。观察患者神志，局部伤口有无红肿热痛，有无渗血、渗液情况，引流液的颜色、量、性质。

（2）触诊。足背及股动脉搏动情况，肢端皮肤温度、颜色、毛细血管充盈情况。

（3）动诊。进行相应的感觉运动检查，有无麻木异样感，部位、程度如何；观察踝关节及足趾的活动情况。

（4）量诊。肢体长度是否对称。

（三）心理、社会评估

患者在疾病治疗过程中的心理反应与需求，家庭及社会支持情况，引导患者正确配合疾病的治疗与护理。

（四）辅助检查阳性结果评估

（1）骨盆X线片、CT检查等可显示骨折的损伤机制。

（2）血常规检验提示有无血容量不足，肝肾功能、电解质等情况如何。

（五）治疗效果的评估

1. 非手术治疗评估要点

复位固定好，疼痛减轻，骨折端愈合良好。

2. 手术治疗评估要点

对旋转不稳定骨折提供足够的稳定支撑，以促使骨折愈合，并为早期负重提供所需的稳定支撑。

三、护理诊断（问题）

（一）组织灌注量不足

组织灌注量不足与骨盆损伤、出血等有关。

（二）排尿和排便形态异常

排尿和排便形态异常与膀胱、尿道、腹内脏器或直肠损伤有关。

（三）有皮肤完整性受损的危险

皮肤完整性受损与骨盆骨折和活动障碍有关。

（四）躯体活动障碍

躯体活动障碍与骨盆骨折有关。

（五）疼痛

疼痛与骨折、软组织创伤等有关。

（六）潜在并发症

（1）术后感染，与损伤机制及手术有关。

（2）深静脉血栓，与盆腔静脉的损伤及制动有关。

（3）神经损伤，与骶髂关节脱位时的骶神经受牵拉和骶骨骨折时嵌压损伤有关。

（4）肺部感染，与长期卧床、无法改变体位有关。

（5）泌尿系统感染，与长期卧床、泌尿系统损伤有关。

四、主要护理措施

（一）术前护理

1. 急救护理

危及生命时应先抢救患者的生命，对休克患者进行抗休克治疗，然后处理骨折。

（1）观察生命体征。骨盆骨折常合并静脉丛及动脉出血，出现低血容量休克。应注意观察患者的意识、脉搏、血压和尿量，及时发现和处理血容量不足。

（2）建立静脉输液通路。及时按医嘱输血和补液，纠正血容量不足。

（3）及时止血和处理腹腔内脏器官损伤。若经抗休克治疗和护理仍不能维持血压，应及时通知医师，并协助做好手术准备。

2. 维持排尿、排便通畅

（1）观察。患者有无排尿困难，尿量及色泽如何；有无腹胀和便秘。

（2）导尿护理。对于尿道损伤致排尿困难者，予以导尿或留置导尿，并加强尿道口和导尿管的护理；保持导尿管通畅。

3. 饮食护理

术前加强饮食营养，宜进食高蛋白、高维生素、高钙、高铁、粗纤维食物，以弥补失血过多导致的营养失调。食物应易消化，且根据受伤程度决定膳食种类，若合并直肠损伤或有腹胀腹痛，则应酌情禁食。必要时进行静脉高营养治疗。

4. 卧位

不影响骨盆环完整的骨折，可取仰卧与侧卧交替，侧卧时健侧在下，严禁坐立，伤后应平卧硬板床，且应减少搬动。必须搬动时则由多人平托，以免引起疼痛，增加出血。

（二）术后护理

1. 病情观察

（1）生命体征。术后严密观察生命体征及神志，与麻醉科医师交班，了解患者术中情况，进行心电监护；留置导尿管，准确记录尿量。

（2）切口护理。观察切口敷料情况及切口愈合情况，有无红肿热痛、渗液。若切口感染者，协助做好分泌物培养，加快换药频率。

（3）切口引流管护理。妥善固定，变换体位时注意牵拉，保持通畅；观察引流液的量、色、性质，及时记录。

（4）导尿管的护理。观察尿液的量、色、性状。如无膀胱尿道损伤应间歇夹尿管，训练膀胱功能，尽早停尿管。如有膀胱尿道损伤，术后需持续开放尿管，根据医嘱停用尿管。留置导尿管者1天2次会阴护理，鼓励患者每日饮水1 500 mL以上。

2. 皮肤护理

（1）保持个人卫生清洁。注意卧床患者的皮肤护理，保持皮肤清洁、健康和床单平整干燥；按时按摩受压部位；防止发生压疮。

（2）体位。协助患者更换体位，绝对卧床，根据医嘱决定是否可以抬高床头或下床。可适当翻身，骨折愈合后方可向患侧卧位。

3. 协助指导患者合理活动

根据骨折的稳定性和治疗方案，与患者一起制订适宜的锻炼计划并指导其实施。部分患者在手术后几天内即可完全负重，行牵引的患者需12周以后才能负重。长时间卧床的患者须练习深呼吸，进行肢体肌的等长舒缩；每日多次，每次5～20分钟。允许下床后，可使用助行器或拐杖，以使上下肢共同分担体重。

4. 疼痛护理

（1）有效控制疼痛，保证足够的睡眠。

（2）宣教疼痛的评分方法、疼痛引起的原因及减轻疼痛的方法，如正确翻身、放松疗法、转移注意力、药物控制，提高患者疼痛阈值，减轻心理负担。

（3）疼痛大于5分，分析疼痛原因，针对疼痛引起的原因，给予相应的处理。如调整体位、解除局部皮肤卡压。

（4）疼痛原因明确按医嘱尽早给予止痛药，30分钟后观察止痛效果。

5. 饮食护理

术后6小时可进食，多饮水，多吃水果、蔬菜、高蛋白食物，保持大便通畅。

6. 功能锻炼

（1）不影响骨盆环完整的骨折。①单纯一处骨折，无合并伤，又不需复位者，卧床休息，仰卧与侧卧交替（健侧在下）。早期在床上做上肢伸展运动、下肢肌肉收缩运动及足踝活动。②伤后1周半卧及坐位练习，并作髋关节、膝关节的伸屈运动。③伤后2～3周，如全身情况尚好，可下床站立并缓慢行走，逐渐加大活动量。④伤后3～4周，不限制活动，练习正常行走及下蹲。

（2）影响骨盆环完整的骨折。①伤后无合并症者，卧硬板床休息，并进行上肢活动。②伤后第2周开始半坐位，进行下肢肌肉收缩锻炼，如股四头肌收缩、踝关节背伸和跖屈、足趾伸屈等活动。③伤后第3周在床上进行髋、膝关节的活动，先被动，后主动。④伤后第6～8周（即骨折临床愈合），拆除牵引固定，扶拐行走。⑤伤后第12周逐渐锻炼，并弃拐负重步行。

（三）术后并发症的观察及护理

1. 神经损伤

了解有无神经损伤，并观察各神经支配的感觉运动的进展情况。骶骨管骨折脱位可损伤支配括约肌及会阴部的马尾神经。骶骨孔部骨折可损伤坐骨神经根，骶1侧翼骨折可损伤腰5神经，坐骨大切迹部或坐骨骨折可伤及坐骨神经，耻骨支骨折偶可损伤闭孔神经或股神经。髂前上棘撕脱骨折可伤及骨外皮神经。

2. 感染

观察生命体征、血象，观察创面有无红肿热痛、渗液，有局部引流时，观察引流液的量、色、性状，保持局部引流通畅。及早发现处理合并伤，合理适用抗生素。直肠肛管损伤常常是盆腔感染的主要来源，可形成化脓性骨髓炎、骨盆周围脓肿，包括髋关节在内的一侧骨盆、臀部、腹股沟的严重化脓感染；阴道破裂与骨折相同，可引起深部感染。

3. 肺栓塞

观察患者神志、生命体征、氧饱和度、胸闷、胸痛情况。其典型表现为咳嗽、胸痛、呼吸困难、低氧血症、意识改变。但大部分患者缺乏典型症状或以一种症状为主或无症状，不注意时易被忽略。小心搬运患者，患肢抬高放置，预防感染和防治休克，纠正酸中毒，给氧。如有严重骨折创伤、明显低血氧，又不能用其他原因解释者，有明显的诊断次要指标（如贫血、血小板减少等）可以初步诊断，应及时通知医师，密切观察，立即展开治疗。

4. 下肢深静脉血栓形成

观察下肢有无疼痛、肿胀、静脉扩张、腓肠肌压痛等。加强小腿肌肉静态收缩和踝关节的活动、理疗、预防性抗凝治疗。血栓形成后，避免患肢活动，忌做按摩、理疗等，按医嘱予抗凝溶栓治疗，注意观察抗凝药的不良反应。

5. 肌肉萎缩、关节僵硬

早期进行肌肉收缩锻炼。根据患者的活动能力，尽早进行股四头肌收缩和踝关节伸屈等活动。

6. 压疮

观察患者疼痛的部位，皮牵引或石膏支具对皮肤的卡压情况，注意牵引部位或边缘皮肤有无破损或出现水疱。注意尾骶部皮肤情况。给予卧床患者定时翻身、抬臀，及时调整皮牵引，皮牵引时可在足跟部预防性贴水胶体敷料。

7. 便秘

评估患者的饮食结构、排便习惯，目前的排便情况、活动情况。很多患者不习惯床上排便，怕造成别人麻烦，应消除患者的心理顾虑，宣教便秘及便秘防治的相关知识，宣教保持大便通畅的重要性；多吃含粗纤维多的蔬菜、水果，多饮水；予手法按摩腹部；必要时给予药物治疗。

（四）心理护理

（1）术前了解患者家庭支持情况，心理、社会、精神状况；患者对疾病的认知程度；患者伤势较重，易产生恐惧心理。应以娴熟的抢救技术控制病情发展，减少患者的恐惧。病情稳定后，可让患者和家属与同种手术成功的患者交谈，从心理上认清接受手术治疗的必要性，对手术要达到的目的及可能发生的并发症与意外事项有一定的心理准备。

（2）术后心理支持，鼓励患者保持良好的心态，正确对待疾病。

（五）健康教育

（1）体位与活动。卧床，按医嘱循序渐进地进行功能锻炼。不同部位的骨折，愈合时间不同，须严格按医嘱，不能自行过早负重。

（2）饮食。鼓励进高热量、高蛋白、富含维生素、易消化的饮食。

（3）心理支持。鼓励患者保持良好精神状态。

（4）劝导戒烟。

（5）介绍药物的名称、剂量、用法、作用和不良反应。

（6）指导患者出院后继续功能锻炼。

（7）指导患者定时门诊复查，并说明复查的重要性。嘱患者如出现病情变化，及时来医院就诊。

五、护理效果评估

（1）生命体征平稳，疼痛缓解。

（2）牵引复位或手术固定有效。

（3）合并腹膜后血肿和腹内脏器损伤得到有效处理，无相关并发症出现。

（4）根据指导适当有效地进行功能锻炼。

第十一章　水、电解质、酸碱失衡患者的护理

第一节　水、钠失衡

机体失液时，水和钠可同时丢失。按失水和失钠的比例不同，缺水可分为以下几种。①高渗性缺水：失水多于失钠，血清钠高于 150 mmol/L，细胞外液渗透压增高。绝大多数由原发病而直接引起，故又称原发性缺水。②低渗性缺水：失钠多于失水，血清钠低于 135 mmol/L，细胞外液渗透压降低。绝大多数患者由失水后处理不当间接引起，故又称继发性缺水或慢性缺水。③等渗性缺水：水和钠成比例地丧失，血钠在正常范围，细胞外液渗透压保持正常。等渗性缺水是患者短时间内大量失液所致，故又称急性缺水，是外科临床上最为常见的缺水类型。

一、病因

（一）高渗性缺水

1. 水分摄入不足

如长期禁食、上消化道梗阻、昏迷而未补充液体。

2. 排出过多

高热、呼吸增快、气管切开术后，以及大量应用渗透性利尿剂。

（二）低渗性缺水

1. 主要因体液持续丢失引起

如反复呕吐、腹泻、肠瘘，或大面积烧伤、创面慢性渗液。

2. 治疗失当

失液后，摄入大量非电解质，细胞外液稀释。

（三）等渗性缺水

由急性体液丢失引起，如大出血，大面积烧伤，早期、急性腹膜炎，大量呕吐和急性肠梗阻等。

二、护理评估

（一）健康史

（1）详细了解患者的原发病因。

（2）观察患者引起水钠代谢失调的因素是否继续存在，如体温过高、呕吐、腹泻和使用利尿剂等。

（3）评估患者缺水的严重程度及失水、失钠后处理是否合理。

(二) 身体状况

1. 高渗性缺水

高渗性缺水以缺水为主，随着缺水程度的不同，患者临床表现各异（表 11-1）。

表 11-1　高渗性缺水临床分度

临床分度	临床特征	失水量（占体重比重）
轻度	口渴，尿少	2 %～4 %
中度	严重口渴，尿少，比重高，皮肤黏膜干燥、弹性差，眼窝下陷，小儿有前囟凹陷	4 %～6 %
重度	除上述症状加重外，出现躁狂、幻觉、谵妄，甚至昏迷等脑功能障碍症状；或脉搏细速、血压下降，甚至发生休克	6 %以上

2. 低渗性缺水

低渗性缺水以缺钠为主，较早出现周围循环衰竭，但无口渴；尿量早期正常或有所增多，后期尿量减少，尿比重低；缺水征象明显；根据按血清钠浓度分为轻、中、重度（表 11-2）。

表 11-2　低渗性缺水临床分度

临床分度	血清钠浓度（mmol/L）	临床特征	失 NaCl 量（g/kg 体重）
轻度	130～135	头晕、疲乏、恶心、手足麻木、表情淡漠等	0.5
中度	120～130	上述症状加重，并出现缺水征象和血容量不足	0.5～0.75
重度	＜120	进一步出现昏迷，肌肉抽搐，腱反射减弱、消失，木僵，休克	＞0.75

3. 等渗性缺水

等渗性缺水早期以丢失细胞外液为主，血容量减少明显；如未及时治疗，可出现渗透压增高。临床上既有口渴、尿少等缺水征象，又有恶心、乏力、头昏等缺钠症状。

(三) 心理、社会状况

体液失衡多以疾病的并发症出现，因而常有原发疾病所致的心理与社会反应。

(四) 辅助检查

1. 高渗性缺水

尿比重＞1.025。

2. 等渗性缺水

血清钠＞150 mmol/L，血浆渗透压＞310 mmol/L；尿量减少，尿比重＞1.025。

3. 低渗性缺水

血清钠＜135 mmol/L，血浆渗透压＜280 mmol/L；尿钠减少，尿比重＜1.010。

三、护理诊断及合作性问题

(一) 焦虑

焦虑与担心原发病及预后有关。

(二) 体液不足

体液不足与水分摄入不足或丢失过多有关。

（三）心排血量不足

心排血量不足与血容量下降有关。

（四）潜在并发症

如休克、脑水肿、肺水肿（多见于低渗性脱水）。

四、护理措施

（一）一般护理

根据原发病情况，注意指导患者休息和活动，避免意外受伤；对禁食者加强口腔护理，能进食者加强营养。

（二）治疗配合

1. 治疗原则

任何类型的缺水，都应积极治疗原发病，并合理补液。①高渗性缺水：轻度患者饮水即可；不能饮水或中度以上患者，应首先静脉输注 5 %葡萄糖溶液。②低渗性缺水：轻度缺水患者饮含盐饮料即可；不能饮水或中度缺水患者静脉输注等渗盐水；重度缺水患者可先输入少量高渗盐水（3 %～5 %氯化钠溶液 200～300 mL），以迅速提高细胞外液渗透压。③等渗性缺水：轻度缺水患者可饮含盐饮料；不能饮水或中度缺水患者，应首先静脉输注等渗盐水或平衡盐溶液。

2. 输液量计算

输液总量、种类和补液方法，遵医嘱执行。①补液总量的组成。生理需要量，成人每日可补水分2 000～2 500 mL，氯化钠 5～9 g，氯化钾 2～3 g，葡萄糖需 100～150 g。累积丧失量，是指从发病到就诊时累计损失的体液总量，可根据脱水或缺钠程度估计。额外损失量，是指治疗过程中继续丢失量，如体腔引流液量、发热估计丢失的水分。②补液总量的计算。第一个24 小时补液量＝生理需要量＋1/2 已经丧失量；第二个 24 小时补液量＝生理需要量＋1/2 已经丧失量＋前 24 小时额外损失量。第一个 24 小时补液是治疗的关键，通常可大体纠正体液失衡或使病情好转。次日已经丧失量应根据病情变化酌情减免，额外损失量按实际情况给予。③补液种类：原则上以“缺什么、补什么”来补给。

3. 补液原则及方法

补充液体时，应注意以下原则。①先盐后糖，但高渗性缺水例外。②先晶体后胶体，先输入晶体液有利于维持血浆晶体渗透压，扩充血容量。③先快后慢，迅速改善缺水、缺钠状态，病情缓解后，应减慢滴速，以防心肺负担加重。④液种交替，避免长时间输注单一液体造成新的失衡。⑤尿畅补钾，一般要求尿量在 40 mL/h 以上，方可补钾。

（三）病情观察

平衡盐溶液包括乳酸钠林格溶液、碳酸氢钠等渗盐水，因为氯离子浓度更接近生理正常值，临床上常代替等渗盐水使用。其中，乳酸钠林格溶液不宜用于休克和肝功能不全的患者，以免加剧乳酸根离子的蓄积和肝内转化的负担。

(1) 观察并记录生命体体征、意识状况。

(2) 补充体液时，应监测体循环是否负荷过重。若出现颈静脉扩张，呼吸困难，中心静脉压和肺动脉压上升，心动过速等现象，应及时处理。

(3) 动态监测血液各项指标，了解体液失衡状况及症状发展变化，如体重、出入量、尿量及尿比重、血压、脉率、皮肤弹性、体温等，以作为补液的依据。

(4) 观察有无并发症和其他合并症的发生。有无高血糖征象（如口渴、多饮、多尿、尿糖和疲倦等）；尿量每小时不足 30 mL 时，可能会有休克、发热、肾衰竭，应立刻报告医师。

(四) 心理护理

对患者出现的焦虑、恐惧等各种心理变化表示理解，告知患者和家属，当体液平衡得到纠正时，即可恢复正常。帮助患者缓解压力，减轻其恐惧、焦虑心理，增强患者战胜疾病的信心。

(五) 健康指导

(1) 高度关注和重视导致体液失衡的原发疾病及其诱因，如频繁呕吐及腹泻、体温过高者，应尽早就诊处理，预防体液失衡。

(2) 对特殊行业或工作环境，出汗较多的（如高温环境、高强度体育活动者），要增强预防意识，及时补充水分及部分含盐饮料等。

第二节　血钾失衡

钾离子是细胞内液中的主要阳离子，细胞内钾含量约占机体总量 97 %以上，细胞外含量低于 3 %，正常血清钾离子浓度为 3.5～5.5 mmol/L。正常人每日需要约 40 mmol 的钾，主要经食物摄入，80 %以上经肾排出。醛固酮对肾起着储钠排钾的作用。葡萄糖合成糖原时，钾可移入细胞内；在酸中毒及细胞膜受损等情况下，钾离子可移出细胞。由于细胞外液钾离子浓度变动范围较小，钾离子在维持神经、肌肉应激性和心肌的收缩与传导上，有至关重要的作用。血钾微小变化，即会改变细胞内外钾离子的电场，影响细胞的正常功能，从而导致细胞正常代谢活动的明显障碍，甚至危及生命。血钾与细胞外液的渗透压关系甚小，血钾浓度变化与体内钾总量不一定呈平行关系。临床上根据血钾高低，将其分为低钾血症和高钾血症，以前者更为常见。

一、低钾血症

血清钾离子浓度低于 3.5 mmol/L，称低钾血症。

(一) 病因

凡是引起血清钾丢失或减少的情况，均可引起低钾血症。病因主要有 3 类。

1. 钾摄入不足

(1) 昏迷、吞咽困难、厌食、极端偏食、术后长期不能进食。

(2) 营养不良。

(3) 行胃肠内外营养时，补钾不足。

2. 钾丢失过多

(1) 呕吐、腹泻、胃肠减压、消化道外瘘、急性肾衰竭的多尿期等。

(2) 长期使用排钾性利尿剂与肾上腺皮质激素。

(3) 糖尿病性酸中毒。

3. 钾由细胞外向细胞内转移过多(分布异常)

(1) 碱中毒及大量碳酸氢钠输入。

(2) 全静脉高营养疗法时补钾不足。

(3) 静脉输注胰岛素和葡萄糖,使钾过多转移至细胞内。

(二) 护理评估

1. 健康史

(1) 了解有无钾摄入过少、丢失过多,以及细胞外钾内移的因素。

(2) 了解患者身体的一般情况,有无糖尿病、心脏病、肾功能不全等病史。

2. 身体状况

低钾血症主要引起神经、肌肉应激性降低及心肌应激性增强。其主要临床表现如下。

(1) 一般情况。感觉不适、疲倦,昏睡,软弱无力等。

(2) 意识状况。易受刺激,急躁不安,嗜睡,抑郁等。

(3) 神经肌肉兴奋性减低。反射减弱,肌肉由乏力至弛缓性麻痹(软瘫)。

(4) 消化道反应。恶心、厌食,肠鸣音减弱,腹胀气,肠麻痹及绞痛,便秘等。

(5) 泌尿系统表现。尿量增加,夜尿多或出现尿潴留等。

(6) 呼吸系统与循环系统表现。呼吸浅,心率减慢;心房节律障碍,室性期前收缩,脉搏细弱,心律不齐,严重者心搏停止。

3. 心理、社会状况

低钾血症者乏力、翻身困难,甚至软瘫,常引起患者及其家属的担忧、恐惧。严重缺钾时,患者症状改善较慢,可出现烦躁情绪。

4. 辅助检查

(1) 血液检查。血清 K^+ 浓度低于 3.5 mmol/L,pH 升高,且常伴有代谢性碱中毒。

(2) 尿液检查。尿比重下降。

(3) 心电图改变。ST 段降低,T 波倒置或变平,Q-T 间期延长,U 波出现。

(三) 护理诊断及合作性问题

1. 活动无耐力

活动无耐力与肌力减弱有关。

2. 有受伤的危险

受伤与意识恍惚、肌乏力有关。

3. 潜在并发症

如心律失常、心搏骤停。

(四) 护理措施

1. 一般护理

根据病情采取合适的体位,协助乏力甚至软瘫的患者变换体位,改善舒适度,防止压疮形成；病情允许者，循序渐进地进行下床活动。加强陪护，避免发生意外损伤。

2. 治疗配合

首先应控制病因（如止吐、止泻），防止钾的继续丢失。在病情允许时，尽早恢复患者饮食。轻度缺钾，可口服补钾。重度缺钾时，应静脉补钾。静脉给药时，需注意以下原则。

（1）尿少不补钾。尿量在 30 mL/h 以上方可补钾。

（2）剂量不宜过大。补钾量应限制在每日 80～100 mmol，即氯化钾 6～8 g。

（3）浓度不宜过高。一般不宜超过 0.3 %，即 1 000 mL 液体中 10 %氯化钾不超过 3 支。

（4）补钾速度不宜过快。若补钾速度太快，血钾在短时间内急速增高，可引起心搏骤停。一般输液速度限在 60 滴/min。

（5）严禁直接静脉推注钾，以免导致心搏骤停。

（6）必须大剂量静脉滴注钾时，需用心电监视器监护，如心电图出现高钾血症的变化，应立即采取相应的措施。

3. 病情观察

监测生命体征，重点观察原发病状况和尿量；严密监测血钾水平及心电图的改变。

4. 心理护理

注意与患者加强沟通，了解患者的心理感受，对有焦虑情绪的患者应鼓励和解释疏导，增强患者的治疗信心。

5. 健康指导

（1）对于禁食者或近期有呕吐、腹泻、引流者，应指导患者补钾，保证钾的正常摄入。

（2）能进食的患者尽量口服补钾，10 %氯化钾溶液口感较差，鼓励患者克服。静脉补钾时，告知患者及其家属，应防止自行调快滴速。

二、高钾血症

血清钾离子浓度超过 5.5 mmol/L 者，称高钾血症。

（一）病因

凡是引起血清钾增多的疾病或情况，均可引起高钾血症。病因大致有以下 3 类。

1. 钾摄入过多（大多为医源性）

（1）输入过多的钾，或静脉滴注的速度过快。

（2）输入储存超过 3 天的红细胞，或输入大量的库存血。

2. 钾排泄减少

（1）少尿，如细胞外液减少，肾功能不全，尤其是急性肾衰竭少尿期。

（2）醛固酮分泌减少。

3. 钾自细胞内释放至细胞外液中过多

（1）大量细胞破裂。如挤压伤、大面积烧伤和药物中毒等。

（2）严重酸中毒。细胞本身的缓冲作用，可导致高钾血症。

（二）护理评估

1. 健康史

（1）了解有无钾摄入过多、排出障碍，以及细胞内钾外移的因素。

（2）了解患者身体一般情况，有无糖尿病、心脏病、肾功能不全等病史。

2. 身体状况

（1）神经肌肉兴奋性变化。轻度高钾血症，兴奋性可一过性增高，患者可有手足感觉异常、疼痛，肌肉轻度抽搐；重度高钾血症，兴奋性减低，患者常出现肢体软弱无力，严重者出现软瘫，出现吞咽和呼吸困难、腱反射消失。中枢神经系统影响可表现为烦躁不安、神志淡漠、晕厥和昏迷。

（2）循环系统。高血钾对心肌有抑制作用，可出现心搏徐缓、心律不齐，甚至心搏骤停。早期血压升高、后期血压下降等。

（3）消化道。出现恶心、呕吐、小肠绞痛和腹泻等。

（4）继发酸中毒。高钾血症患者细胞外钾内移，细胞内 H^+ 外移，导致酸中毒。

3. 心理、社会状况

高钾血症患者症状出现急，且症状突出，患者常有焦虑和恐慌情绪出现。

4. 辅助检查

（1）血液检查。血清钾离子浓度大于 5.5 mmol/L，pH 降低伴代谢性酸中毒。

（2）尿液检查。尿中钾含量增加。

（3）心电图检查。出现高而尖的 T 波，P-R 间距延长，P 波幅下降或消失，QRS 波变宽，呈正弦波，ST 段下降。

（三）护理诊断及合作性问题

1. 有受伤的危险

受伤与肌无力和神志不清有关。

2. 心排血量减少

心排血量减少与心肌抑制有关。

3. 潜在并发症

如心律失常、心搏骤停。

（四）护理措施

1. 一般护理

（1）饮食。禁食含钾食物，避免食用高纤维素和刺激胃蠕动的食物，如含香料的食物。

（2）体位。根据病情采取合适体位；注意定时协助患者翻身，改善舒适度，防止压疮形成；情况允许可下床活动，加强陪护，避免发生意外损伤。

2. 治疗配合

严重高钾血症可致患者心跳突然停止，应积极治疗。处理原则包括以下。

（1）尽快处理原发疾病和改善肾功能。

（2）控制钾的摄入。禁食含钾食物，禁用含钾药物，禁输库存血等。

（3）对抗心律失常。一旦出现心律失常，遵医嘱缓慢静脉滴注 10 %葡萄糖酸钙溶液 20 mL，必要时可重复，拮抗钾对心肌的抑制作用。

（4）降低血清钾浓度。主要通过促进钾排出体外或临时将钾离子向细胞内转移等方法。①将钾暂时转入细胞内：静脉滴注 5 %碳酸氢钠液，以碱化细胞外液，促进 K^+ 向细胞内转移，同时也有促进肾脏排钾的作用。用 25 %葡萄糖溶液 100～200 mL，每 5 g 糖加入胰岛素1 U，静脉滴注。必要时，3～4 小时重复给药。②加速钾的排出：口服阳离子交换树脂，每日 4 次，每次 15 g，促使钾从消化道排出；不能口服者，可用 10 %葡萄糖酸钙溶液 200 mL,保留灌肠；肾衰竭者应尽早采用透析疗法。

3. 病情观察

重点监测生命体征，观察原发病情变化、尿量等；监测血清钾水平及心电图的改变。

4. 心理护理

加强沟通，减轻患者焦虑情绪，缓解心理压力，从而增强患者的治疗信心。

5. 健康指导

（1）向患者及其家属宣传有关本病的相关知识。

（2）重点交代高钾血症对心脏的影响，增强对患者的观察及防护。

第三节　酸碱失衡

在病理情况下，机体产酸、产碱异常，超过机体的调节能力，则可发生酸碱代谢失衡。酸碱代谢失衡基本类型，可分为代谢性酸中毒、代谢性碱中毒、呼吸性酸中毒和呼吸性碱中毒。一旦酸碱失衡，机体调节总是首先通过缓冲，系统维持［HCO_3^-］/［H_2CO_3］比例为 20∶1，才能维持 pH 的稳定。［HCO_3^-］/［H_2CO_3］两者中先出现异常的是原发性改变，经机体代偿调节后发生异常的为继发性改变。凡是［HCO_3^-］为原发性改变者，则属于代谢性酸碱失衡；反之，如果是［H_2CO_3］为原发性改变者，则属于呼吸性酸碱失衡。

一、代谢性酸中毒

（一）病因病理

代谢性酸中毒是外科临床最常见的酸碱平衡失调。其病理特点是体液中［HCO_3^-］原发性减少，经缓冲系统调节后，［H_2CO_3］将继发性减少。凡机体代偿性调节前，任何原因导致［HCO_3^-］原发性减少的酸碱失衡，称代谢性酸中毒。常见致病因素有以下几种。

1. 产酸过多

如休克、心脏停搏、严重感染时乳酸堆积；长时间饥饿、高热、糖尿病时酮体积聚等。

2. 排酸减少

肾功能不全致使酸性物质排泄障碍。

3. 碱丢失过多

如严重腹泻、肠瘘等。

4. 高钾血症

细胞内液中 H^+ 向细胞外转移，致使酸中毒。

（二）护理评估

1. 健康史

了解有无引起代谢性酸中毒的原因存在，如腹泻、肠梗阻、肠瘘；是否存在肾功能障碍而导致酸性代谢产物排出障碍；既往身体状况；是否存在其他体液失衡因素；代谢失衡后处理情况如何。

2. 身体状况

(1) 呼吸系统。呼吸加深、加快；糖尿病、严重饥饿等所致的酸中毒，因酮体生成过多，患者呼气中可出现酮味（烂苹果气味）。

(2) 循环系统。心肌抑制、血管扩张，表现为心率快、心音弱、血压偏低、颜面潮红、口唇樱桃红色；休克患者常因皮肤缺氧而发绀。

(3) 中枢神经系统。以抑制性症状为主，患者可有表情淡漠、乏力，有头痛、头晕症状。严重时，可出现嗜睡，甚至昏迷。

3. 心理、社会状况

代谢性酸中毒对呼吸、循环功能等产生明显影响，患者及其家属焦虑、紧张情绪明显。

4. 辅助检查

主要通过血电解质、血气分析等动态监测，协助评估病情状况。

(三) 护理诊断及合作性问题

1. 焦虑

焦虑与病情加重、担心预后有关。

2. 活动无耐力

活动无耐力与代谢性酸中毒后疲乏、肌力减弱有关。

3. 低效型呼吸形态

低效型呼吸形态与呼吸节律异常有关。

4. 潜在并发症

如意识障碍、高钾血症。

(四) 护理措施

1. 一般护理

(1) 饮食。加强指导，避免酸性饮食摄入过多。

(2) 体位。根据病情选择体位，患者因精神萎靡、乏力，需要协助更换体位，改善舒适度，防止压疮；意识障碍者，要全面加强生活护理，避免发生意外损伤。

2. 治疗配合

(1) 控制原发病。积极治疗原发疾病。

(2) 纠正酸中毒。轻度代谢性酸中毒，可经机体自行纠正，或者补液纠正缺水后纠正，不必补充碱性药。血［HCO_3^-］＞18 mmol/L 者，只需治疗病因即可。重度代谢性酸中毒，则需补充碱性液，对于血浆［HCO_3^-］＜10 mmol/L 的重症患者，应快速补给碱性液；血浆［HCO_3^-］在10～18 mmol/L者，也应酌情补碱。临床上首选 5 % $NaHCO_3$ 溶液，输入时不宜过快，以免发生手足抽搐、神志改变或其他不良反应。

3. 病情观察

严密监测生命体征；注意心律，心率，心音，呼吸频率、深度，呼吸音等，如有异常，应及时汇报医师处理；动态监测血清电解质、血气分析等；观察原发病病情的变化。

4. 健康指导

(1) 呕吐、腹泻、肠梗阻、肠瘘等患者应尽早治疗，避免代谢性酸中毒等并发症的发生；糖尿病者注意控制好血糖，均衡饮食，预防酮症酸中毒。

(2) 关注患者肺、肾等重要器官功能，维护酸碱平衡的正常调节功能。

二、代谢性碱中毒

(一) 病因

疾病导致［HCO_3^-］原发性增多引起的酸碱失衡，称代谢性碱中毒。常见病因有如下。

1. 失酸过多

如长期胃肠减压、瘢痕性幽门梗阻后严重呕吐等。

2. 摄碱过多

常见于静脉输碱过量。

3. 低钾血症

细胞外液中 H^+ 向细胞内转移，致使碱中毒。

(二) 病理特征与身体状况

代谢性碱中毒患者的病理及身体状况特点如下。

(1) 当［HCO_3^-］增高，机体通过缓冲系统及肺的调节，减少 CO_2 的排出，从而引起 H_2CO_3 浓度继发性升高。患者表现为呼吸浅慢，甚至出现阵发性呼吸骤停。

(2) 碱中毒时，血红蛋白氧离曲线左移，氧与血红蛋白的结合不易分离，可致组织缺氧。中枢神经系统缺氧，可出现头昏、嗜睡、精神错乱和昏迷等。

(3) 电解质紊乱。细胞外液碱性增强，可引起细胞内 H^+ 外移和 K^+ 内移，导致低钾血症；同时血清中游离的 Ca^{2+} 减少，常导致低钙血症。患者可出现肌张力增加，反射亢进，肌肉强直和手足抽搐等表现。

(三) 治疗配合

通过病史及电解质、血气分析等动态监测，可以明确诊断。主要治疗原则与护理要点有以下两点。

(1) 积极治疗原发病。

(2) 遵医嘱给予药物治疗。

对于丧失胃液所致的碱中毒患者，补给等渗盐水和（或）葡萄糖盐水，以恢复细胞外液和补充 Cl^-，纠正低氯性碱中毒；重症患者需补给 0.1 mmol/L 的盐酸溶液或氯化铵溶液，迅速中和过多的 HCO_3^-；有抽搐者可静脉注射 10 %葡萄糖酸钙溶液。

三、呼吸性酸中毒

呼吸性酸中毒是指肺泡通气功能减弱，不能充分排出体内的 CO_2，以致体内 CO_2 蓄积，血液的 $PaCO_2$ 增高，引起高碳酸血症。

(一) 病因

任何因通气、换气功能降低，促使 CO_2 在体内蓄积的疾病或情况，均可引起本病。常见的有以下几种。

1. 呼吸中枢抑制

如颅脑外伤、麻醉过深、吗啡类药物中毒等。

2. 呼吸道梗阻

如支气管痉挛、喉痉挛、呼吸机使用不当、气道异物阻塞等。

3. 胸部疾患

如肺水肿、血气胸、严重肺气肿等。

4. 胸廓活动受限

严重胸壁损伤、呼吸肌麻痹、高位脊髓压迫等，导致呼吸功能障碍。

（二）病理特征与身体状况

呼吸性酸中毒患者的病理及身心状况特点如下。

（1）［H_2CO_3］原发性升高，可因缓冲系统的调节作用而出现［HCO_3^-］继发性升高。

（2）患者身体状况常表现如下。①头痛、嗜睡、定向力丧失、昏迷等中枢神经系统的症状。②哮喘、呼吸困难等呼吸系统表现。③酸中毒和组织缺氧等表现。

（三）治疗配合

（1）及时配合治疗，消除病因，改善呼吸道通气，并给予吸氧。

（2）严重酸中毒，可遵医嘱静脉滴注碳酸氢钠，以提高 pH。

四、呼吸性碱中毒

呼吸性碱中毒是指肺泡通气过度，体内生成的 CO_2 排出过多，以致血液 $PaCO_2$ 降低，引起低碳酸血症。

（一）病因

凡因通气过度，使体内 CO_2 丢失过多的疾病或情况，均可导致本病发生。病因主要有癔症、颅脑外伤、水杨酸中毒、脓毒症、高热，以及人工辅助呼吸持续时间过长，呼吸过频、过深等。

（二）病理特征与身体状况

1. 病理特点

血液的 $PaCO_2$ 降低，引起［H_2CO_3］原发性下降。

2. 身体状况特征

患者既有原发病症状如呼吸节律改变，又有碱中毒表现。可出现手足麻木、肌肉震颤、手足抽搐等神经肌肉兴奋性增高的表现；也可有眩晕、感觉异常及意识障碍等中枢神经系统受累的表现。

（三）治疗配合

（1）配合治疗原发性疾病。

（2）改善症状。必要时，用纸袋罩住口鼻进行呼吸，以增加呼吸道无效腔，提高血 $PaCO_2$；也可给予含 5 % CO_2 的氧气吸入。

（3）若是神经性障碍或阿司匹林中毒，应定时检查血气情况，并适当调整呼吸频率及潮气量。

第十二章 社区护理

第一节 社区健康护理

一、社区健康护理程序

社区健康护理的程序是通过评估、诊断、计划、实施和评价五个步骤，系统、科学地确认问题和解决问题的一种工作方法。

(一) 社区健康护理评估

社区健康护理评估是社区健康护理程序的第一步，也是关键的一步。只有收集准确的资料，才能确定社区健康状况，为居民提供适宜的护理。社区护理评估主要从以下方面进行。

1. 社区健康评估内容

(1) 社区地理环境。①社区的地域范围：社区的地理界限、面积大小及其与整个大环境的关系。②社区的气候：评估社区的常年气候特征，社区居民有无应对气候骤变的能力，气候变化是否影响居民健康。③社区动植物分布情况：了解社区有无有毒、有害动植物，有无外来物种，宠物是否接种疫苗，社区绿化情况，居民对动植物存在利弊的知晓状况，是否知道防范措施等。④社区环境：包括自然环境与社会环境。例如，住宅特点、主要交通工具、工厂或农作物的种类等。

(2) 人口群体特征。

人口数量及密度：直接影响社区所需医疗保健服务的情况，可分为乡、村、街道、居委会，居住户数和人口密度。人口数量大或人口密度高的地区，传染病流行的机会较大，一旦有传染病发生就容易传染。而人口密度较低的社区，提供健康服务的难度较大，如可能面临各方面资源较缺乏，社区护士作家庭访视时会因为人口过于分散而给工作带来不便。

人口结构资料：评估社区人口的年龄、性别、民族、婚姻、籍贯、职业、文化教育程度、人均收入等基本特征构成情况，同时注意社区人口流动情况。

(3) 人口的健康水平。了解社区人口的平均寿命、传染病的发生情况、慢性病的发病率和患病率等与健康有关的指标，以及人们对健康的认识和做出的相应的健康行为，找到社区护理的工作方向和重点。

(4) 社区居民的健康需求。社区护士可利用各种方法收集社区居民资料，经仔细分析，可了解社区居民对健康的需求。收集方法如下。①与关键人物访谈：访问社区中的长期居住人口，如乡、村、镇、区、街道、居委会负责人及居民代表。②焦点群体法：由社区居民分组讨论自己察觉到的社区健康问题。③观察法与座谈法：走进社区，实地观察、了解，召集社区居民发表意见。

(3) 社会系统。一个健康的社区应包括保健、经济、教育、政治、福利、娱乐、宗教、沟通、安全与运输十大社会系统，满足人们在社区生活互动过程中的不同需要。

保健系统：社会系统评估中最重要的是卫生保健系统。评估社区中有多少医疗保健服务设施，如医院、诊所、药房等，以及其分布情况、所提供服务的可及性、卫生人力资源、卫生经费的来源、卫生保健系统与其他社会系统间的互动等。

经济系统：只有经济系统完善，社区才能有资金投入卫生福利事业。收集居民的一般经济状况，如职业、收入、社区中低收入者的比例等，了解社区的经济系统是否健全。

教育系统：了解社区内正规学校机构是否完善，如种类和数量，以及教育资源利用情况等。

政治系统：可影响卫生计划的执行情况，与社区持续稳定的发展有关。评估居民是否知道社区中正式或非正式领导人的姓名和联系方式，是否知道政府组织的分布和提供服务的时间，民众的满意度等。

福利系统：注意社区敬老院、托儿所、活动中心等福利机构的分布，以及民众的接受度和利用度。

娱乐系统：收集社区内公共设施，如公园、儿童乐园、电影院、游乐场等的数量、分布、利用度，以及居民的满意度，对社区居民的生活质量是否有影响。

宗教系统：宗教信仰与社区居民的生活方式、价值观、健康行为及疾病的发生状况有关。

沟通系统：评估大众传播媒体，如电视、收音机、报纸、杂志等的分布、利用情况；其他传媒，如电话、信件、公告栏、网络等的分布、利用等情况。

安全与运输系统：评估公安局、消防队、灭火器等保护性的服务机关与设施，以及公共汽车、火车、飞机等交通运输系统设备的数量、分布、利用度及便利程度，居民的安全感如何等。

世界卫生组织曾提出初级卫生保健的评价指标，社区的护理人员也可以根据这些指标对社区进行评估和评价。这些指标包括4类：居民健康指标、社会经济指标、卫生保健指标和卫生政策指标。具体指标有人口统计学指标、居民平均收入、就业/失业率、人均住房面积、健康教育覆盖率、安全水普及率、计划免疫覆盖率、妇女产前检查率、儿童生长发育检查率、儿童健康系统检查率、卫生服务人员与居民人口数比例、婴儿死亡率、孕产妇死亡率、人口总死亡率，以及病死率、发病率、伤残率等。

2. 社区健康评估方法

对一个社区进行评估，需要获取全面的资料，评估者可根据不同目的、不同对象选择不同的评估方法。

(1) 查阅文献法。虽然查阅文献所得的资料多为第二手资料，但它仍是收集资料的重要方法。比如通过对全国性或地方性及其他机构的卫生统计调查报告，可判断社区的整体状况，了解社区的组织机构种类、数量、社区人口特征等情况。社区护理人员可到卫生局、环保局、防疫站、图书馆、居委会、派出所等地方查阅健康统计资料、疾病统计资料、人口普查资料、社区人口的特征、人员流动情况、居委会负责人等。

(2) 实地考察法。通过走访社区进行实地考察，观察社区中人们的互动、生活形态，了解该社区的类型、社区地理位置和特点、社区人群的生活情况、与周围社区的关系等。在实地考察过程，评估者要充分利用自身感观，去看居民的生活、社区的自然环境和人为环境，去闻社区空气中有无特殊气味等，尽可能多地获取信息。由于实地考察法是一种主观资料收集法，要求由不同观察者进行社区实地考察，或由同一观察者进行至少两次社区实地考察，综合两次或两次以上的考察结果，以减少因主观因素造成的偏差。

(3) 参与式观察法。评估者到该社区中生活，参与社区居民的活动，并在此过程中有意识地对居民进行观察，了解他们的生活习惯、健康行为等。此法获取的资料通常较真实、深刻。

(4) 重点人物访谈法。通过对社区中了解情况、起决定作用的人或了解某个主题的人进行访谈来获取信息，包括他们对社区的看法和他们的健康观、价值观等方面的资料。所选重点人物一般是社区中居住时间比较长的人或社区的管理者。要根据评估者想要了解的主题选择最可能得到相关信息的人。

(5) 社区讨论会。可以通过讨论会的形式了解社区居民的需求和居民对社区健康问题的态度和看法。讨论会还可增加居民参与社区活动的积极性，并且是获得解决社区健康问题方法的途径。调查对象一般为5～15人，讨论时间一般为1～2小时。调查员应为调查对象创造一个轻松的氛围，做好访谈内容的记录，以完成预定的调查目标。

(6) 调查法。主要用于补足其他方法所没有收集的社区健康资料，尤其是访谈法和信访法。访谈法是指由经过统一培训的调查员，用统一的调查问卷对调查对象进行访谈来收集资料的方法。如果想就某个主题了解社区居民的一般态度或看法，应选取不同层次的人作为访谈对象，可以按年龄进行分层，也可以按经济水平、教育程度或其他特征进行分层，以使访谈结果更具群体代表性。此法回收率高、准确度高，但费时、费钱，且可能存在调查者主观偏差。信访法主要是把调查问卷以信件的方式发给被调查者，并让被调查者填写后寄回的方法。信访法应在某一特定时间内对某一特定人群进行调查，也可以采用普查法或抽样调查(最好采用正式随机抽样方法，以使结果具有代表性)。进行设计时应注意以下3点：①一个问题只能询问一件事，以使调查对象可做出明确的答复；②慎重处理敏感问题；③避免对调查对象进行诱导性提问；④有一定的效度和信度。此法具有调查范围广、效率高、经济易行等优点，但不能保证回收率。评估者可根据对调查内容的样本量、准确度的要求来选择合适的调查法。

3. 社区健康资料分析

对所收集的资料进行分析整理是社区健康评估的重要组成部分。通过评估所获得的社区资料是繁杂的，包括很多方面的信息和很多类型的数据，将评估获取的资料进行归类、复核、概括、比较等，为护理诊断做准备，通过分析可发现社区的护理需要，做出护理诊断。

(1) 资料分析的步骤。①资料的归类：把资料按地理环境特征、人口特征、社会系统特征分类；也可把资料按流行病学特征（Denver流行病学模式）进行分类，分为人的生物、生活环境、生活形态与卫生保健系统四大类。②资料的复核：归类后的资料还需由评估者根据收集过程的可靠程度进行复核，并将主观资料与客观资料进行比较，注意检查有无遗漏、矛盾之处，以确定所收集资料的客观性、准确性和有效性，对不确定的资料需再次进行收集，对不准确的资料需进行删除处理。③资料的概括：资料复核后，进行归纳总结。观察、访谈所得资料可通过文字分析的方法进行归纳整理；问卷调查的结果和二手资料的数据一般通过计算平均数、百分比、构成比等统计指标来进行归纳整理，并用表格、图表、坐标、地图等形式进行概括。其中常用的一种简便的概括工具就是三线表，其制作简单又一目了然。

（2）资料分析过程中应坚持的原则。①去伪存真、去粗取精：在收集的资料中，可能存在影响资料准确性和完整性的混杂因素，在分析时，要注意去除这些混杂因素的影响，找出本质问题。②注意进行不同区域的横向比较和同一地区的纵向比较：分析资料时，需对该社区的特征，如人口学特征、社会系统特征、地理环境特征等与其他地区进行横向比较，以求进一步分析和解释，尤其是当疾病的分布有地域性时，这种横向的比较和分析特别必要。同时，要注意同一社区的纵向比较，了解社区的发展和不足并分析其原因。③立足于护理：分析时注意我们所关注的问题应该是与社区健康护理有关的问题，也就是所提出的问题应是护理能够解决或干预的。④立足于社区整体：分析时要着眼于社区整体的健康需求和问题，以社区环境和群体健康问题为主，而不是仅仅局限于个人或家庭的健康问题。

（二）社区健康护理诊断

社区健康护理诊断是对社区、家庭、社区中的个体现存或潜在健康问题的判断。它反映社区的健康需求，是社区护士选择有效护理措施的基础，是社区护士在完成资料收集之后，在对资料进行分析的基础上做出的相应诊断。社区护理诊断的完整性和准确性将直接影响社区护理程序的其他步骤。

1．确定护理诊断

社区护理问题一般是社区现状与将来目标之间的差距、障碍因素或困难，也可以是积极的因素。一个准确的社区护理诊断的形成，除了在评估时要求收集、分析资料的过程要严谨，护理诊断的描述也应该是清晰的、有针对性的。

（1）社区护理诊断名称。对社区健康状态的概括性描述，一般分为现存的、潜在的和健康的护理诊断三种类型。现存的和潜在的护理诊断名称使用较多，而对健康的护理诊断应用较少。健康的护理诊断名称是社区护理人员向健康人群提供护理服务时使用的社区护理诊断。

（2）社区护理诊断的构成要素。社区护理诊断一般要包含3个要素（PES）：社区护理问题（problem，P）、相关因素（etiology，E）、症状和体征（signs and symptoms，S）。

社区护理问题：对社区的健康状况及需求进行的简洁描述，根据问题的性质可分为现存的、潜在的和健康的社区护理问题。

相关因素：促成护理问题的、与社区护理问题有关的各方面危险因素和相关因素。社区护士在收集和整理资料时，不仅要找出社区存在的健康问题，还要找出产生问题的相关因素和危险因素。

症状和体征：指社区护理问题的具体表现，也常是社区护理问题的诊断依据。例如，社区护理诊断“家长育儿知识缺乏（P），家长未接受育儿教育/家长不重视育儿知识储备（E），家长育儿知识测试成绩80％不及格（S）”。家长知识缺乏是社区护理问题，造成这个问题的原因是社区未提供育儿知识教育，以及家长不重视育儿知识储备，提出这个社区问题的依据是家长育儿知识测试成绩不理想。

（3）社区护理诊断的陈述方式。完整的社区护理诊断应为三段式陈述法：采用 PES 公式，即健康问题（problem，P）、原因（etiology，E）、症状体征或有关特征（sign&symptoms or define characteristics，S）。但在实际工作中有的诊断不一定 3 个要素都具备，常用的陈述方式有：一段式陈述法（P）、二段式陈述法（PE、SE）和三段式陈述法（PES）三种。

（4）社区健康护理诊断。以社区整体健康为中心提出的，反映的是社区和社区群体的健康状况。案例如下。P：社区成年男子高血压发病率高于全国平均水平。S：社区居民中高血压发病率高达 11 %；社区居民喜爱吃咸食、生活规律性差，并认为这些不会导致严重疾病；该社区为富裕小区，成年男子多为公司经理或部门领导，主诉工作忙，责任重，精神压力大，休息和娱乐活动少，且对此生活方式很无奈。E：①对不良生活习惯可导致严重疾病的认识不足；②没有主动寻找缓解精神压力的办法，使紧张和压力持续存在；③缺乏高血压影响因素的相关知识。

2. *确定护理诊断的优先顺序*

在对一个社区进行全面的评估后，通常会找出该社区多方面的健康问题和需求，做出多个护理诊断。当诊断超出 1 个时，社区护理人员就需要对这些诊断排序，判断哪个诊断最重要，最需要优先予以处理。排序遵循的原则一般是采用默克（Muecke）和斯坦霍普（Stanhope）与兰开斯特（Lancaster）提出的优先排序确定方法。

（1）Muecke 法。

准则：①社区人群对问题的了解程度；②社区解决问题的动机；③问题的严重程度；④社区中可利用的资源；⑤预防的效果；⑥社区护理人员解决问题的能力；⑦健康政策与目标；⑧解决问题的迅速性与持续的效果。每个社区护理诊断分别设立 0～2 分的标准，例如，0 分代表不太重要，不需优先处理；1 分代表有些重要，可以处理；2 分代表非常重要，必须优先予以处理。

步骤：①列出所有社区护理诊断；②选择排定优先顺序的准则；③决定诊断重要性的比重（由社区护士调整，比重越高，表示越需要优先处理）；④评估者自我评估每个诊断的重要性；⑤综合每个诊断所有评估准则的得分，分数越高，越需要优先处理。

（2）Stanhope&Lancaster 法。

准则：对每一个项目给予 1～10 分的分数，评定各自的比重，得分越高，表示越是急需解决的问题。

步骤：①列出所有的社区护理诊断；②选择排定优先顺序的准则；③决定诊断重要性的比重（1～10 分）；④评估者自我评估每个诊断的重要性；⑤评估者就每个诊断的每项准则，根据社区具有资源的多少给 1～10 分；⑥将每个诊断每项准则所得的重要性得分与资源得分相乘；⑦总和每个诊断所有评估准则的得分，得分越高越需要优先处理。

（三）社区健康护理计划

根据个人、家庭、社区健康的护理诊断，制订相应的社区健康护理计划。护理计划的内容有主客观资料、诊断、目标、措施和评价方法。个人的护理计划侧重于对某种疾病患者的具体护理方法。家庭的护理计划侧重于存在家庭健康问题的人员、资源、互动与合作和意愿等。社区的护理计划注重利用社区内外可以利用的资源，从行政的角度制订计划，解决与社区健康相关的人员、经费、地点和时间等问题。具体内容包括制定社区护理目标、实施方案、评价计划。

1. 制定社区护理计划的目标

目标是对期望结果的具体陈述。社区护理目标应针对相应的社区健康问题，以选定的服务对象为中心进行制定。制定的目标要具体、与社区健康问题密切相关、有时间限制、陈述简单明了并能被社区护士和护理对象共同认可。护理目标按照完成时间的长短分为长期目标和短期目标，长期目标需要较长时间（1年以上）才能实现，短期目标在较短时间（几个月或1年）内完成。

（1）制定社区护理计划目标的原则。一个社区护理计划通常由多个目标组成，每个目标均应做到SMART（specific，measurable，attainable，relevant，timely），即特定的、可测量的、可达到的、相关的、有时间期限的，以便于社区护理计划的落实和社区护理评价的实施。

（2）社区护理计划目标的陈述。社区护理目标一般采用“主语＋谓语＋行为标准＋状语”的形式进行陈述。主语指服务对象、部分服务对象或与服务对象有关的因素。谓语是指主语要完成的行动，即实施社区护理活动后服务对象预期达到的结果，可以是行为的改变、知识的增加、情绪稳定或功能的改进等。行为标准是指完成行动的条件，用来解释在何时、何种情况下完成行动。如在预期目标“1周内患者家属能够掌握帮患者翻身的技巧”中，“患者家属”为目标的主语，“能够掌握”为目标谓语，“帮患者翻身的技巧”为行为标准，“1周内”为时间状语。一个社区护理诊断可制定多个护理目标，但一个社区护理目标只针对一个社区护理诊断。书写目标时注意目标的陈述应针对提出的社区护理诊断或其相关因素，使用能够观察或测量得到的词汇。陈述中要包括具体的评价日期和时间。陈述时，避免使用“帮助患者、给患者”这些语言，还要注意避免使用一些含糊不清的语句。同时，目标陈述时应强调成果。“开办孕妇育儿知识讲习班，使1年内婴儿死亡率下降到10％”这个目标过于冗长，它把实现目标的手段也描述在内了，恰当的描述应是“1年内，婴儿死亡率下降到10％”。

2. 制订社区护理计划

（1）制订社区护理干预计划。社区护理干预计划是社区护士帮助护理对象达到预定目标所采取的具体方法。预期目标确定后，社区护士应与个人、家庭或群体协商，选择合适的、具体的护理措施。制订社区护理实施计划时应先确定目标人群、社区护理计划实行小组、达到目标的最佳干预策略和方法、可用的资源等，然后在反复评价和修改的基础上制订。社区护理干预是一种由多方合作、合理利用资源、体现优先顺序的行动方案。其步骤包括以下几方面。

选择合适的社区护理措施：目标确定后，社区护理人员要与护理对象充分协商，共同选取适当措施，以使护理对象能积极参与、为自己的健康负责。制定的措施可以是一级预防、二级预防和三级预防或综合性的措施，以达到预防与治疗并重，真正实现群体健康水平的提高。

为社区护理措施排序：可以参照社区护理诊断的排序标准或马斯洛的需要层次理论来对社区护理措施进行排序，通过排序可以使有效和重要的措施尽早执行，社区健康问题尽早得到控制。

确定所需的资源及其来源：针对每项社区护理措施都要确定实施者及合作者（如疾病控制中心、红十字会、肿瘤协会等）、需要的器械、场所、经费，以及分析相关资源的可能来源与获取途径。

记录社区护理干预计划：当社区护理措施确定后，将确定的社区护理诊断、目标、具体措施等完整记录下来。

评价和修改社区护理干预计划：记录成书面形式后，要与护理对象共同探讨，及时发现问题并修改，使实施更顺利。

（2）制订社区护理评价计划。可参照 4W1H 原则和 RUMBA 准则。①4W1H：社区护理计划应明确参与者（who）、参与者的任务（what）、执行时间（when）、地点（where）及执行的方法（how）。②RUMBA：真实的（realistic）、可理解的（understandable）、可测量的（measurable）、行为标准（behavioral）、可实现的（achievable）。

社区护理计划评价为社区护理计划中必不可少的一个步骤，其作用是监督，以确保计划按目标进行。社区护理计划能否顺利实施与居民的参与程度有很大关系。社区护理计划只有得到居民的认可和支持才能够很好地实施、发挥作用。因此，调动居民的参与意识是社区护理程序中非常重要的环节。

（四）社区健康护理实施

社区健康护理计划的实施是针对社区健康护理目标而采取的行动。实施社区健康护理计划不仅仅是按计划执行护理操作，更重要的是做好可以使每个措施得以实施的各成员间的协调工作。因此，社区健康护理计划实施成功，与护士的领导、决策和沟通能力有很大关系，详细的计划有助于实施的顺利进行，实施过程应遵守计划的进度，并及时进行活动的记录和实施结果的评价。

1. 社区健康护理实施的方法与内容

对社区整体健康进行护理的主要方式是社区群体健康教育和社区健康管理。实施的主要内容包括与社区多部门的联络和协调、社区健康的基础资料调研、具有共性健康问题群体的教育及保健指导、社区健康档案的管理、向政府提交提案和社区整体环境规划等。

2. 实施的注意事项

护理计划实施过程中，社区护士要注意与合作者、护理对象进行良好的沟通、分工合作，提供良好的实施环境并及时做好记录，同时还要掌握必要的知识和技能以识别意外情况。

（1）良好的沟通。包括计划执行者之间的沟通、执行者与护理对象间的沟通。有时还需与当地行政部门、街道、居委会、民政局等联系，争取他们的支持和配合。

（2）分工与合作。实施社区护理计划时，需根据团队成员的情况，合理分配和授权给他人执行。如执行家庭访视时可由经验丰富的访视护士执行；进行社区康复时可由康复师或经过相应培训的医护人员来执行；对某些患者生活上的照料可由经过培训的家属来承担，合理的分工与合作以达到人尽其才，合理有效地利用人力资源。

(3) 提供良好的实施环境。在计划实施过程中，应在实施时间、地点、室温、光线、空气等方面加以改善，为服务对象创造安全、舒适、方便的环境，使之乐于接受干预。

(4) 记录。在实施过程中及时做好记录，记录的内容包括实施的各项护理活动、护理效果、护理对象的反应及产生的新需求。记录内容要求真实、及时、准确。详细的记录可以使整个实施过程具有连续性，即使执行的人员有变动，也不会导致干预中断。另外，详细的记录也为最终的评价提供原始资料。

(5) 识别和处理意外情况。社区护理人员在执行计划中很可能会遇见一些意外情况，如天气的骤变，可使计划中的护理对象未能参加计划的活动，这使护士需要另择合适的时间就同样的内容再次实施护理计划。遇到意外情况时，社区护理人员要想办法予以弥补，使计划中的干预措施都能得到贯彻落实。

(五) 社区健康护理评价

社区健康护理评价是社区护理程序的最后一步，是对整个护理过程，尤其是实施护理措施后的情况予以评价的过程。若目标达到，说明护理措施有效，解决了原来的护理问题；若目标未达到，则需对其原因进行分析，重新进行评估、诊断、制订计划和实施新的措施。评价的结果有 3 种，即修改、继续和完成目标，结束护理活动。

1. 社区评价类型

社区护理评价分为过程评价和结果评价。过程评价有两重含义：一是指在实施措施的过程中，对护理对象健康状态随时进行评价；二是指对社区护理程序中的各个阶段加以评价，如社区护理评估收集的资料是否准确、完整，社区护理诊断是否能从评估资料中找到依据、是否具有针对性及优先顺序是否正确，社区护理计划的制订是否符合实际、具有可操作性，是否符合 RUMBA 原则，社区护理计划实施的过程是否充分调动居民参与等。结果评价是指对执行社区护理措施后的近期和远期结果进行评价。

2. 社区护理评价方法

常用的社区护理评价方法有效果评价和效率评价。

(1) 效果评价。指评价社区护理达到预期目标的程度，是社区护士对护理项目最终结果的评价。效果评价应全面系统地评价项目的效果，看是否已达到计划要求，是否已经满足项目计划要求达到的水平。如社区健康状况改善的程度、居民对项目的满意度等。社区护理效果评价是一个复杂的过程，一般包括以下步骤。

制定社区护理评价指标：评价前要先制定评价指标，一般是通过回顾护理目标来确定评价指标。

收集评价资料：需要对资料进行收集和分析并与计划的评价指标做比较，才能下结论。评价资料的收集可采取以下方法。①直接行为观察：通过对护理对象行为的直接观察，了解是否发生预期的改变来判断干预效果。②交谈：通过评估者与护理对象进行正式或非正式的交谈来获取有关健康现象、护理对象对健康的态度、心理状态等主观资料。③问卷调查：根据已确定的评价指标，制订出相应的调查表，由服务对象填写，再经统计分析，评价是否达到目标。

分析资料：检查、核对所收集的资料，并确保资料来源于有代表性的样本或护理对象总体，对资料进行分析、解释、总结。

做出结论：对所进行的社区护理工作做出评价，总结经验教训，最好以书面形式呈现评价结论，如书写社区护理评价报告，供以后工作参考。

（2）效率评价。社区护理效率评价就是比较结果与目标，判断结果的价值是否达到了预期结果，如投入与产出相比是否值得，如果没达到预期结果需分析原因。

3. 社区护理评价内容

（1）健康目标的进展。重温护理目标，评价社区护理计划是否满足居民的需求，是否达到预期效果，达到程度如何，是否有未完成的目标及其原因，有无需改进的地方，如，在过程评价时要评价经过护理活动后是否离目标越来越近，若发现未完成预期的进度时需要重新评估，寻找原因进行纠正。

（2）护理活动的效果。通常是在进行社区护理干预后要评价的内容，要了解是否起到促进健康、维持健康、预防疾病的实际效果。

（3）护理活动的效率。评价时除了注重目标是否实现，效率也是不可忽视的一方面。将社区护理活动的投入（人力、物力、财力、时间）与所获得的成果进行比较，了解投入/成果是否合理，是否超出计划的额定。总的原则是用最经济的途径获得最大的收益和效果。

（4）护理活动的影响力。评价护理活动为社区人群所带来的社会效益，可从效益的持久性与受益人群的广泛性来判断。例如，通过护理活动，判断是否使社区人群认识到不健康生活行为的危害，有多少居民在多大程度上改变了不健康生活行为（如放弃吸烟、缺乏运动的生活方式等）。

第二节　社区儿童与青少年保健指导

一、社区儿童保健与护理

（一）社区儿童及青少年保健的意义

1. 基本概念

（1）儿童保健。研究各年龄期小儿的生长发育、营养保障、疾病防治和健康管理的综合学科，是一项根据儿童生长发育特点开展的以儿童为对象的健康保健及护理工作。

（2）新生儿期。自胎儿从母体娩出脐带结扎至28天之前的一段时期。此期的保健任务为新生儿健康检查、日常生活指导和育儿知识的传授等。

（3）婴幼儿期。出生后28天到3岁期间。其中婴儿期是指1～12个月。婴幼儿期的主要保健任务为喂养与婴幼儿营养，促进感知觉、语言和动作的发展，做好预防接种工作，养成良好生活习惯以及预防意外伤害的发生等。

（4）学龄前期。3～6岁的幼儿期。此期的保健任务为平衡膳食、促进儿童思维的发展、指导入幼托机构的准备，以及协助幼托机构进行儿童保健。

（5）学龄期。6～12岁的小学生时期，也称童年期。此期的主要保健任务为协助学校做好儿童的保健工作，包括形成良好生活习惯、预防疾病及意外伤害、防止家庭内及学校虐待和性早熟儿童的健康管理。

(6) 青少年期（又称青春期）。12～18岁由儿童发育到成人的过渡期，是生长发育的突增期，其生理、心理上发生巨大变化。此期的主要保健任务是协助学校进行体格检查、健康指导等。

2. 社区儿童及青少年保健的意义

(1) 促进儿童生长发育。利用新生儿家庭访视、定期健康体检、生长发育评估、预防接种等服务的机会，引导儿童及家长提高自我保健的意识及能力，对生长发育障碍的儿童，指导与督促家长进行矫正及治疗。

(2) 促进早期教育，增强体质。指导父母科学育儿，辅导父母正确喂养儿童，保持各种营养素均衡摄入，增强儿童身体素质。

(3) 降低儿童常见病、多发病的患病率和死亡率。在推广计划免疫落实的同时，推广科学育儿知识并进行安全教育，降低新生儿、婴幼儿死亡率。

(4) 依法保障儿童及青少年合法权益。依据国家颁布的保护儿童相关法律法规，早期发现并有效制止社区内儿童被虐待、使用童工等侵害儿童权利事件，合理利用社区卫生资源，依法保障社区儿童、青少年生存和发展等权利。

(5) 开展社区儿童及青少年保健是实现人人享有卫生保健的有效策略，是动员全社会参与的重要手段。

(二) 儿童生长发育与行为特点

1. 新生儿期

新生儿体重生长为胎儿宫内体重生长曲线的延续。离开母体开始独立生活，有反射性匍匐动作、踏步反射、立足反射，听觉灵敏，对光反射敏感，喜欢看人脸，对不同味觉产生不同反应，如喂酸味果汁出现皱眉等。该期的关键是父母与新生儿之间亲子关系的建立。

2. 婴幼儿期

生长速度快，是第一个生长高峰期。由于生长活跃，因此代谢率高，对热量、蛋白质的需求多，但婴儿期的消化器官功能发育尚不完善，消化吸收能力弱，如喂养不当易发生消化吸收紊乱。另外，由母体得来的被动免疫逐渐消失，后天获得性免疫尚未完全建立。小儿容易罹患传染性疾病，如麻疹、上呼吸道感染、肺炎等。

3. 幼儿期

生长发育速度减慢，随年龄增长，活动量加大，热能消耗增多，体格变瘦。脑功能发育越来越完善，观察、注意、记忆、思维、想象等各方面能力迅速发展，能主动观察、认知，出现第一个违拗期。由于活动范围的扩大，接触感染与危险事物的机会增加，而自我保护意识与能力尚不足，容易患传染病及发生意外伤害。

4. 学龄前期

体重增长减慢，身高增长增快。活动能力加强，智力发育迅速，求知欲及可塑性强，易发生意外事故。乳牙开始脱落，恒牙萌出，脑发育接近成人，动作协调，语言、思维、想象力成熟，是性格形成的关键时期。但该期免疫系统发育仍不成熟，易患儿童传染病。

5．学龄期

体格生长稳定增长，身高增长速度趋于平稳，多种生理功能已基本成熟，除生殖系统外，其他器官的发育基本接近成人水平，淋巴系统发育处于高潮。脑的形态发育基本完成，社会心理进一步发育，认知能力加强，综合、理解、分析能力逐步完善，求知欲强。

6．青春期

出现第二次生长高峰，全身器官发育迅速，生殖系统发育日趋成熟，第二性征出现，内脏功能日趋健全。自我意识逐渐产生，认知社会能力尚不完善，易产生青春期复杂的心理行为问题。

（三）社区儿童及青少年保健工作的内容

社区儿童及青少年保健工作是社区卫生服务人员根据儿童、青少年时期不同的生长发育特点，以满足其健康需求为目的，解决社区儿童及青少年健康问题所提供的保健服务。

1．促进儿童及青少年的生长发育

通过评估社区儿童及青少年的生长发育与健康状况，及时发现其生长发育问题，指导家长及保育机构正确喂养，保证营养均衡摄入。指导家长亲子关系建立的方法与技巧。

2．预防保健及健康教育

通过宣传栏、讲座、宣传册等方式宣传母乳喂养、疾病防治等知识，按期进行预防接种，对托幼机构及学校进行健康指导。

3．常见健康问题的管理

进行常见病、多发病和传染病的防治工作。

4．建立社区儿童健康档案

为社区内每一位儿童建立健康档案，及时记录儿童的健康状况。

二、社区学龄前儿童保健指导内容

（一）新生儿期保健指导

1．日常保健指导

（1）保暖。居室应阳光充足，空气清新，室温宜保持在 22～24 ℃，相对湿度维持在 55 %～65 %，根据气温变化随时调节环境温度。

（2）清洁。保持皮肤清洁，每日沐浴。沐浴时间选择在喂奶后 1 小时内，室温维持在 26～28 ℃。沐浴顺序：面、头、颈、上肢、躯干、下肢、腹股沟、臀和外生殖器。

（3）抚触。抚触宜选择安静的环境，室温维持在 25 ℃左右，时间宜为沐浴后。方法如下。①轻柔地按摩婴儿头部，并用拇指在孩子上唇和下唇分别画出一个笑容，让孩子能够充分感受到快乐。②双手放在婴儿两侧肋缘，右手向上滑向婴儿右肩，再逐渐回到原处。左手以同样方式进行。③按照顺时针方向按摩婴儿脐部，但应该注意在脐痂未脱落前不要按摩该区域。④双手平放在婴儿背部，从颈部向下开始按摩，然后用指尖轻轻按摩脊柱两边的肌肉，再次从颈部向底部迂回运动。⑤将婴儿双手下垂，用一只手捏住其胳膊，从上臂手腕部轻轻挤捏，然后用手指按摩手指。并用相同手法按摩另外一只手。⑥按摩婴儿的大腿、膝部、小腿，从大腿至脚踝部轻轻挤捏，然后按摩脚踝及足部；在确保脚踝不受伤的前提下，用拇指从脚后跟按摩至脚趾。

抚触时的注意事项：注意保暖；新生儿饥饿、烦躁时不宜抚触；每次抚触时间以 15 分钟为宜，每日3 次；天冷时抚触前将双手搓热。

（4）预防疾病和意外伤害。新生儿免疫功能不健全，抵抗力低，应尽量避免接触患有皮肤病、消化道、呼吸道感染或其他传染病者。护理新生儿前要洗手、洗脸及漱口。窒息是新生儿最常见的意外事故，注意哺乳时避免乳房堵塞新生儿口、鼻，切忌边睡边哺乳，使用的被子不宜盖住头，冬季外出时不宜包裹太紧、太严。如发现意外窒息，立即去除引起窒息的原因，保持呼吸道通畅，如呼吸心跳停止，立即进行心肺复苏，快速送医院救治。

2. 家庭访视

社区护士在新生儿出院后 1 周内进行产后访视。了解新生儿一般健康及预防接种情况、喂养指导、开展新生儿疾病筛查等。

3. 喂养指导

（1）母乳喂养。对于新生儿来说，母乳是最好的食物，母乳喂养也是最科学的喂养方法。世界卫生组织提倡新生儿至少保持 4 个月纯母乳喂养。正常分娩的新生儿，出生后半小时内可开始吸吮母亲乳头。纯母乳喂养时，母亲应注意补充维生素 K，避免新生儿发生维生素 K 缺乏性出血性疾病。出生后2 周左右开始补充维生素 A、维生素 D，早产儿出生后 1 周补充，足月儿出生后半个月开始补充。

（2）人工喂养。母亲因各种原因不能喂哺婴儿时，用动物乳如牛乳、羊乳或其他代乳品喂养婴儿。目前常用的人工喂养方法有牛乳喂养、配方乳喂养和羊乳喂养。

（3）混合喂养。因母亲乳汁分泌不足需添加牛乳、羊乳，或其他代乳品喂养新生儿时，称混合喂养。有补授法和代授法两种添加方法。

4. 早期教育指导

鼓励家长拥抱和抚摸婴儿，对婴儿说话或唱歌等方式促进婴儿神经心理发育，增进母子间情感交流，促进婴儿智力发育和个性培养。

5. 预防接种

新生儿期应接种卡介苗和第一剂乙肝疫苗。

6. 指导家长识别异常症状

（1）发热。指导家长正确使用肛表，如出现体温过高时，首先排除是否衣服穿得过厚，是否环境温度过高。确为发热时，应及时就诊并在医师指导下用药。

（2）黄疸。生理性黄疸在出生后 2～3 天出现，10～14 天逐渐消失。病理性黄疸持续时间长，颜色深、范围大，应及时就诊治疗。

（二）婴幼儿期保健指导

1. 营养与喂养

此期生长发育迅速，对营养需求高，其膳食以高能量、高蛋白的乳类为主，并注意维生素 D 的补充。

（1）合理喂养。营养供给仍以奶及奶制品为主，鼓励母乳喂养，指导合理添加辅食和断奶。

（2）辅食添加。辅食添加按由少到多、由稀到稠、由细到粗、由一种到多种原则添加，不能以成人食物代替辅食。

（3）断奶。随着辅食的添加，训练婴幼儿使用杯子喝水，用汤勺进食，为断奶做好准备。

（4）断奶后的饮食指导。断奶是指停止母乳喂养，但主要食物仍是乳类（牛奶或配方奶），断奶后安排好辅食，烹饪宜碎、细、软、烂，注意膳食平衡。

2. 日常护理指导

（1）卫生和睡眠。每日给婴儿洗澡，鼓励独立睡眠，睡眠时嘴里不含东西。

（2）衣着和活动。衣着应简单、宽松，便于活动，多行户外活动，多晒太阳等，增强体质，提高对外界环境的适应能力和防病能力。

（3）排便习惯训练。通常大便训练应在1岁以后，小便训练应在1.5～2岁，大、小便训练应避免在冬天进行。

3. 早期教育

早期教育以感知、语言、动作训练为主，促进感知觉的发展，训练婴幼儿由近及远认识生活环境，培养他们的观察能力。在玩耍中鼓励其主动与他人接触，培养良好的情绪和行为。耐心限制其危险行为，注意培养集体观念、道德观念，提高环境适应能力。

4. 动作训练

从添加辅食时训练婴幼儿用勺进食，指导家长按婴幼儿年龄生长发育特点并结合其实际能力训练抓物、抓握动作，以及坐、爬、走等训练。

5. 意外预防

意外事故包括吸入异物、窒息、中毒、烧伤、烫伤等。指导家长把婴儿放在安全的地方，防止跌倒或坠床、烧伤和烫伤，妥善放置药品或有毒物品，防止包裹过严、溺水等造成窒息。

6. 预防接种

督促家长按计划免疫完成基础计划免疫。根据国家计划免疫程序对适龄儿童进行常规接种。

（1）预防接种管理。首先确定接种对象，以预约、通知单、电话、网络、短信等形式通知婴幼儿监护人，告知疫苗接种的种类、时间、地点，携带预防接种卡或证、婴幼儿到接种地接种。接种前仔细核对预防接种卡或证，接种对象姓名、性别、出生时间、接种记录，确定本次需接种的疫苗类型，告知监护人疫苗接种的名称、作用、禁忌证、注意事项、可能出现的不良反应，如实记录告知及询问既往疫苗接种情况并签署书面告知书。接种完成后及时记录疫苗接种时间、疫苗名称与批号，接种儿童需观察15～30分钟，如无不适方可离开。

（2）预防接种的禁忌证。①一般禁忌证：患自身免疫性疾病和免疫缺陷者；有急性传染病接触史而未过检疫期者暂不接种；活动性肺结核、较严重的心脏病、风湿病、高血压、肝肾疾病患者，慢性病急性发作者，有哮喘及过敏史者，严重化脓性皮肤病者或发热者不宜接种。②特殊禁忌证：结核菌素试验阳性、中耳炎者禁忌接种卡介苗；对酵母过敏或疫苗中任何成分过敏者不宜接种乙型肝炎疫苗；接受免疫抑制剂治疗期间、腹泻、妊娠期禁忌服用脊髓灰质炎疫苗糖丸；因百日咳菌苗偶可产生神经系统严重并发症，故本人及家庭成员患癫痫、神经系统疾病和有抽搐史者禁用百日咳菌苗；对鸡蛋过敏者禁接种麻疹疫苗。

（三）学龄前儿童保健指导

此期大多数儿童进入学龄前教育，其独立意识增强，与外界接触多、活动范围扩大，容易发生各种意外，注意加强早期教育，预防意外伤害。

1. 平衡膳食

膳食结构接近成人，与成人共进主餐，另加一餐点心。指导家长掌握促进食欲的技巧，膳食搭配力求多样化、粗细交替，满足儿童生长发育需要。

2. 促进思维发育

培养幼儿感知、计划、综合判断能力和集体主义精神，促进幼儿的思维发育。

3. 保护视力

矫正幼儿不良的看书习惯，注意用眼卫生，讲清近视的危害。定期带幼儿到医院检查视力，以早期发现视力障碍并及时矫治。

4. 入园准备

让孩子养成每日准时上学，放学及时做作业的习惯，对老师、同学有礼貌，自己收拾学习用具。

5. 安全教育

该期儿童好动又缺少生活经验，易发生意外事故，应加强安全教育，如遵守交通规则、安全使用电器、不在河边玩耍等，预防意外发生。

6. 社区健康管理

为 4～6 岁儿童每年提供 1 次健康管理服务，按免疫程序按时进行各种预防接种和加强免疫。

（四）托幼机构卫生保健管理

1. 协助制定幼托机构卫生保健制度并监督其执行情况

按照《托儿所幼儿园卫生保健管理办法》落实膳食营养指导、体格锻炼、健康检查及卫生消毒、疾病预防与传染病控制等工作。

2. 协助完成儿童健康检查

①指导准备入园的儿童到指定医疗机构按要求进行全面体格检查，如儿童患有传染性疾病或近期与传染病患者有接触史应暂缓入园。②离园再入园的儿童体检。凡离园 3 个月以上要求再入园者应重新按要求体检。③转园儿童体检。如果是在园健康儿童不需要重新体检，只需持“儿童转园健康证明”就可以直接转园。

3. 儿童膳食管理

儿童膳食管理由专人负责，接受社区卫生人员监督；食谱按儿童生长发育需求制订并定期更换；保证各种营养素均衡摄入，儿童膳食应严格与职工膳食分开。

4. 做好幼儿机构教师及家长的健康教育

教会儿童及托幼机构教职员工预防意外伤害的知识，加强消毒隔离工作落实，预防传染性疾病。

三、学龄期儿童和青少年保健指导

（一）学龄期儿童保健指导

学龄期儿童认知和心理发展非常迅速，是德、智、体全面发展的重要时期。

1. 培养良好的生活习惯

培养学龄期儿童良好的饮食习惯，纠正偏食、吃零食、暴饮暴食等坏习惯，合理安排学习、睡眠、游戏及运动时间，注意培养良好的卫生习惯与用眼卫生。

2. 培养正确的坐、立、走姿势

指导家长及早注意孩子坐、立、行走姿势，发现孩子姿态不端正时，及时向孩子讲清楚道理，给予纠正。

3. 预防疾病和意外伤害

学龄期儿童的好发疾病有免疫性疾病如风湿热等，应注意预防。此外，车祸、运动中的意外创伤、溺水等是学龄期儿童常见的意外伤害，要加强安全教育及防范措施。

4. 防止学校或家庭虐待

指导家长和老师树立正确的教育观念，多与孩子交流，激发儿童的学习兴趣，及早发现问题家庭，防止发生严重后果。

5. 正确对待性早熟

指导家长、老师一起关心儿童的心理成长，正确对待性早熟。

（二）青少年保健指导

青少年时期的个体认知、社会心理和行为发展日趋成熟，但由于神经内分泌尚不稳定，也会出现一些特殊健康问题。

1. 青少年期常见的健康问题

（1）性健康问题。出现性早熟或性发育迟缓。

（2）遗精。进入青春发育期后每个月遗精 2～3 次属于正常。

（3）手淫。为满足生理需要，易发生手淫，以男性多见。

（4）痤疮。青少年常见的皮肤病。易发生在皮脂腺发达的面部、上胸和背部，可持续数年。

（5）意外伤害。青少年是意外伤害的高发人群，以暴力、交通事故等多见。

2. 青少年保健指导

（1）合理营养指导。营养供给须满足青少年的生长发育，每日摄入足量蛋白质、脂肪、维生素、糖、铁、钙等营养物质，食物多样化，注意主副食、荤素及粗细的均衡搭配。

（2）保持心理平衡。教育其有理想和抱负，目标设立在自己能够实现的范围内。家长注意与孩子的沟通方式，尊重孩子，帮助他们顺利渡过这段特殊时期。

（3）健康行为指导。指导家长配合学校的性生理、性心理、性道德、性疾病等教育，解除他们的困惑，正确认识性发育对自身生理、心理的影响，培养自尊、自爱、自强、自信的良好品质。

（4）自信心和责任感的培养。家长给予足够信任和尊重，加强法律知识教育，学会负责任、懂法律、珍惜自己的生命。培养其助人为乐、积极向上的品德。

（5）培养良好的心理品质。培养广泛的兴趣爱好，提高主动能力和适应能力，热爱生活和社会。

（6）定期体格检查。通过定期检查，及时发现青少年期常见的健康问题，积极进行治疗。

（三）学校卫生保健工作内容

1．一般健康教育

对青少年进行个人卫生、眼部保健、营养供给、预防疾病、青春期卫生和心理健康、防范意外伤害等方面的知识教育。

2．性教育与指导

根据青少年身心发展特点，有针对性地进行性知识教育。

3．提供卫生服务

监测并了解青少年健康状况和生长发育水平，提供计划免疫、常见病处理等服务。

4．创造良好环境卫生

保护和改善学校物理环境、社会环境和文化环境，为学生提供安全、舒适、愉快的学习环境。

5．心理咨询

帮助学生解除在学习、生活、人际关系中所面临的压力与困惑，提高学生的应对能力，保持心理平衡。

6．营养供给

根据青少年生长发育特点，制订符合青少年生长需要的食谱，注意饮食卫生。

第三节　社区妇女保健指导

一、社区妇女保健

（一）概述

1．社区妇女保健的概念

社区妇女保健是以维护和促进妇女健康为目的，以预防为主，以保健为中心，以基层为重点，以社区妇女为对象，防治结合，开展以生殖健康为核心的保健工作。社区妇女保健工作实施预防为主的措施，做到以人为中心、以护理程序为框架、以服务对象的需求为评价标准，强调妇女健康的社会参与、政府责任、三级妇幼保健网的建立健全。

2．社区妇女保健工作的意义

目前，我国社区妇女保健工作主要包括：三级妇幼保健网的建立健全，大力开展以社区妇女生殖健康为核心的保健工作，针对女性的生理、心理、社会特点及健康、行为等方面的问题，有组织地定期对不同时期的妇女（围婚期、孕期、产褥期、哺乳期、围绝经期）开展妇科常见病、多发病的普查及普治工作，降低妇女的患病率、伤残率、孕产妇及围生儿的死亡率等，控制妇女一生中不同时期某些疾病的发生，性传播疾病的传播，达到促进妇女身心健康的目的，从而提高妇女的健康水平。

(二) 社区妇女保健工作内容

妇女保健工作内容包括：妇女各期保健指导、计划生育技术指导、常见妇科疾病及恶性肿瘤的普查普治，以及妇女劳动和社会保障等。

1. 妇女各期保健指导

(1) 青春期保健。青春期是指性器官发育成熟，出现第二性征的年龄阶段。这一时期生长发育迅速，社区护士除应给予合理营养知识指导，培养少女健康饮食行为及良好卫生习惯外，还应联合相关专业人员对青春期少女进行性知识、性伦理、性道德等方面的教育和指导，加强对心理行为问题的预防和疏导，培养少女自尊、自爱、自信的优良品质。同时通过定期体格检查，早期发现各种疾病。

(2) 性成熟期保健。保健的主要目的是维护正常的生殖功能。给予计划生育指导、疾病普查与卫生宣教，避免妇女在性成熟期内因孕育或节育引发各种疾病，以便早期治疗，确保妇女身心健康。

(3) 围婚期保健。围婚期是指从确定婚配对象到婚后受孕前的这一段时期。围婚期保健主要是围绕结婚前后，为保障婚配双方及其后代健康所进行的一系列保健服务措施。主要内容有婚前医学检查、围婚期健康教育及婚前卫生咨询三个部分。做好围婚期保健工作，是家庭幸福和提高人口素质的基础。

(4) 围生期保健。围生期是指妊娠满 28 周到产后 1 周这一时期。围生期保健主要包括对孕产妇、胎儿、新生儿进行的一系列保健工作，如孕产妇并发症的防治，胎儿的生长发育、健康状况的预测和监护以及制定防治措施、指导优生等工作。

(5) 围绝经期保健。围绝经期指绝经前后一段时期，卵巢功能衰退而停止排卵，月经开始不规则，进而停经，通常发生于 45～55 岁。社区护士应指导围绝经期妇女维持规律生活，采取均衡饮食及适量运动，定期接受健康检查并多参加社交活动。

(6) 老年期保健。世界卫生组织规定，发展中国家 60 岁以上者为老年人，发达国家 65 岁以上者为老年人。社区护士应指导老年期妇女合理膳食，保持规律生活，定期体检（特别是妇科检查），维持心理平衡；积极参加社会活动，发挥自己的才能与兴趣，多与家人沟通，保持家庭和谐，从而提高老年期妇女的生命质量。

2. 计划生育技术指导

社区要积极开展避孕节育咨询与指导，做好避孕节育的知情选择。指导育龄人群实施有效的避孕措施。为辖区内育龄妇女提供避孕、节育技术服务，开展避孕节育知识宣传普及。做好性生活指导，提高夫妻生活质量。

3. 妇科疾病与恶性肿瘤的普查普治

加大社区健康宣传力度，建立健全妇女保健网络。对于育龄妇女及高危人群定期进行普查工作，宣传定期体检的重要性，使疾病早发现、早治疗，提高妇女的生命质量。

4. 妇女的劳动和社会保障权益

妇女的劳动就业权益受法律保护，妇女享有劳动安全和健康权。所有用人单位都应当根据妇女的生理特点，按照相关法律法规保护妇女在工作和劳动时的安全和健康。妇女在经期、孕期、产期和哺乳期受特殊保护。妇女在生育方面享有社会保障权。社区应做好妇女的劳动保护和社会权益保障工作。

二、围婚期妇女健康保健

围婚期保健内容包括：配偶的选择、婚前检查、最佳生育年龄、受孕时机的选择、计划生育及家庭成员适应。

（一）配偶的选择

婚姻不仅是两性的结合，而且要孕育下一代，优生始于择偶，因此择偶时不仅要有感情和性爱的基础，而且要有科学的态度。选择配偶应考虑的因素：遗传因素、健康因素、适宜的年龄。近亲不相恋，我国《婚姻法》第六条明确规定，直系血亲和三代以内的旁系血亲（三代以内有共同祖先）禁止结婚。

（二）婚前检查

婚前检查有利于了解夫妻双方，以及下一代的健康状况和发育情况，及早发现疾病，有利于优生，提高民族素质。婚前检查的内容包括以下几方面。

1. 询问病史

询问双方的健康史和家族史，是否近亲婚配，有无遗传病史和精神病史，如色盲、血友病等，女方的月经史，男方的遗精史等。

2. 全身体格检查

测量血压、体重、身高，检查女性的第二性征。

3. 生殖器官检查

了解生殖器官发育是否良好，重点在于发现影响婚育的生殖器疾病。

4. 实验室检查

实验室检查包括血尿常规、肝功能、阴道分泌物涂片检查等。2003 年 10 月 1 日通过的新《婚姻法》规定，婚前检查可在自愿的基础上进行。

（三）婚前生育指导

1. 最佳生育年龄

我国《婚姻法》规定的结婚年龄是男性 22 周岁，女性 20 周岁。在我国，妇产科专家认为，女性的最佳生育年龄为 25～29 岁；男性的最佳生育年龄为 25～35 岁。研究表明，在这个年龄阶段内的女性，全身器官发育成熟，卵子质量高，选择在这个时期怀孕生育危险性最低。

2. 最适宜受孕时机

生育时机的选择应包括生理条件、心理条件及经济条件等的成熟，选择良好的生育时机，为下一代的身体健康、智力培养做相应的科学准备。受孕应在双方生理、心理都处于最佳状态的时期，长期口服避孕药的妇女应停用 2 个月后再受孕。受孕前 3 个月，男女双方最好戒烟酒，保持营养状态良好。注意怀孕前工作与生活环境，避免接触对胎儿有害的物质，如放射线、化学物质、致畸或致突变物质等。从营养供给角度看，受孕的最佳季节，应是夏末秋初的 7～9 月份，此时蔬菜、瓜果收获，有利于孕妇摄取足够的营养物质。第二年的 4～6 月份分娩，此时正值春末夏初，气候温和，有利于产妇身体恢复和下一代的健康发育。

3. 计划生育咨询与指导

计划生育是指有计划生育子女的措施，是控制人口数量，提高人口素质，使人口增长与经济、资源和社会发展相适应的有效措施。基本原则是晚婚、晚育，少生、优生，从而有计划地控制人口。

社区护士应根据夫妇意愿，结合家庭经济、社会、宗教等背景，以及年龄、生育能力、生育要求和全身健康因素，指导妇女科学合理受孕。计划生育措施主要包括避孕、绝育及避孕失败的补救措施。

（1）避孕。用科学的方法来阻止和破坏正常受孕过程中的某些环节，使女方暂时不能受孕的方法。所采用的避孕方法很多，主要有工具避孕法、药物避孕法、安全期避孕法、紧急避孕法等。

工具避孕法：包括阴茎套、阴道隔膜、宫内节育器等措施。阴茎套是以非药物形式去阻止受孕的简单方式之一，为男性用避孕工具，使用方便，没有不良反应，使用前后注意检查有无破损。阴道隔膜是一种女用避孕工具，俗称子宫帽，性交前将阴道隔膜放在阴道内盖住子宫颈，阻止精子进入子宫腔，从而起到避孕作用。患有子宫脱垂、膀胱或直肠膨出、重度宫颈糜烂等情况的妇女不宜使用。宫内节育器是一种简便、安全、经济、有效、可逆的节育方法。放置时间常规为月经干净后3～7日，人工流产时可在术后立即放置，自然流产在经后3～10日，正常分娩者在分娩后3个月，剖宫产妇女则应在产后半年放置。如果妇女有较严重的全身急慢性疾病，如发热、严重贫血、心脏疾患、肿瘤等，或生殖系统急慢性炎症、月经过多过频、子宫畸形等，均不宜放置宫内节育器。另外，放置前应了解月经情况，排除妊娠后方可放置。术后休息3天，至少2周内禁止盆浴及性交，术后1个月、3个月、6个月定期复查。

药物避孕法：通过药物抑制下丘脑促性腺激素释放激素，使垂体分泌促卵泡激素和促黄体素减少，从而抑制排卵，改变宫颈黏液性状，不利于精子穿过，改变子宫内膜形态与功能，不适宜受精卵着床，以达到避孕目的。国内应用的避孕药为人工合成的甾体激素避孕药，其特点为安全、有效、经济、简便。用药前应先询问病史，如果妇女患有严重的心血管疾病、糖尿病、血液系统疾病、甲状腺功能亢进、子宫肿瘤、乳房肿块、恶性肿瘤等则不宜使用口服避孕药。哺乳期妇女为减少对乳汁分泌的影响，应在产后6～8个月服用。月经间隔期偏长或45岁以上的妇女不宜服药，以避免卵巢功能早衰。

安全期避孕法：利用月经周期推算法、基础体温测量法及宫颈黏液观察法等，掌握女性的排卵期，避开排卵期性交来避孕，使精子和卵子错过相逢的机会。妇女的排卵往往会受情绪、生活环境、健康或性生活等影响而有改变，甚至有时会发生额外排卵，所以安全期避孕效果并不十分可靠，最好与外用避孕药或安全套配合使用。

紧急避孕法：在无保护性生活或避孕失败后的3日内，妇女为防止非意愿妊娠而采取的避孕方法，是一种临时补救措施。其方法有宫内节育器和服用紧急避孕药。

（2）绝育。通过手术或药物，达到永久不育的目的。

（3）避孕失败补救。早期妊娠可采用药物流产和手术流产，中期妊娠可采用引产术。

三、孕期妇女健康保健

妊娠是指胎儿在母体内发育成长的过程，从卵子受精开始至胎儿自母体娩出为止，共40周。社区护士通过对妊娠期不同阶段妇女进行相应健康指导，建立围生期保健手册，减少妊娠期各种并发症的发生，提高孕产妇疾病预防质量，保障孕期母子健康和优生优育。

（一）孕期妇女的生理、心理变化

1. 生理变化

（1）生殖系统。①子宫体明显增大变软，妊娠12周时超出盆腔，妊娠晚期子宫多呈不同程度的右旋。妊娠12～14周起，子宫出现不规则的无痛性收缩。②卵巢略有增大，停止排卵。③阴道分泌物增多，pH降低，对防止细菌感染有重要作用。④外阴皮肤增厚，大阴唇内血管增多及结缔组织变松软，故伸展性增加。

（2）乳房。乳头及乳晕变大，颜色加深，妊娠末期尤其接近分娩期时挤压乳房，可有少量淡黄色稀薄液体溢出，称为初乳。

（3）呼吸系统。妊娠期妇女呼吸方式为胸腹式呼吸，由于呼吸道黏膜充血水肿，孕妇常感到呼吸困难。

（4）循环及血液系统。妊娠期心脏向左、上、前移位。妊娠晚期心率每分钟增加10～15次，血容量增加35％，易出现妊娠期生理性贫血。

（5）消化系统。约半数孕妇在早期有恶心、呕吐、食欲减退等消化道症状，在妊娠3个月前后症状消失。妊娠期因胃肠蠕动减慢，易引起上腹饱胀和便秘。

（6）泌尿系统。妊娠期因子宫增大压迫膀胱，会有尿频现象。

2. 心理变化

妊娠期妇女常见的心理反应有惊讶和震惊、矛盾、接受、情绪不稳和内省。美国心理学家鲁宾（Rubin）提出妊娠期孕妇为接受新生命的诞生，维持个人及家庭的功能完整，必须完成4项孕期母性心理发展任务：①确保自己及胎儿能安全顺利地渡过妊娠期、分娩期；②促使家庭重要成员接受新生儿；③学习为孩子贡献自己；④情绪上与胎儿连成一体。社区护士应及时评价妊娠期妇女的心理变化，给予恰当的指导，帮助她们顺利渡过这一时期。

（二）孕产妇健康管理

1. 建立围生期保健手册

在孕12周前为孕妇建立《孕产妇保健手册》，进行第一次产前访视。《孕产妇保健手册》由孕妇居住地的乡镇卫生院或社区卫生服务中心建立。建册时详细、准确地了解孕妇情况并登记，建册后将手册交孕妇保管，每次产前检查时给医师记录检查结果。

2. 产前检查时间

产前检查应从确定怀孕开始。孕12周前至少进行1次检查，孕12～28周时每4周进行1次产检，孕28～36周时每2周进行1次产检，孕36周后每周进行1次产检，有高危因素者增加产前检查次数。

3. 产前检查内容

（1）首次产前检查。详细询问既往史、家族史、个人史等，观察孕妇发育、营养及精神状况、步态与身高、乳房发育、心脏有无疾病、脊柱及下肢有无畸形，测量血压、体重、骨盆，检查腹部及阴道与肛门、血尿常规、血型、肝肾功能、心电图、B超，推算孕妇的预产期，根据检查结果做好高危妊娠筛查及评分，对高危险因素需要转诊到上级医疗机构者，在2周内随访转诊结果。

（2）复诊产前检查。复查胎位，检查胎儿大小与成熟度等。

4. 产检健康教育

设立孕妇培训学校，通过讲课、看录像、座谈及科普宣传等方式，将孕期的保健知识、危险症状、临产前的一些现象，以及各种育婴常识教给孕妇，对其进行保健指导，增强她们的自我照顾能力。

（三）高危妊娠筛查

1. 妊娠高危因素

有下列危险因素的孕妇属于高危妊娠。

（1）妊娠年龄大于35岁的高龄孕妇。

（2）既往有流产、早产、死胎、死产、胎儿畸形等生育史。

（3）B超见前置胎盘、胎盘早剥、羊水过多或过少，胎位不正，胎儿发育异常，母儿血型不合。

（4）妊娠高血压综合征。

（5）母亲骨盆狭小或畸形，既往有骨盆骨折病史。

（6）妊娠期合并心脏病、肾炎、糖尿病、急慢性肝炎、肺结核、重度贫血等。

（7）妊娠期服用有害物质或药物，接触放射线等因素。

（8）胎位异常，巨大儿、多胎妊娠。

（9）本人或配偶有遗传疾病者。

（10）家族中有遗传性疾病者。

2. 高危妊娠筛查方法

对于有可能发生遗传性疾病的高危妊娠妇女，社区护士应鼓励其积极接受产前遗传诊断，服务内容包括以下几方面。

（1）超声波诊断。超声波检查是利用高频率声波的反射作用，经电子信号而呈现在荧光屏上，以判断胎儿的生存性、胎数及胎儿是否畸形。这是目前于怀孕20～22周所做最简易、安全的产前诊断方法。

（2）羊膜腔穿刺术。指在超声波的定位及监视下，以22号穿刺针进入子宫腔内抽取羊水，然后对羊水中所含的生化物质及胎儿剥落细胞进行培养及分析，能诊断唐氏综合征及染色体异常的胎儿。适用于怀孕16～18周的孕妇，为目前针对高龄产妇积极推动的产前诊断方法。

（3）胎儿绒毛膜组织检查。经由阴道或腹部从胎盘取出少许绒毛样本做检查，能早期诊断染色体或基因异常的胎儿。适用于怀孕9～11周孕妇，但这种方法较易发生感染、出血及流产，仅适用于必要时实施。

（4）母血筛检甲胎蛋白。抽取母亲血液做筛检，以早期了解胎儿是否为神经管缺损或染色体异常的高危人群，适合怀孕16～20周孕妇。

(5) 胎儿脐带采血。在超声波的引导下，以穿刺针插入脐带抽取胎儿血液，检查是否有血友病或海洋性贫血等疾病。适用于怀孕20周以后的孕妇。

(四) 孕期保健指导

1. 日常生活保健

(1) 饮食。为保证孕期营养供给，每日供给足够的热能、蛋白质、脂肪、维生素和微量元素，满足孕妇和胎儿营养需求。食物多样化，多食蔬菜、水果，禁止吸烟、饮酒及摄入刺激性饮料。

(2) 个人衣着与卫生。衣着以宽松、舒适、透气性好为宜，不穿高跟鞋。养成良好的卫生习惯，勤洗澡，以淋浴为宜。

(3) 休息与活动。合理安排生活与工作，避免重体力工作、加班及从事有毒有害工种，保证充足睡眠，夜间睡眠时间不少于8小时，午睡1～2小时。睡眠宜采取左侧卧位，利于增加回心血量，减轻下肢水肿。

(4) 口腔保健。保持良好口腔卫生，饭后、睡前漱口、刷牙，防止细菌滋生，如患龋齿及牙病，应及时就诊。

(5) 乳房护理。良好的乳房护理可以为产后成功母乳喂养做好准备。从妊娠7个月开始，指导孕妇每日用温水擦洗乳房、乳头，增加乳头上皮摩擦耐受力，以免哺乳时乳头发生皲裂，但避免使用肥皂等洗涤用品。根据乳房的大小佩戴合适的全棉乳罩以免乳房下垂。

(6) 孕期性生活指导。孕期不是绝对禁止性生活，但妊娠12周以前和28周以后应避免性生活。

2. 心理卫生指导

社区护士根据早、中、晚不同孕期孕妇的心理需要，给予适当的支持与帮助，使其保持良好的心情。

(1) 怀孕早期（孕12周末以前）。常有矛盾心理，因早孕反应引起身体不适而感到焦虑。社区护士指导丈夫体贴爱护妻子，给妻子、胎儿创造一个和睦、温馨、完美的家庭气氛，让妻子尽快适应怀孕。

(2) 怀孕中期（孕13周至27周末）。接受怀孕事实，对胎儿充满幻想与期望。社区护士应多给孕妇介绍怀孕、分娩的有关知识及胎儿有关的信息，解释其疑惑的问题，指导孕妇进行胎教。

(3) 怀孕晚期。孕妇会感到自己很脆弱且易受到伤害，随着预产期的临近，孕妇出现期待而又恐惧的心理。社区护士鼓励孕妇表达内心感受，给予科学指导与解释，必要时让孕妇了解产房及设备，以减少产妇对分娩的恐惧和忧虑，对配合医护人员的处理，顺利分娩是很重要的。

3. 孕期用药指导

孕妇在整个妊娠期间应慎重服药。特别是妊娠初期前2个月，需在医师的指导下合理用药。不可随意滥用抗生素、抗肿瘤药、激素类和解热镇痛药物等。由药物引起的胎儿损害或畸形，一般发生在妊娠的前3个月，特别是前8周内最为突出。

4. 妊娠期的营养指导

孕期营养供给的关键是指导孕妇均衡摄入各种食物，粗细搭配，荤素适当，克服偏食，多食蔬菜、水果，少吃辛辣食物，戒烟酒，出现妊娠水肿时，每日盐的摄入量低于 4 g。

（1）热量。怀孕期间每日至少增加 0.42～1.26 mJ 热量，蛋白质、脂肪、糖类在人体内氧化后均能产生热量，其中蛋白质占 15 %，脂肪占 20 %，糖类占 65 %。热量主要来源于谷物、薯类等。

（2）蛋白质。妊娠期需增加蛋白质的摄入，以供母体的生理调节及胎儿的生长发育，并为分娩时的消耗做准备。我国营养学会提出在妊娠 4～6 个月期间，孕妇每日增加蛋白质 15 g，妊娠 7～9 个月期间，每日增加 25 g。优质蛋白主要来源于牛肉、牛奶、鸡蛋、鸡肉、鱼等。

（3）脂肪。摄入适量脂肪以保证胎儿的正常发育及脂溶性维生素的吸收，对促进乳汁分泌也有帮助。孕妇每日摄入脂肪量不宜过多，每日 60～70 g，其中可以提供 7.5～15 g 植物油。

（4）糖类。妊娠期间对于糖类的需求主要通过主食中的淀粉来获取，每日进食 0.4～0.5 kg主食即可满足需求。

（5）微量元素。妊娠期间对于微量元素的需求，除铁外，几乎所有的微量元素均可在平时的食物中得到补充。①铁：我国营养学会建议孕妇每日膳食中的铁摄入量为 28 g，如不足时可根据医嘱口服铁剂，同时伴服维生素 C，以利于铁的吸收。②钙、磷：构成骨骼的成分，妊娠全过程均应补钙，最佳食物来源有牛奶、小鱼干、黄豆制品、蛋黄、海带等。③锌：与生育和免疫功能有关，孕 3 个月后，每日从食物中补充20 mg，其主要存在于动物蛋白和谷物中。④碘：甲状腺激素成分，缺乏易造成呆小症，在整个妊娠期，每日膳食中碘的供给量为 175 μg，最佳食物来源为紫菜、海带、加碘食盐。

（6）维生素。妊娠期间维生素的摄入主要从食物中获取。①维生素 A：孕妇体内若缺乏维生素 A，可发生夜盲、贫血、早产、胎儿畸形。每日膳食中维生素 A 供给量为 1 000 μg，主要存在于动物性食物中，如牛奶、动物肝脏等。②B 族维生素：尤其是叶酸摄入量应增加，特别是妊娠前 3 个月，如缺乏易发生胎儿神经管缺陷畸形。应保证每日膳食中叶酸供给量为 0.8 mg。主要来源于谷类、豆类、绿叶蔬菜等食物中。妊娠前 3 个月最好口服叶酸。③维生素 C：形成骨骼、牙齿、结缔组织的必需物质，每日膳食中维生素 C 的摄入量为 80 mg，主要食物来源于柿椒、柑橘、柠檬、山楂、枣等。④维生素 D：若缺乏可影响胎儿骨骼发育，每日膳食中维生素 D 的摄入量为 10 μg，鱼肝油中含量最多，其次为肝、蛋黄、鱼，多晒太阳也利于体内合成维生素 D。⑤维生素 E：可以减少自然流产，每日需摄入 10 mg，主要食物来源为麦芽、花生油、麻油、坚果、绿叶蔬菜、蛋类、奶类等。

5. 孕期自我监护方法指导

做好孕期自我监护对保证胎儿和母体健康十分重要，社区护士指导孕妇和家属自己数胎动，听胎心率是在家中对胎儿情况进行监护的可行手段。①胎动的监护方法：从妊娠 30 周开始，每日早、中、晚各数1 小时，将 3 个小时所数的总数乘以 4，并做好记录，如果胎动每日在 30 次以上，说明胎儿情况良好，不足 30 次或继续减少，表明胎儿宫内缺氧，应及时就医。②听胎心音的方法：每日定时听胎心音并记录，胎心音正常为120～160次/min，如果胎心音每分钟超过160次或每分钟不足120次，均属异常，应及时就诊。③测量体重：指导孕妇每周测体重，一般孕妇体重增长每周不超过0.5 kg，整个妊娠期增加10～12.5 kg，体重的增加视个人孕前的体重而定。如果妊娠期体重不增加，说明胎儿生长缓慢，如孕妇体重每周增加超过0.5 kg，要注意有无妊娠水肿。

（五）妊娠期常见症状的管理

妊娠期出现不适是每个孕妇都会经历的，但因个体差异，这些不适症状会有所不同，而且在不同妊娠期所出现的症状也会有所不同。

1. 恶心、呕吐

大部分孕妇约在妊娠6周出现早孕反应，12周左右消失。此期间应避免空腹或过饱，每日可少量多餐，饮食宜清淡易消化，晨起时宜缓慢，避免突然改变体位。对于呕吐严重者，或12周以后仍继续呕吐，甚至影响孕妇及胎儿营养时，须住院治疗，纠正水、电解质紊乱。对于偏食者，在不影响饮食平衡的情况下可不予特殊处理。

2. 尿频、尿急

妊娠早期属于正常现象，告知孕妇有尿意时应及时排空。

3. 水肿

妊娠后期易发生下肢水肿，休息后可消退，这属于正常现象。若出现凹陷性水肿，经休息后水肿仍不消退，则应警惕合并其他疾病，查明原因并给予及时治疗。社区护士应指导孕妇睡眠时采取左侧卧位，下肢垫高15°，以促进下肢血液回流。

4. 静脉曲张

已出现症状的孕妇应避免长时间站立或行走，注意经常抬高下肢，促进下肢血液回流；会阴部有静脉曲张者，可于臀下垫枕，抬高髋部休息。

5. 便秘

了解孕妇的饮食，排便习惯，分析引起便秘的可能因素。指导孕妇养成良好的排便习惯，增加每日饮水量，多进食蔬菜、水果等含纤维多的食物，如韭菜、芹菜、香蕉等，并注意适当运动。未经医师许可，不得擅自使用大便软化剂或轻泻剂。

6. 腰背痛

指导孕妇在日常生活工作中注意保持良好的姿势，避免过度疲劳；如需长时间弯腰，应适当调整姿势。疼痛严重者，必须卧床休息。

7. 下肢肌肉痉挛

妊娠期间应注意补钙，禁止滥用含钙、磷的片剂。社区护士应告知孕妇预防及减轻症状的方法：①避免穿高跟鞋，以减少腿部肌肉的紧张度；②避免腿部疲劳、受凉；③发生下肢肌肉痉挛时，孕妇应背屈肢体或站立前倾以伸展痉挛的肌肉，或局部热敷按摩。

四、产褥期妇女健康保健

（一）产褥期妇女生理变化

1. 生殖系统的变化

（1）子宫。产后子宫变化最大，胎盘娩出后的子宫逐渐恢复至非孕状态的过程，称为子宫复旧，约需6周时间。包括子宫体的复旧、子宫内膜的再生和子宫颈的复原。

（2）阴道及外阴。分娩后阴道壁肌肉松弛，肌张力低，黏膜较光滑，约产后3周黏膜皱开始出现，产褥期内阴道壁肌张力可逐渐恢复，但不能完全恢复至妊娠前水平。分娩时会阴因受压产生充血、水肿或不同程度的裂伤，可数天内消失或愈合。

（3）盆底组织。盆底肌肉及筋膜常因过度扩张而失去弹力，也可出现部分肌纤维断裂，严重时可导致产后阴道前后壁膨出或子宫脱垂。

2. 内分泌系统的变化

分娩后雌激素、孕激素水平急剧下降。至产后1周时已降至未孕时水平。不哺乳产妇一般于产后6～10周恢复月经，哺乳产妇因泌乳素的分泌可抑制排卵，月经复潮延迟，甚至在哺乳期间月经一直不来潮。产后较晚恢复月经者，首次月经来潮常有排卵，故哺乳妇女在月经恢复前也有受孕的可能。

3. 乳房的变化

乳房的主要变化是泌乳，但乳汁分泌在很大程度上取决于哺乳时的吸吮刺激。此外，产妇的营养、睡眠、健康情况和情绪状态都将影响乳汁的分泌。

4. 腹壁的变化

腹壁皮肤受妊娠子宫膨胀的影响，弹力纤维断裂，腹直肌呈不同程度分离，产后明显松弛，张力低，须至产后6周或更长的时间方能恢复。妊娠期出现的下腹正中线色素沉着，于产褥期逐渐消退，原有的紫红色妊娠纹变为白色，成为永久性的白色妊娠纹。

5. 血液循环系统的变化

妊娠期血容量增加，于分娩后4～6周可恢复至未孕状态。产后3日内，由于胎盘循环停止大量血液从子宫进入体循环，以及组织间液的回吸收，使回心血量增加，心脏负担再次加重。因此，有心脏病的产妇易发生心力衰竭。

6. 泌尿系统的变化

妊娠期滞留在体内的大量水分，于分娩后的最初几天经由肾脏排出，故产后尿量明显增加。在临产期分娩过程中，膀胱过分受压，导致黏膜充血、水肿，肌张力降低，加之产后外阴伤口疼痛，不习惯卧床排尿等原因，容易发生尿潴留。膀胱充盈可影响子宫收缩而导致产后出血，因此要及时处理。孕期发生的肾盂输尿管生理性扩张，需4～6周恢复正常。

7. 消化系统的变化

产后1～2天产妇常感口渴，喜进汤食，但食欲欠佳，以后逐渐好转。胃肠肌张力蠕动减弱，约需2周恢复正常。产后因卧床时间长，缺乏运动，腹直肌及盆底肌肉松弛，加之肠蠕动减弱，易发生便秘。

（二）产褥期妇女心理变化

妊娠和分娩是妇女一生中的重大改变，产褥期妇女会经历一系列复杂的心理变化。分娩后产妇会出现一系列反应，表现为高涨的热情、希望、高兴、满足、幸福，也可能有失眠、失望、抑郁等情绪不稳定表现。产后抑郁症是在分娩后常见的一种普遍心理障碍，是介于产后抑郁性精神病和产后忧郁之间的一种精神疾患。一般在产后第1天至第6周之间发生，而产后第1～10天被认为是发生产后抑郁症的危险期。

产褥期是产妇的心理转换时期。如果受到体内外环境的不良影响、刺激，也容易发生各种身心障碍。因此，社区护士应了解和掌握产褥期妇女的心理改变，做好产褥期妇女的心理护理，使其情绪稳定，顺利地渡过产褥期。

（三）产褥期妇女保健指导

产褥期是产妇身心恢复的重要时期，照护质量直接影响产妇的身心恢复。产褥期保健指导由社区护士提供，通过询问、观察、一般体检和妇科检查，必要时进行辅助检查，对产妇恢复情况进行评估。

1. 日常生活指导

（1）清洁与舒适。产妇的休养环境以室温 22～24 ℃为宜，光线适宜，通风适当，保持空气清新，防止受凉。指导产妇保持个人卫生，包括会阴部、身体清洁及维持正常排泄等。

（2）合理饮食与营养。社区护士应该协助产妇获取适当和均衡的饮食，进食富含营养、清淡、易消化的食物，保证足够的热量，以促进其身体的健康和身材的恢复。哺乳期妇女每日应增加 500 kcal 热量，选择鱼、肉、蛋、奶、豆类，以及含钙、铁丰富的食物。哺乳期妇女应避免饮用咖啡、酒、浓茶，禁食含脂肪多的食物、过咸或烟熏制食品、刺激性调味品，以免影响婴儿行为及生长发育。

（3）休息与睡眠。社区护士应指导产妇适应与婴儿同步休息，每日至少保证 8 小时睡眠，保持生活规律。

2. 产后活动与锻炼

产后运动有助于增强腹肌张力、恢复身材，促进子宫复旧、骨盆底收缩和复旧，促进血液循环，预防血栓性静脉炎等。社区护士根据产妇个体情况指导产妇在产后 24 小时内以卧床休息为主。顺产者在产后6～12 小时即可下床轻微活动；行会阴侧切或剖宫产的产妇，可适当推迟活动时间。运动方式及时间：腹式呼吸及阴道收缩运动在产后第 1 天；胸部运动在产后第 2 天；颈部运动在产后第 4 天；腿部运动在产后第 5 天；膝胸卧式促进子宫收缩运动于产后第 7 天；仰卧臀部上举运动在产后第 10 天；仰卧起坐腹部运动在产后第 15 天进行。指导产后运动时注意运动量由小到大，强调循序渐进，视产妇耐受程度逐渐增加活动量，避免过度劳累，运动时若有出血及不适感立即停止并休息。剖宫产术后的妇女可先选择促进血液循环的项目，如深呼吸运动，其他项目待伤口愈合后再逐渐进行。

3. 母乳喂养及乳房护理指导

鼓励产妇喂哺母乳，母乳喂养对母婴均有益。喂养过程中应注意以下事项。

（1）哺乳时间。原则是按需哺乳。产妇于产后半小时内开始哺乳，哺乳时间为半小时以上。若母亲患有结核病、肾脏病、心脏病、艾滋病及严重贫血，则不可母乳喂养。尽早哺乳，以维持乳腺通畅，减轻乳房胀痛。

（2）指导产妇进行正确的乳房护理及新生儿喂养。乳房应保持清洁干燥。每次哺乳前应洗手，并将乳房、乳头用温开水清洗。哺乳时，母亲和新生儿均应选择最舒适的位置，一手拇指放在乳房上方，其余四指放在乳房下方，将乳头和乳晕大部分放入新生儿口中，用手托住乳房，防止乳房堵住新生儿鼻孔。哺乳时应让新生儿吸空一侧乳房后再吸另一侧，两侧乳房交替哺乳。哺乳后应将新生儿抱起，轻拍背部 1～2 分钟，排出胃内空气，以防呕吐。如果出现乳头皲裂，轻者可继续哺乳，哺乳前湿热敷乳房和乳头 3～5 分钟，挤出少量乳汁，使乳晕变软易被新生儿吸吮。哺乳时先在损伤轻的一侧乳房哺乳，以减轻对乳房的吸吮力。哺乳结束后，挤出少量乳汁涂在乳头和乳晕上，短暂暴露使乳头干燥。如皲裂严重则暂停哺乳，可将乳汁挤出或用吸乳器吸出后喂养。世界卫生组织指出，4～6 个月的婴儿只需母乳，不必喂水或其他饮料。哺乳期妇女应佩戴合适的棉质乳罩，避免过紧或过松。母乳喂哺应按需哺乳，提倡早接触，早吸吮。

(3) 产妇若因病不能哺乳，则应尽早退乳。最简单的方法是停止哺乳，少进汤汁类食物。

4. 心理指导

观察产妇的心理状况，给予其在心理及社会等方面相应的护理措施。社区护士通过家庭访视，增强产妇照顾新生儿的信心，确立母亲的角色和责任，使母儿之间建立独特的亲子依附关系。

5. 家庭适应与协调

随着孩子的出生，家庭角色的变化，父母角色、夫妻关系需要重新调整，互相理解与共同承担家务。社区护士应指导丈夫做好接纳新成员的心理和行为准备，确立父亲的角色，主动为妻子分担照顾新生儿的责任，承担家务劳动，在日常生活中应对妻子关心、体贴。新生儿不仅给家庭带来了希望与欢乐，同时也带来了责任与压力，所以夫妻双方要扮演好各自的角色，适应角色的转变，才能促进家庭的健康发展。

(四) 产褥期常见健康问题的护理

1. 乳腺炎

产褥期乳腺炎是产褥期的常见病，常常继发于乳头皲裂、乳房过度充盈、乳腺管阻塞。

(1) 预防。①保持乳头和乳晕的清洁。经常用温水清洗乳房，每次哺乳前后用温水清洗乳头和乳晕，保持局部干燥。如有乳头内陷者更应注意清洁。②养成良好的按需哺乳习惯。每次将乳汁吸尽，避免乳汁淤积，如有淤积可用吸乳器或按摩乳房帮助乳汁排空，不可让婴儿含着乳头睡觉。③如有乳头破损或皲裂要及时治疗。④保持婴儿口腔卫生。及时治疗婴儿口腔炎。⑤纠正乳头内陷。⑥营养供给。注意摄入清淡、易消化、富含营养的食物，多饮水，忌食辛辣、刺激、油腻的食物。

(2) 护理措施。①炎症初期，可继续哺乳。哺乳前，湿热敷乳房 3～5 分钟，并按摩乳房；哺乳时先哺患侧乳房。每次哺乳时注意吸空乳汁，减轻淤积。用绷带或用乳托将乳房托起，局部用冰敷，以减少乳汁分泌。注意充分的休息。②炎症期，停止哺乳，定时用吸乳器或手法按摩排空乳汁，用宽松乳罩托起乳房，以减轻疼痛和肿胀。给予局部热敷、药物外敷或理疗，以促进局部血液循环和炎症消散。根据医嘱早期使用抗菌药物。③脓肿形成期，行脓肿切开引流术，切口应符合美容要求并防止损伤乳管，保持引流通畅，切口定时更换敷料，保持清洁干燥。

2. 产后尿失禁

产后尿失禁是在分娩时，胎儿先露部分对盆底韧带及肌肉的过度扩张，特别是使支持膀胱底及上 2/3 尿道的组织松弛所致。社区护士应指导产妇保持会阴及尿道口清洁。注意多饮水，多食水果、高纤维蔬菜，防止便秘。坚持做盆底肌锻炼，使盆底肌肉的功能逐渐复原。为防止产后尿失禁，产妇在身体尚未复原之前不宜过早进行剧烈运动。

3．产后抑郁

由于内分泌的变化，大脑皮质与皮质下中枢的相互关系发生改变，皮质下中枢平衡失调，常会导致产妇情绪不稳，偶尔可见某种精神疾病状态。这种精神疾病反应常与难产手术、产后感染或不良妊娠结局等精神创伤有关。其特征包括：注意力无法集中、健忘、心情不平静、时常哭泣或掉泪、焦虑、疲倦、伤心、易怒、暴躁、无法忍受挫折等。临床可表现为焦虑、激动、忧郁、睡眠不佳、食欲缺乏、言语行动缓慢，也可表现出谵妄状态或躁狂状态。产后抑郁症并非单一原因造成的，它是生物、心理社会因素以多种不同的方式相互作用的结果。

产后抑郁的预防措施包括：倾听产妇诉说心理问题，做好产妇的心理疏导工作，解除不良的心理社会因素、减轻产妇的心理负担和躯体不适症状；对于有不良个性的产妇，应给予相应的心理指导，减少或避免对其的精神刺激，减轻生活中的应激压力；促进和帮助产妇适应母亲的角色，指导产妇与婴儿进行交流和接触，使其逐渐参与护理孩子的日常生活中，逐步建立亲子依附关系；发挥社会支持系统的作用，改善家庭关系，合理进行家务分工，减轻产妇劳累；为产妇提供自我护理指导和常见问题的处理方法，减少产妇的困惑和无助感；高度警惕产妇的伤害性行为，注意保护安全；重症患者应接受心理医师或精神科医师的治疗。

参考文献

[1] 魏晓莉. 医学护理技术与护理常规 [M]. 长春：吉林科学技术出版社，2019.
[2] 张纯英. 现代临床护理及护理管理 [M]. 长春：吉林科学技术出版社，2019.
[3] 王芳. 实用护理操作指南 [M]. 长春：吉林科学技术出版社，2019.
[4] 庄丽娟. 护理管理学 [M]. 杭州：浙江大学出版社，2018.
[5] 靳红君. 基础护理 [M]. 长春：吉林科学技术出版社，2017.
[6] 刘丽琴. 现代内科护理精粹 [M]. 西安：西安交通大学出版社，2018.
[7] 胡金华，商青林，余国萍. 临床护理与管理实践 [M]. 天津：天津科学技术出版社，2018.
[8] 武永芳，李鸿杰，李霞. 临床实用医学诊疗与护理研究 [M]. 汕头：汕头大学出版社，2019.
[9] 郑浩杰，贾彦生. 消化内科疾病观察与护理技能 [M]. 北京：中国医药科技出版社，2019.
[10] 迟琨. 新编临床护理学理论与操作实践 [M]. 长春：吉林科学技术出版社，2019.
[11] 王菊萍. 常见病护理技术与操作规范 [M]. 长春：吉林科学技术出版社，2018.
[12] 王英. 临床常见疾病护理技术与应用 [M]. 长春：吉林科学技术出版社，2019.
[13] 张应丽. 实用妇产科疾病诊断与护理 [M]. 长春：吉林科学技术出版社，2019.
[14] 张萍，黄俊蕾，陈云荣，等. 现代医学临床与护理 [M]. 青岛：中国海洋大学出版社，2018.
[15] 周静，陈瑞，谭婕，等. 静脉输液治疗护理临床实践 [M]. 青岛：中国海洋大学出版社，2018.
[16] 蔡华. 现代产科护理精要 [M]. 天津：天津科学技术出版社，2018.
[17] 胡昌俊. 临床医学与护理概论 [M]. 昆明：云南科技出版社，2018.
[18] 赵霞. 临床外科护理实践 [M]. 武汉：湖北科学技术出版社，2017.
[19] 席明霞. 内科疾病护理常规 [M]. 北京：科学技术文献出版社，2018.
[20] 伍海燕，贺大菊，金丹. 临床护理技术实践 [M]. 武汉：湖北科学技术出版社，2017.
[21] 马文斌，黄正美. 外科护理实训指导 [M]. 西安：西安交通大学出版社，2018.
[22] 石翠玲. 精编护理操作技术 [M]. 上海：上海交通大学出版社，2018.
[23] 宋美茹. 最新内科护理精要 [M]. 天津：天津科学技术出版社，2018.
[24] 沈燕. 现代临床护理精要 [M]. 北京：科学技术文献出版社，2018.
[25] 孙平. 实用临床护理实践 [M]. 天津：天津科学技术出版社，2018.
[26] 谷业云. 实用护理技术与临床 [M]. 上海：上海交通大学出版社，2018.
[27] 徐姝一. 临床护理新思维 [M]. 北京：科学技术文献出版社，2018.